# 111

Anaesthesiologie und Intensivmedizin
Anaesthesiology
and Intensive Care Medicine

Editors:

R. Frey, Mainz · F. Kern, St. Gallen
O. Mayrhofer, Wien

Managing Editor: H. Bergmann, Linz

Johannes Ring

# Anaphylaktoide Reaktionen

nach Infusion
natürlicher und künstlicher Kolloide

Geleitwort von
K. Messmer und R. Frey

Mit 66 Abbildungen

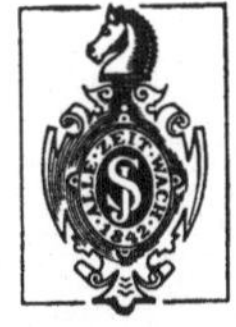

Springer-Verlag
Berlin Heidelberg New York 1978

Priv.-Doz. Dr. med. Johannes Ring
Dermatologische Universitätsklinik
Frauenlobstraße 11, D–8000 München 2

ISBN 978-3-540-08753-3          ISBN 978-3-642-66950-7 (eBook)
DOI 10.1007/978-3-642-66950-7

CIP-Kurztitelaufnahme der Deutschen Bibliothek. *Ring, Johannes.* Anaphylaktoide
Reaktionen: nach Infusion natürl. u. künstl. Kolloide. — Neuaufl. — Berlin, Heidelberg,
New York: Springer, 1978. (Anaesthesiologie und Intensivmedizin; 111).



2127/3140—543 210

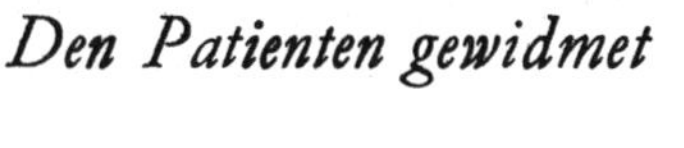

*Den Patienten gewidmet*

Die Erfolge der modernen operativen Medizin sind nicht nur der
Verbesserung der anaesthesiologischen und chirurgischen Technik
sondern auch der gezielten prä-intra-und postoperativen Infusionstherapie zu verdanken.

In den letzten Jahren hat sich klar erwiesen, daß Volumenersatz
durch kolloidale Plasmaersatzmittel in weiten Grenzen möglich
ist und aufgrund der Verbesserung der Fließeigenschaften des
Blutes gegenüber Vollbluttransfusionen vorteilhaft sein kann.
Extreme Blutverluste ausgenommen, sollte daher der primäre Volumenersatz nicht mehr durch die risikobelastete Transfusion
von Fremdblut erfolgen.

Während in den Vereinigten Staaten von Amerika heute den natürlichen Kolloidlösungen (Plasmaproteinlösung/PPL, Humanalbumin)
weitgehend der Vorzug gegeben wird, werden in Europa für die
Volumenersatztherapie hauptsächlich künstliche Kolloide (Dextran,
Gelatine und Stärke) angewandt.

PPL und Humanalbumin werden aus menschlichem Plasma- und Placentagewebe gewonnen. Um den stetigen Bedarf an Plasma decken zu
können, wurde die Plasmapherese entwickelt, wobei Erythrozyten
und Plasma durch Zentrifugation getrennt und erstere dem Spender
retransfundiert werden. Da die wiederholte Plasmapherese erhebliche Gesundheitsschäden zur Folge haben kann, wandte sich die
World Health Organisation 1975 in einer Resolution gegen die
kommerzielle Plasmapherese zur Gewinnung und zum Export von
Plasma und Plasmaderivaten. Im Februar 1977 sah sich auch die
Bundesärztekammer veranlaßt, Richtlinien zur Durchführung der
Plasmapherese zu erlassen. PPL und Humanalbumin werden daher in
Zukunft nur dann in größerem Umfang als bisher zur Verfügung
stehen, wenn die Indikationsstellung zur Transfusion von Vollblut stärker zur Anwendung von Blutbestandteilen, d.h. im Sinne
der gezielten Hämotherapie (Stich) geändert werden wird. PPL und
Humanalbumin müssen aufgrund ihrer limitierten Verfügbarkeit und
aus Kostengründen speziellen Indikationen (z.B. Volumenmangel
und Hypoproteinämie etc.) vorbehalten bleiben; sie sollten nicht
routinemäßig zur Volumenersatztherapie angewandt werden.

Diese kann innerhalb weiter Grenzen mit den vorhandenen künstlichen Kolloiden zuverlässig durchgeführt werden. In zeitlichem
Zusammenhang mit der Steigerung des Verbrauchs künstlicher kolloidaler Volumenersatzmittel wurden jedoch in den letzten Jahren
häufiger Unverträglichkeitsreaktionen nach Infusion von Kolloiden
mitgeteilt. Dabei handelt es sich um anaphylaktoide Reaktionen
unterschiedlicher Manifestation und unterschiedlichen Schwere-

grades mit in schwersten Fällen letalem Ausgang. Da weder die
tatsächliche Häufigkeit dieser Reaktionen für die verschiedenen
Kolloide noch die zugrundeliegenden Pathomechanismen bekannt
waren, wurden von unserem Arbeitskreis im Institut für Chirurgische Forschung der Universität München bereits vor Jahren Untersuchungen zur Klärung dieser Fragen aufgenommen.

Herrn Privatdozent Dr. JOHANNES RING kommt das Verdienst zu, in
Zusammenarbeit mit 31 Krankenhäusern aus dem südbayerischen
Raum eine prospektive kontrollierte Studie durchgeführt zu haben,
in welcher - ohne Beeinflussung der individuellen Volumenersatztherapie - erstmals die Inzidenz anaphylaktoider Reaktionen für
alle derzeit klinisch gebräuchlichen natürlichen und künstlichen
Kolloide ermittelt wurde. Weiterhin konnte Herr Ring durch Tierexperimente und Untersuchungen an Patienten neue Erkenntnisse
zum Pathomechanismus anaphylaktoider Reaktionen nach Kolloidinfusion sowie nach Fremdserumtherapie erzielen.

Der Begriff "anaphylaktoide Reaktion" subsummiert eine Vielzahl
klinischer Erscheinungen und komplexer Mechanismen; ihre Analyse
bedarf daher einer Vielzahl unterschiedlichster Untersuchungen.
Dem Autor gelang in dieser Arbeit eine übersichtliche und ge-
schlossene Darstellung des gesamten Problemkreises. Er vermochte
wichtige neue Beiträge zu liefern. Die Publikation dieser Arbeit
in der Reihe "Anaesthesiologie und Intensivmedizin" erfolgt daher
nicht allein zur Information über dieses wichtige Thema sondern
auch als Anregung zu neuen interdisziplinären Untersuchungen,
um die Sicherheit und Verträglichkeit der heute unentbehrlichen
Kolloidlösungen zu verbessern.


München und Mainz, April 1978          Prof. Dr. K. MESSMER
                                       Prof. R. FREY

# Inhaltsverzeichnis

# Verzeichnis der Abkürzungen

| | |
|---|---|
| ABC | Antigen-Bindungs-Kapazität |
| ALG | Anti-Lymphocyten-Globulin |
| Ca | Carcinom |
| C'H 50 | Komplement-Aktivität bei 50 % Hämolyse |
| cpm | Counts per minute |
| CO | Cardiac Output |
| Fa. | Firma |
| HÄS | Hydroxyäthylstärke |
| HGG | Human-Gammaglobulin |
| HSA | Humanalbumin |
| HZV | Herzzeitvolumen |
| i.c. | intracutan |
| Ig | Immunglobulin |
| i.m. | intramuskulär |
| Inf. | Infusion |
| i.v. | intravenös |
| 131-J, 125-J | radioaktives Jod |
| MAP | Mittlerer arterieller Druck |
| MS | Multiple Sklerose |
| n.b. | nicht beobachtet |
| n.s. | nicht signifikant |
| OP | Operation |
| p | probability (Irrtumswahrscheinlichkeit) |
| Pass.Häm. | Passive Hämagglutination |
| PAP | Pulmonalarteriendruck |
| Pat. | Patient |
| PCA | Passive cutane Anaphylaxie |
| PHA | Phytohämagglutinin |
| RAST | Radioallergosorbenttest |
| RIHSA | Radioaktives Humanalbumin |
| RIST | Radioimmunsorbenttest |
| SHL | Staupe-Hepatitis-Leptospirose |
| SRK | Schweizer Rotes Kreuz |
| TDD | Drainage des Ductus thoracicus |

*„In der Wissenschaft ist alles wichtig.“*

Justus von Liebig

Der therapeutische Einsatz von kolloidalen Lösungen ist aus der
modernen Medizin nicht mehr wegzudenken. In jüngster Zeit haben
jedoch Veröffentlichungen, die von schweren Unverträglichkeitsreaktionen - vereinzelt sogar mit letalem Ausgang - nach Kolloidinfusion berichteten, die Öffentlichkeit alarmiert. Darüber
hinaus hat eine sehr allgemein gehaltene Warnung im Deutschen
Ärzteblatt (98), die kurz darauf etwas modifiziert wurde (99),
die Ärzteschaft beunruhigt.

In den letzten Jahren hat sich an den meisten klinischen Zentren
der Verbrauch kolloidaler Volumenersatzmittel nahezu verdoppelt
(369). Damit häufen sich naturgemäß die Mitteilungen über Neben-
reaktionen, was wiederum zu einer verstärkten Aufmerksamkeit des
behandelnden Arztes führt. Über diesen positiven "Feed-back"-
Mechanismus entsteht der Eindruck, die tatsächliche Häufigkeit
anaphylaktoider Reaktionen habe zugenommen. Bis jetzt liegt jedoch keine Studie vor, die diesen Eindruck bestätigen oder entkräften könnte. In der bisherigen Literatur handelt es sich meist
um kasuistische Berichte oder retrospektive Übersichten. Nicht
einmal die Häufigkeit dieser Komplikationen ist bisher vergleichend und statistisch überzeugend untersucht worden. Aus den
Mitteilungen  der zentralen Erfassungsstellen für Nebenwirkungen,
in der Bundesrepublik z.B. der Arzneimittelkommission der deutschen Ärzteschaft, gehen meist keine echten Inzidenz-Zahlen hervor, da lediglich Kumulationen von Einzelfällen ohne Bezug auf ein
kontrolliertes Gesamtkollektiv berichtet werden. Diese Informa-
tionslücke ist so groß, daß sie von der pharmazeutischen Indu-
strie unter Umständen zu Werbungszwecken für angeblich nebenwir-
kungsfreie Produkte mißbraucht werden kann.

Auch die Probleme der Fremdserumtherapie sind seit längerer Zeit
unbearbeitet geblieben; aus früheren negativen Erfahrungen (72,
183, 185, 196) hat man weithin den Schluß gezogen, daß eine
Therapie mit xenogenen Proteinen zwangsläufig zu einer Sensibilisierung des Patienten und damit zur Unverträglichkeit bei Zweit-
kontakt führen müsse.

Während man in immunologischen Vorgängen die Pathomechanismen
der Fremdserumunverträglichkeit zu kennen glaubt - inwieweit
diese Kenntnis das Phänomen erfaßt, wird in der Folge gezeigt
werden -, herrscht weitgehende Unklarheit über die Faktoren, die
die anaphylaktoiden Reaktionen nach Infusion allogener Serumpro-
dukte oder künstlicher Kolloide auslösen, ausgenommen die Gelatineunverträglichkeit (s. S. 128).

Zwar liegen aus den 50er Jahren umfangreiche Arbeiten von KABAT
et al. (178, 179, 180) vor, die präzipitierende Antikörper gegen
Dextran für die beobachteten anaphylaktoiden Erscheinungen verantwortlich machten; diese Untersuchungen betrafen jedoch höher-
molekulare und mehrverzweigte Dextrane, die heute nicht mehr zur
klinischen Anwendung kommen.

Über die Pathomechanismen der unerwünschten Reaktionen nach Infusion von Humanplasmaprotein oder von Hydroxyäthylstärke war
zu Beginn dieser Arbeit nur wenig bekannt; es wurde vielmehr
die Möglichkeit solcher Komplikationen überhaupt angezweifelt.

Aus dieser Situationsschilderung ergibt sich klar die Fragestellung der vorliegenden Arbeit:
1. Wie häufig und wie gefährlich sind anaphylaktoide Reaktionen
   nach Infusion natürlicher und künstlicher Kolloide?
   Gibt es Produkte, die mit Sicherheit nicht in der Lage sind,
   solche Komplikationen auszulösen?
2. Welche Pathomechanismen liegen den klinischen Erscheinungen
   zugrunde?
   Sind Immunreaktionen von Bedeutung, und wenn ja, welcher Art
   sind diese Reaktionen?

Nur aus der Kenntnis der pathophysiologischen Zusammenhänge
lassen sich sinnvolle Schlüsse für Prophylaxe und Therapie
ziehen.

Vor einer detaillierten Beschreibung des methodischen Procedere
zur Beantwortung dieser Fragen erscheint es sinnvoll, in einem
kurzen historischen Rückblick die Entwicklung der Therapie mit
kolloidalen Lösungen zu schildern.

Der Gedanke, in der medizinischen Therapie Blut oder Blutbestand-
teile zu ersetzen, läßt sich bis in die frühe Neuzeit zurückver-
folgen. Ein erster Hinweis findet sich bereits in einer Legende
über den Tod des Papstes Innozenz VIII., dessen Leibarzt im
Jahre 1492 angeblich drei zehnjährige Knaben zu Tode geblutet
haben soll, um den Papst dadurch am Leben zu erhalten. Diese
Legende hält jedoch einer kritischen historischen Prüfung nicht
stand (159, 276).

Naturgemäß war all diesen Therapieversuchen bis zur Entdeckung
der Blutgruppen durch LANDSTEINER (209) der therapeutische Erfolg
versagt.

Eine gezielte und erfolgreiche Applikation von Serum wurde zum
ersten Mal von EMIL VON BEHRING durchgeführt, als es ihm gelang,
mit einem Anti-Diphtherie-Serum vom Schaf eine passive Immunisierung zu erzielen (29, 30). In der Folgezeit wurden eine Vielzahl von xenogenen Antiseren entwickelt, deren therapeutischer
Einsatz jedoch mit einem relativ hohen Risiko von Serumkrankheit
oder Anaphylaxie einherging (185, 196). Dennoch haben xenogene
Antiseren ihren festen Platz in der Therapie verschiedenster
Infektionserkrankungen und Intoxikationen (s. Tabelle 1).

Heute versucht man jedoch, die xenogenen Seren durch allogene
Hyperimmunglobuline weitgehend zu ersetzen, was mit erheblichen

Tabelle 1. Klinisch gebräuchliche natürliche Kolloide

| INDIKATION | KOLLOID | allogen | xenogen |
|---|---|---|---|
| Volumen- und | Plasma | + | |
| Eiweißersatz | Humanalbumin | + | |
| Abwehrschwäche | Gammaglobulin | + | |
| Ig-Defizienz | IgG, IgA, IgM | + | |
| Rhesusprophylaxe | Anti-D-Globulin | + | |
| Gerinnungsstörung | Fibrinogen, AHG | + | |
| Intoxikation | Antitoxin | (+) | + |
| Infektion | Hyperimmunglobulin | + | |
| Immunsuppression | Antilymphocytenglobulin | | + |

Tabelle 2. Übersicht über klinisch gebräuchliche künstliche Kolloide

| | Dextran | | Gelatine | Stärke |
|---|---|---|---|---|
| Herstellung | B.Leuconostoc mesenteroides B 512 Sucrose-Agar | | Hydrolyse von tierischem Kollagen | Säurehydrolyse und Äthylenoxydbehandlung von Shorghum und Mais |
| Typ | D 60 | D 40 | Modifizierte Gelatine Harnstoffvernetzte G., Oxypolygelatine | Hydroxyäthylstärke |
| Molekular-Gewicht(mittl.) | 60 000 | 40 000 | 35 000 | 450 000 |
| Intravasale Halbwertszeit | 6 h | 2-3 h | 2-3 h | ~6 h |
| Indikation | Volumensatz Thromboseprophyl. Mikrozirkulationsstörung | | Volumensatz | Volumensatz |

Kosten verbunden und nur bei einer kleinen Anzahl von Antigenen
möglich ist (127, 355).

In der Behandlung hypovolämischer Zustandsbilder gelang ein
großer therapeutischer Durchbruch durch die Entwicklung der
künstlichen kolloidalen Volumenersatzmittel (123, 126, 160,
170, 230, 232, 248, 249, 375). Einige dieser Substanzen gehören
heute bereits der Vergangenheit an, wie z.B. das Polyvinylpyrro-
lidon (Periston), das wegen seiner langen Verweildauer im Organismus nicht mehr verwendet wird.

Tabelle 2 zeigt einen Überblick über die derzeit gebräuchlichen
künstlichen Kolloide: Dextran, Gelatine und Stärke. Während Gelatine und Stärke in ihrer Indikation auf den hypovolämischen
Zustand begrenzt sind, findet Dextran auch Anwendung zur Thromboseprophylaxe sowie zur Verbesserung der Mikrozirkulation (124,
232).

Die xenogenen natürlichen Kolloide (Antilymphocytenglobulin)
wurden vor allem deshalb in die Studie mit einbezogen, da hier
die einzelnen Entstehungsarten von anaphylaktoiden Komplikationen
besonders deutlich werden, so daß sie im Vergleich zu den Erscheinungen nach Gabe künstlicher Kolloide als pathophysiologische Modelle herangezogen werden können. Ziel der Arbeit war
zunächst die Erfassung eines möglichst großgefaßten Patientengutes
mit anaphylaktoiden Reaktionen; neben der Symptomatik sollte die
Häufigkeit dieser Kolloid-Komplikationen vergleichend ermittelt
werden.

Schließlich mußten die Ergebnisse der klinisch-immunologischen
Untersuchungen an Patienten mit anaphylaktoiden Reaktionen durch
Beziehung auf ein ausgewogenes Kontrollkollektiv, das von der
klinischen Situation her eine möglichst gute Übereinstimmung mit
dem Kollektiv der reagierenden Patienten zeigen sollte, hinsichtlich der Bedeutung und Aussagekraft in der Aufklärung dieser
lebensbedrohlichen Komplikationen geprüft werden. Im Vordergrund
des Interesses stand dabei die Problematik der Humanalbumin- und
der Dextranunverträglichkeit. Über die Pathogenese der anaphylaktoiden Reaktionen nach Gelatine-Infusion ist aufgrund der tierexperimentellen Arbeiten von MESSMER et al. (247) und der klinischen Studien von DOENICKE und LORENZ, LORENZ, LORENZ et al.
(80, 224 - 226) wesentliches bereits bekannt, so daß dieser
Komplex kürzer abgehandelt werden konnte. Stärkelösungen waren
nur während eines begrenzten Zeitraumes im Jahr 1975 im klinischen Einsatz; der Umfang dieses Kapitels mußte deshalb mangels
Material begrenzt bleiben. Hier bestand das vordringliche Problem in der Klärung der grundsätzlichen Frage, ob es nach Infusion von Stärkelösungen überhaupt zu anaphylaktoiden Reaktionen kommen könne.

Eine Reihe interessanter Fragen, die sich zum Teil aus den klinisch-immunologischen Befunden ergaben, konnte nicht am Patienten
beantwortet werden. Deshalb wurden einige sehr spezifische Pro-
blemstellungen im Tierexperiment untersucht:
1. Wie unterscheidet sich normales von antilymphocytärem Pferde-
   Immunglobulin G in Immunogenität und Verträglichkeit?

2. Welche mögliche pathogene Bedeutung kommt den in Human-
   Plasmaprotein-Lösungen enthaltenen Aggregaten zu?
3. Ist es möglich, daß der Zusatz von Stabilisatoren die Immunogenität von Humanalbumin ändert?

Bei der Durchführung der Arbeit liefen die Tierexperimente und
die klinisch-immunologischen Studien parallel, sie bedingten
sich gegenseitig. Der Übersichtlichkeit halber werden die Ergebnisse getrennt vorgetragen; auch die klinisch-immunologischen
Befunde werden nach Präparaten geordnet und nicht nach pathophysiologischen Gemeinsamkeiten. Die Synopsis bleibt der Diskussion
vorbehalten.

Einige methodische Voruntersuchungen, über die eingangs (Kap. A)
kurz berichtet werden soll, trugen durch die Modifikation einiger
klassischer immunologischer Techniken zur vereinfachten Durchführung bzw. besseren Standardisierbarkeit der jeweiligen Teste
(passive Hämagglutination, Komplement-Bestimmung, passive cutane
Anaphylaxie) bei.

# MATERIAL UND METHODEN

## VERWENDETE LÖSUNGEN

Die in der vorliegenden Studie verwendeten Infusionslösungen
umfassen natürliche Kolloide, das sind die aus Serumproteinen
bzw. Serumproteinderivaten gewonnenen Lösungen, sowie die künstlichen Kolloide: Dextran, Gelatine und Stärke. Im einzelnen
wurden folgende Lösungen untersucht (Tabelle 3):

*Natürliche Kolloide*

Aus der Vielzahl der therapeutisch verwendeten xenogenen Seren
wurde das Antilymphocytenglobulin ausgewählt, da hiervon durchschnittlich die höchsten Dosen xenogenen Proteins (bis zu 40 mg/
kg) verabreicht werden, und damit das Risiko anaphylaktoider
Reaktionen am größten ist. Die verwendeten Antilymphocyten-
globuline stammten sämtlich vom Pferd. Zur Immunisierung der
Pferde wurden Lymphknoten-, Ductus thoracicus- und Thymuszellen
sowie kulturgezüchtete Lymphoblasten verwendet. Die antilymphocytären Globuline wurden freundlicherweise von der Firma
Behringwerke AG, Marburg, zur Verfügung gestellt (359). Vor der
Applikation wurden sie in vitro und in vivo (17) auf ihre immunsuppressiven und toxischen Eigenschaften geprüft. Globuline
mit nachweisbarem Antikörpertiter gegen Basalmembran-Antigen
wurden nicht verwendet.
Pferde-anti-Hundelymphocyten-Globulin wurde nach der Methode
von PICHLMAYR (282) hergestellt, und die Immunglobulinfraktion
durch kombinierte Salzpräzipitation und DEAE-Zellulose-Chroma-
tographie (77, 121) von der Firma Behringwerke AG, Marburg,
isoliert.
Aus Normal-Pferde-Serum wurde im gleichen Verfahren die gereinigte Immunglobulin-G-Fraktion (Charge Nr. 161905 und 161907,
Behringwerke, Marburg) hergestellt. Eine Charge (Nr. 161908,
Behringwerke, Marburg) war speziell mit IgG(T), einem für Pferde
spezifischen Immunglobulin (5, 141), das auch im Antilymphocytenglobulin vorhanden ist, angereichert.

*Humangammaglobulin*

Folgende intravenös zu applizierenden menschlichen Gammaglobu-
lin-Lösungen wurden untersucht: i.v. Human-Gamma-Globulin SRK
(Schweizer Rotes Kreuz, Bern), Intraglobin (Biotest, Frankfurt)
und Gamma-Venin (Behringwerke, Marburg).

Tabelle 3. Übersicht über die verwendeten Kolloidlösungen

| Natürliche Kolloide | Hersteller |
|---|---|
| Pferde-anti-Human-Lymphocyten-Globulin (ALG) | Behringwerke |
| Pferde-anti-Hunde-Lymphocyten-Globulin (Hunde-ALG) | Inst. f. chir. Forschung |
| Normal-Pferde-Immunglobulin G (mit u. ohne T-Fraktion) | Behringwerke |
| i.v. Humangammaglobulin | Biotest, Schweizer Rotes Kreuz, Behringwerke |
| Humanalbumin (5% und 20%) | Blutbanken, Biotest, Behringwerke, Kabi, Immuno |
| Biseko | Biotest |
| Seretin | Behringwerke |
| Humanalbin | " |
| PPL (Pasteurisierte Plasmaproteinlösung) | Blutbanken, Immuno |

**Künstliche Kolloide**

Dextran

| Macrodex | Knoll |
|---|---|
| Rheomacrodex | " |
| Longasteril 75 | Fresenius |
| Longasteril 40 | " |
| Schiwadex 60 | Schi-wa |
| Schiwadex 40 | " |
| Deltaplasmat M 70 | Delta-Pharma |
| Dextran 60 | Travenol |
| Dextran 75 Salvia | Boehringer |

Gelatine

| Haemaccel | Behringwerke |
|---|---|
| Physiogel | Pharma Hameln |
| Gelifundol | Biotest |
| Neo-Plasmagel | Braun Melsungen |

Stärke

| Plasmasteril | Fresenius |
|---|---|

*Humanalbumin*

Neben den in Tabelle 3 aufgeführten kommerziellen Humanalbuminpräparaten wurden folgende Humanalbuminfraktionen untersucht:
Monomeres Humanalbumin = HSA 1
Monomeres Humanalbumin mit Caprylat-Stabilisator = HSA 2
Monomeres Humanalbumin mit Mischstabilisator (Caprylat + Acetyl-Tryptophan) = HSA 3
Humanalbuminaggregate = HSA 4
Diese Humanalbuminfraktionen wurden freundlicherweise von Dr. W. STEPHAN (Biotest, Frankfurt) hergestellt.

*Künstliche Kolloide*

Die untersuchten künstlichen Kolloide umfaßten die in Tabelle 3
angegebenen kommerziellen Präparate verschiedenster Hersteller.
Intracutanteste bei Patienten mit klinischer Unverträglichkeit
wurden sowohl mit der die anaphylaktoide Reaktion verursachenden
Lösung als auch mit einer anderen Charge desselben Präparates
durchgeführt.


## TIEREXPERIMENTELLE UNTERSUCHUNGEN


### Versuchstiere

*Kaninchen*

Weiße Neuseelandkaninchen sowie Kaninchen der Rasse "Deutsche
Riesen" beiderlei Geschlechts mit einem durchschnittlichen Körpergewicht von 4 kg wurden in Einzelkäfigen bei Altrumin-Ernäh-
rung und Wasser ad libitum gehalten. Während der Experimente
wurden die Tiere einer Coccidien-Prophylaxe mit Sulka N (Phar-
mazeutisches Werk, Cuxhaven) unterzogen.

*Hunde*

Erwachsene Bastardhunde beiderlei Geschlechts mit einem Gewicht
zwischen 8 und 18 kg wurden vor Beginn der Versuche entwurmt
und aktiv (Candur SHL, Firma Behringwerke, Marburg) und passiv
immunisiert.


### Untersuchungen zur Immunogenität von normalem und antilympho-cytärem Pferde-IgG

*Untersuchungen zur Immunogenität von Pferde-IgG am Kaninchen*

12 weiße Neuseeland-Kaninchen (durchschnittliches Körpergewicht
4 kg) wurden dreimal wöchentlich über 6 Wochen mit 12 mg/kg
Pferde-Immunglobulin G (Charge Nr. 161905, Fa. Behringwerke,
Marburg) zusammen mit 1 ml komplettem Freund'schen Adjuvans
(Difco, Detroit) intramuskulär behandelt. Während und nach der
Immunisierung wurde die Immunantwort gegen Pferde-IgG mit dem
Gel-Präzipitationstest, dem Hauttest sowie 2 Methoden der pas-
siven Hämagglutination untersucht.

*Untersuchungen zur Immunogenität von Pferde-Immunglobulin G
und Pferde-anti-Hunde-Lymphocyten-Globulin (Hunde-ALG) am Hund*

a) Immunogenität von Normal-Pferde-IgG und Pferde-anti-Hunde-
Lymphocytenglobulin bei täglicher Applikation. 12 Bastardhunde
beiderlei Geschlechts (durchschnittliches Körpergewicht 16,8 kg)
wurden 11 Tage lang mit 20 mg/kg radioaktiv markiertem Normal-
Pferde-IgG bzw. Pferde-anti-Hunde-Lymphocyten-Globulin intravenös behandelt. Während und nach der Therapie wurde die Immunantwort gegen Pferde-IgG untersucht (412).

.b) Untersuchungen zur Immunogenität von Normal-Pferde-IgG und Pferde-anti-Hunde-Lymphocytenglobulin nach einmaliger Applikation am Hund. Die Immunantwort gegen Pferde-IgG (Hämagglutination) nach intravenöser Applikation von 10 mg/kg Pferde-IgG wurde bei acht Hunden untersucht und mit der Reaktion von sieben Hunden verglichen, die einer Einmal-Behandlung mit ALG unterzogen worden waren (zusammen mit J.v. SCHEEL).

*Untersuchungen zum Verhalten des Serumkomplements unter ALG-Infusion am Hund*

Acht Bastardhunde beiderlei Geschlechts (durchschnittliches Körpergewicht 13,5 kg) erhielten 160 mg/kg Pferde-anti-Hunde-Lymphocyten-Globulin in Pentobarbital-Anästesie (25 mg/kg) über 4 h infundiert. Während und nach der Infusion wurde das Verhalten der Serum-Komplement-Aktivität (C'H50) gemessen (zusammen mit J. v. SCHEEL und K.H. DUSWALD).

*Untersuchungen zur Bedeutung von Protein-Aggregaten in der Auslösung anaphylaktoider Reaktionen am Hund*

An 15 Bastardhunden beiderlei Geschlechts (durchschnittliches Körpergewicht 13,5 kg) wurden Intracutanteste mit verschiedenen aggregathaltigen und deaggregierten Proteinlösungen durchgeführt.

Die Verträglichkeit aggregathaltiger und deaggregierter Human-Serumproteinlösungen nach intravenöser Applikation wurde an nicht-sensibilisierten Hunden für Human-Gammaglobulin (n = 4) und Humanalbumin (n = 2) in Pentobarbital-Anaestesie (25 mg/kg) unter kontinuierlicher Messung des mittleren arteriellen Druckes, des Pulmonalarteriendruckes und des Herzzeitvolumens (unter Verwendung einer Pulskontur-Methode des Philip's Papient Monitoring System) geprüft (in Zusammenarbeit mit F. JESCH).

*Untersuchungen zur Immunogenität verschiedener Humanalbumin-Fraktionen am Kaninchen*

Insgesamt 36 Kaninchen (weiße Neuseeland und deutsche Riesen, durchschnittliches Körpergewicht 4 kg) beiderlei Geschlechts wurden mit verschiedenen Fraktionen von Humanalbumin in der Dosierung von 1 mg/kg + 0,5 ml 1% Al (OH)$_3$ intramuskulär immunisiert. Vor der Immunisierung war die Immunantwort der Tiere gegen Humanalbumin mit dem Hauttest, dem Radioimmunoassay und der Immunelimination geprüft worden (s. Abb. 1). Drei Wochen nach der Immunisierung wurden die Tiere einer intravenösen Antigenbelastung ausgesetzt: Dabei wurde 1 mg/kg Humanalbumin intravenös als Challenge injiziert und die immunologische Reaktion mit denselben Testen untersucht. Eine Woche später wurden die Tiere entblutet. Die Seren wurden auf präzipitierende Antikörper sowie in der passiven cutanen Anaphylaxie auf homocytotrope Antikörper (=Reagine) untersucht. Insgesamt wurden vier Immunisierungsgruppen gebildet:
Gruppe 1: (n = 12) Immunisierung mit monomerem Humanalbumin
          (= Fraktion 1).
Gruppe 2: (n = 8) Immunisierung mit monomerem Humanalbumin
          + Caprylat-Stabilisator (= Fraktion 2)

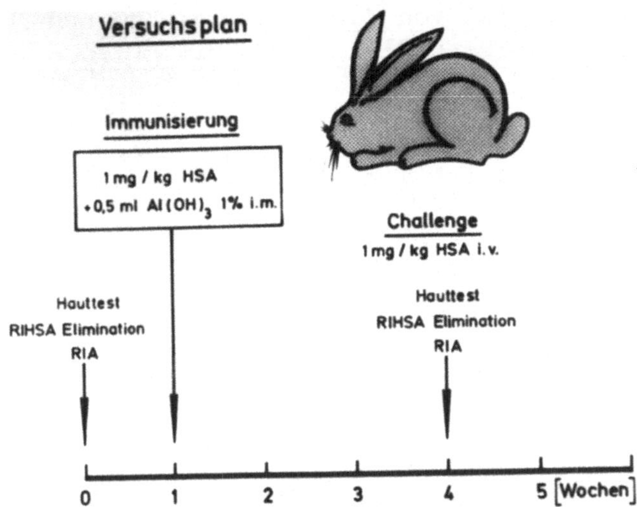


*Abb. 1. Versuchsplan zur Ermittlung der Immunogenität von
Humanalbuminfraktionen (HSA) am Kaninchen (RIHSA = 125-J-
Humanalbumin, RIA = Radioimmunoassay)*

Gruppe 3: (n = 8) Immunisierung mit monomerem Humanalbumin +
          Misch-Stabilisator (bestehend aus Caprylat + Acetyl-
          Tryptophan) (= Fraktion 3)
Gruppe 4: (n = 8) Immunisierung mit aggregathaltigem Human-
          albumin (= Fraktion 4)

Die unterschiedlichen Humanalbuminfraktionen wurden freundlicherweise von Dr. W. STEPHAN (Biotest, Frankfurt) zur Verfügung
gestellt. Die Aggregat-Freiheit der Fraktionen 1 - 3 wurde nach
Versuchsende chromatographisch nachgewiesen.

Zwei Tiere der Gruppe 4 starben vor Ende des Experimentes an
interkurrenten Infekten.

*Untersuchungen zur Immunogenität einer hochmolekularen
Restsubstanz (HMR) in löslichem Dextran am Hund*

Fünf Bastardhunde beiderlei Geschlechts (durchschnittliches Körpergewicht 10,8 kg) wurden mit einer von K. GRANATH (Pharmacia,
Uppsala) in löslichem Dextran nachgewiesenen hochmolekularen
Restsubstanz (HMR) immunisiert: Dosierung 0,1 mg/kg HMR + 1 ml
komplettes Freundsches Adjuvans intramuskulär. Die Immunisierung
erfolgte in wöchentlichem Abstand insgesamt drei Mal (s. Abb. 1).
Die Immunantwort gegen HMR wurde mit der Immundiffusion, der
passiven Hämagglutination (W. RICHTER) und dem Lymphocytentransformationstest verfolgt. 6 Wochen nach der letzten Immunisierung
erfolgte eine intravenöse Booster-Injektion mit 0,2 mg/kg, deren
Verträglichkeit am wachen Tier registriert wurde. Nach weiteren
4 Wochen wurden die Tiere in Pentobarbital-Anästesie (25 mg/kg)
einer intravenösen Antigenbelastung ausgesetzt: Dabei wurden
folgende Substanzen in der hier angegebenen Reihenfolge

Tabelle 4. Indikationen für ALG-Behandlung von 150 Patienten (11.4.67 - 31.5.76)

| | | |
|---|---|---|
| Zustand nach Transplantation | | <u>85</u> |
|   Nierentransplantation | 63 | |
|   Herztransplantation | 12 | |
|   Lebertransplantation | 4 | |
|   Corneatransplantation | 5 | |
|   Knochenmarktransplantation | 1 | |
| Lymphatische Leukämie | | <u>18</u> |
| Autoimmunerkrankung | | <u>47</u> |
| Neurologie: | | |
|   Multiple Sklerose | 21 | |
|   Encephalitis diffusa | 1 | |
|   Myastenia gravis | 2 | |
|   Amyotrophe Lateralsklerose | 1 | |
| Innere Medizin: | | |
|   Lupus erythematodes | 3 | |
|   Arteriitis temporalis | 2 | |
|   Rheumatoide Arthritis | 2 | |
|   Chronisch aggressive Hepatitis | 2 | |
|   WEGENERsche Granulomatose | 1 | |
|   Generalisierte Vasculitis | 1 | |
| Ophthalmologie: | | |
|   Chronische Uveitis | 4 | |
|   Sympathische Ophthalmie | 3 | |
| Dermatologie: | | |
|   Dermatomyositis | 4 | |

appliziert: 10 ml Dextran 60, 20 ml Dextran 60, 10 ml Dextran 40, 1 mg HMR, 5 mg HMR. Bei jeder Injektion wurden der mittlere Arteriendruck, der Pulmonalarteriendruck und das Herzzeitvolumen (unter Verwendung einer Pulskonturmethode des Philips Patient Monitoring System) kontinuierlich gemessen (in Zusammenarbeit mit F. JESCH und K. MESSMER). Die Injektion einer Testsubstanz erfolgte grundsätzlich nur, wenn die gemessenen hämodynamischen Größen eine stabile Plateaubildung zeigten.


## PATIENTEN UND VERSUCHSPERSONEN


### Patienten mit Antilymphocytenglobulin-(ALG)-Therapie

Insgesamt 150 Patienten, die zwischen dem 11.4.1967 und dem 31.5.1976 mit Antilymphocytenglobulin bzw. -serum behandelt worden waren, wurden immunologisch untersucht. Die ALG-Behandlung erfolgte aus den in Tabelle 4 angegebenen Indikationen und wurde in Zusammenarbeit mit den in Tabelle 5 erwähnten Ärzten

Tabelle 5. Behandlungsorte und behandelnde Ärzte von 150 mit ALG behandelten Patienten

---

Chirurgische Universitätsklinik München: (H. PICHELMAIER, R. PICHLMAYR, F. SPELSBERG, G. FEIFEL, R. ZENKER)
Medizinische Universitätsklinik München (I. u. II.): (H. EDEL, B. ALT-MEYER, H. DOBBELSTEIN, H. GURLAND, R. MÜLLER, J. EIGLER, A. TSIRIMBAS, H. PFISTERER, W. STICH, E. BUCHBORN)
Neurologische Universitätsklinik München: (F. FRICK, H. ANGSTWURM, I. NEU, A. SCHRADER)
Max-Planck-Institut für Psychiatrie München: (H. BACKMUND, B. BRASS, J. MERTIN)
Universitäts-Augenklinik München: (E. LUND, W. DECHANT)
Universitäts-Hautklinik München: (O. BRAUN-FALCO, B. RASNER)
Städtisches Krankenhaus München-Schwabing: (F. Trepel, U. Fink, H. BEGEMANN)
Medizinische Poliklinik München: (N. Zöllner, H. MATHIES)
Neurologische Universitätsklinik Gießen: (K. KUNZE)
Universitäts-Augenklinik Göttingen: (J. Prindull)
Chirurgische Universitätsklinik Bonn: (F. GÜTGEMANN, P. SIEDEK)
Chirurgische Universitätsklinik Frankfurt: (O. WEBER)
Zentrum Innere Medizin der Universität Frankfurt: (W. Breddin)
Katharinenhospital Stuttgart: (J. FUCHS)
Bürgerspital Stuttgart: (H. OTT)
Hôpital Cochin Paris: (A. DELBARRE)
Groote-Schuur-Hospital Capetown: (C. BARNARD, M.C. BOTHA)
Kantonsspital chirurgische Universitätsklinik A Zürich: (A. SENNING, F.. LARGIADER, E. LINDER, W. SCHEITLIN)
Clinicas da Faculdade de Medicina Sao Paolo: (E.J. ZERBINI, F. ANTONIACIU)
Nospital Naval Valparaiso: (J. KAPLAN)
Department of Surgery University of Cambridge: (R.Y. CALNE)
National Heart Institute London: (D. ROSS)
Medical College of Virginia Richmond: (R. LOWER)

---

an insgesamt 25 Kliniken im In- und Ausland durchgeführt. Die therapeutischen Ergebnisse der ALG-Behandlung sind bereits im einzelnen veröffentlicht (45 - 47, 151, 281, 283, 307 - 313, 385). Bei allen Patienten wurden die beobachteten anaphylakto-iden Reaktionen sorgfältig registriert. So weit möglich - die geographische Verteilung der Patienten erlaubte dies nicht in allen Fällen - wurden immunologische Untersuchungen zum Nachweis einer Sensibilisierung gegen Pferde-Protein durchgeführt. Alle Patienten erhielten neben der ALG-Therapie noch zusätzliche immunsuppressive Medikamente, wie Azathioprin und Glucocorticoide. Bei 12 Patienten wurde eine Ductus-thoracicus-Drainage (221) durchgeführt. Antilymphocytenglobulin wurde in 13 Fällen intramuskulär, in 137 Fällen intravenös verabreicht. Die Dosierung betrug zwischen 7 und 40 mg/kg. Das Globulin wurde in 500 ml physiologischer Kochsalzlösung langsam (1 - 2 h) infundiert. Bei 52 Patienten wurde vor Beginn der ALG-Behandlung eine Vorbehandlung mit deaggregiertem Normal-Pferde-IgG zur Induktion einer immunologischen Toleranz nach DRESSER und MITCHISON (82, 256) durchgeführt. 6 Tage vor Beginn der ALG-Applikation wurden 10 mg/kg, nach weiteren 3 Tagen 30 mg/kg Pferde-IgG infundiert. Bei 22 Patienten wurde das Antilymphocytenglobulin täglich vor der Applikation in der Ultrazentrifuge deaggregiert. Bei sieben dieser Patienten erfolgte die Vorbehandlung zur Toleranzinduktion nicht in dem oben angegebenen Schema, sondern als Einmal-Behandlung mit 30 mg/kg i.v. 24 h vor der ersten ALG-Gabe.

## Kontrollpatienten zur Erfassung der Häufigkeit einer Präsensibilisierung gegen Pferde-Protein

Insgesamt 186 Personen wurden auf das Vorliegen einer Sensibilisierung gegen Pferde-IgG untersucht. Neben 30 Patienten mit Nierentransplantaten und 68 Patienten mit Autoimmunerkrankungen (47 Patienten dieser Gruppe wurden später mit ALG behandelt) wurden 38 immunologisch unauffällige Patienten (keine Allergien, keine Autoimmunerkrankungen, keine immunsuppressive Behandlung) einer allgemein-chirurgischen Abteilung sowie 50 gesunde Freiwillige untersucht. Das Gesamtkollektiv umfaßte 111 Männer und 75 Frauen. Die einzelnen Diagnosen sind im Kap. E. I. 1 aufgeführt.

## Patienten mit anaphylaktoider Reaktion nach Infusion kolloidaler Volumenersatzmittel

124 Patienten (72 männlich, 52 weiblich), die zwischen dem 1.1.1971 und dem 31.5.1976 nach der Infusion kolloidaler Volumenersatzmittel klinische Zeichen einer anaphylaktoiden Reaktion zeigten, wurden untersucht. Tabelle 6 zeigt die Lösungen,

Tabelle 6. Patienten mit anaphylaktoider Reaktion nach Infusion kolloidaler Volumenersatzmittel

| | |
|---|---|
| Natürliche Kolloide: | 25 |
| Humanalbumin 20% | 5 |
| Humanalbumin 5% | 13 |
| Biseko | 4 |
| Humanalbin | 2 |
| Seretin | 1 |
| Künstliche Kolloide: | |
| Dextran: | 84 |
| Macrodex | 54 |
| Rheomacrodex | 12 |
| Longasteril 75 | 10 |
| Schiwadex 60 | 8 |
| Dextran 60 Travenol | 1 |
| Gelatine: | 7 |
| Haemaccel | 3 |
| Gelifundol | 3 |
| Neo-Plasmagel | 1 |
| Stärke: | 8 |
| Plasmasteril | 8 |

Tabelle 7. Behandlungsorte und behandelnde Ärzte von 122 Patienten mit anaphylaktoider Reaktion nach Kolloidinfusion

Hauptkrankenhaus Augsburg (J. ECKART)
Kreiskrankenhaus Eßlingen[+] (A. ZELLER)
Kreiskrankenhaus Freising (S. ZISTL)
Kreiskrankenhaus Fürstenfeldbruck (G. ERTEL)
Kreiskrankenhaus Hannover-Großburgwedel[+] (S. ATAKLI)
Kreiskrankenhaus Markt Oberdorf[+] (E. RÄGENER)
Kliniken der Ludwig-Maximilians-Universität München:
  Chir. Klinik und Inst. f. Anästesiologie Nußbaumstraße
  Chir. Klinik, Abteilung Thalkirchnerstraße
  Chir. Poliklinik
  Med. Poliklinik
  I. Medizinische Klinik
  II. Medizinische Klinik
  I. Frauenklinik
  II. Frauenklinik
  Hals-Nasen-Ohren-Klinik
  Augenklinik
  Nervenklinik
  Urologische Klinik
  Dermatologische Klinik
  Klinikum Großhadern
  (R. BEER, U. FINSTERER, R. ENZENBACH, A. DOENICKE, E. GOETZ, E. OTT,
  D. BEER, H. BERNASCONI, Ch. CHAUSSY, H. ANGSTWURM, G. LOB, E. KIFFNER,
  A. SCHILLING, H.H. WOLFF)
Klinikum r.d. Isar der Technischen Universität München (G. TEMPEL, S.
  JELEN, G. KRÄMER, E. KOLB)
Max-Planck-Institut für Psychiatrie München[+] (B. BRASS)
Deutsches Herzzentrum München (W.P. KLOEVEKORN, K. HOLPER)
Städtisches Krankenhaus München-Oberföhring[+] (R. ZINK)
Städtisches Krankenhaus München-Schwabing (H.J. HARDER)
Städtisches Krankenhaus München-Harlaching (R. ROTHAUS, O. KAUFMANN)
Kreiskrankenhaus München-Pasing (H. BREINL)
Kreiskrankenhaus München-Altperlach (S. AURNHAMMER)
Mütterheim Taxisstraße München[+] (E. MEYER-KRUSE)
Berufsgenossenschaftliche Unfallklinik Murnau (E. MÜHLBAUER, J. PROBSS)
Kreiskrankenhaus Landsberg (S. SCHMIDINGER)
Stadtkrankenhaus Landshut (R. HOCKE)
Krankenhaus der Barmherzigen Brüder Regensburg (R. MANZ)
Kreiskrankenhaus Starnberg (O. SCHULTE-STEINBERG)
Kreiskrankenhaus TRAUNSTEIN (B. v. WOLFF)
Krankenhaus des dritten Ordens München (O. ZIERL, D. RAEDER)
Kreiskrankenhaus Holzkirchen (U. BOLDT)

[+] = nicht an der Studie zur Häufigkeitserfassung beteiligt


die die Unverträglichkeitsreaktionen auslösten. 25 mal handelte es sich um eine Plasmaproteinlösung, 84 mal um Dextran, 7 mal um Gelatine und 8 mal um Stärke. An dieser Stelle muß betont werden, daß diese Zahlen keinen Hinweis auf die Häufigkeit der anaphylaktoiden Reaktionen geben, da in den ersten Jahren lediglich Fälle von Dextran- bzw. Humanalbumin-Unverträglichkeit untersucht wurden. Die Reaktionen wurden an insgesamt 37

Krankenhäusern beobachtet (Tabelle 7). Genauere Angaben über
die einzelnen Patienten (Anamnese etc.) werden im Kapitel E
gegeben.

Zusätzlich zu diesen vom Autor selbst erfaßten Fällen mit anaphylaktoider Reaktion nach Infusion kolloidaler Volumenersatzmittel wurden klinische und anamnestische Daten von weiteren
124 Fällen mit Hilfe des in Tabelle 8 vorgestellten Fragebogens
ausgewertet, die dem Hersteller (Fa. Knoll, Ludwigshafen) als
"Dextranunverträglichkeit" gemeldet worden waren. Mit Tabelle
8 wird ein Muster des verwendeten Fragebogens gezeigt. Die hiermit erfaßten Daten füllten maximal vier Lochkarten pro Patient.
Dabei ließen sich bestimmte Einzelmerkmale wie z.B. 3.: "Klinik"
oder 7.: "Name des Präparates" im Verlauf der Studie beliebig
zahlenmäßig erweitern.


Kontrollpatienten, die die Infusion von kolloidalen
Volumenersatzmitteln reaktionslos vertrugen

Insgesamt 553 Patienten (295 männlich, 258 weiblich), die aus
verschiedenen Indikationen - meist im Rahmen eines chirurgischen
Eingriffes - kolloidale Volumenersatzmittel erhielten und diese
Infusion reaktionslos tolerierten, wurden immunologisch untersucht. Die Auswahl dieser Patienten erfolgte zufällig. In Zusammenarbeit mit 11 aus dem Kreis der oben näher angeführten
37 Kliniken wurden Patienten, die ein kolloidales Volumenersatzmittel erhielten, untersucht. Dazu wurden vor, nach sowie 10
Tage nach der Infusion des jeweiligen Kolloids Blutproben abgenommen (sterile, heparinisierte Röhrchen Venoject, Firma Terumo,
Japan). Nach Zentrifugation bei 3000 Upm wurden die Seren bei
-70 °C eingefroren.

Die behandelnden Ärzte wurden angehalten, während der Studie
ihre Infusionsgewohnheiten nicht zu ändern. Daraus ergaben sich
naturgemäß unterschiedlich große Kollektive der einzelnen verwendeten Kolloidarten: 251 der untersuchten Kontrollpatienten
hatten Stärke-, 183 Patienten Dextran-, 102 Patienten Gelatine-
und 17 Patienten Plasmaprotein-Lösungen erhalten.

Die Informationen der Kontrollpatienten wurden mit denselben
Fragebögen erfaßt wie die der Patienten mit Unverträglichkeitsreaktionen, abgesehen von den Daten der Lochkarte 4, die sich
auf die Symptomatik der Unverträglichkeitsreaktionen beschränkt.
Ein Überblick über die wichtigsten klinischen und anamnestischen
Daten der Kontrollpatienten wird im Kapitel D anhand eines Ver-
gleichs: Kontrollpatienten - Patienten mit anaphylaktoider Reaktion gegeben.


Gesunde freiwillige Versuchspersonen

Insgesamt 60 gesunde freiwillige Versuchspersonen wurden immunologisch untersucht (Intracutan-, serologische und zelluläre
Teste). Das Alter dieser Kontrollpersonen bewegte sich zwischen
22 und 64 Jahren; 21 Personen waren weiblichen, 39 Personen
männlichen Geschlechtes.

16

Tabelle 8. Computergerechter Fragebogen zur Datenerfassung von Kontrollpatienten und Patienten mit anaphylaktoider Reaktion nach Infusion kolloidaler Volumenersatzmittel (Lochkarte 1)

---

LOCHKARTE 1

Name . . . . . . . . . . . . . . .

Vorname . . . . . . . . . . . . .

1) Nummer     2 - 5

2) Geburtsdatum     6 - 11

3) Klinik     12 - 13

| | |
|---|---|
| unbekannt | = 0 |
| Augsburg | = 1 |
| Landshut | = 2 |
| Landsberg | = 3 |
| Fürstenfeldbruck | = 4 |
| Bolskirchen | = 5 |
| Traunstein | = 6 |
| r.d.Isar | = 7 |
| Großhadern | = 8 |
| Schwabing | = 9 |
| Chir.Univ.-Klinik | = 10 |
| Urologie | = 11 |
| I.Frauenklinik | = 12 |
| II.Frauenklinik | = 13 |
| Murnau | = 14 |
| Herzzentrum | = 15 |
| Harlaching | = 16 |
| Dritter Orden | = 17 |
| Freising | = 18 |
| Oberföhring | = 19 |
| Starnberg | = 20 |

4) Geschlecht ( 0 = weibl., 1 = männl., 9 = unbekannt)   14

5) Tag der Infusion     15 - 20

6) Der Patient erhielt: (1 = ja, 0 = nein, 9 = unbekannt)

- Plasmaprotein   21
- Dextran   22
- Gelatine   23
- Stärke   24
- Sonstiges   25

7) Name des Praeparates     26 - 27

| | | |
|---|---|---|
| 0 = unbekannt | | |
| 1 = Macrodex | | |
| 2 = Rheomacrodex | | |
| 3 = Deltaplasmat | Delta-Pharma | |
| 4 = Dextran 40 Salvia | Boehringer Mannheim | |
| 5 = Dextran 75 Salvia | | |
| 6 = Schiwadex | Schi-wa | |
| 7 = Longasteril | Fresenius | |
| 8 = Plasmasteril | | |
| 9 = Färenteral D 40 (85) | Serag-Wiessner | |
| 10 = Physiogel | Hameln | |
| 11 = Neo-Plasmagel | Braun-Melsungen | |
| 12 = Gelifundol | Biotest | |
| 13 = Biseko | | |
| 14 = Humanalbumin | | |
| 15 = Haemaccel | Behringwerke | |
| 16 = Seretin | | |
| 17 = Humanalbumin (-albin) | | |
| 18 = Plasmafusin | Pfrimmer | |
| 19 = Albumin human | Immuno | |
| 20 = Plasma Protein Lösung human | | |
| 21 = Humanalbumin | Kabi | |
| 22 = Travenol-Dextran (6%) | | |

8) Verabreichte Menge (ml)     28 - 31

9) Praemedikation (1 = ja, 0 = nein, 9 = unbekannt)

- Atropin   32
- Atosil   33
- Dolantin   34
- Thalamonal   35
- Psyquil   36
- Sonstiges   37

10) Patient war wach: 1=ja, 0=nein, 9=unbekannt   38

11) Zeitpunkt praeoperativ   39

12) Zeitpunkt postoperativ   40

13) Patient war im Schock   41

14) Sonstige Medikation (1=ja, 0=nein, 9=unbekannt)

- Steroide   42
- Antihistaminika   43
- Antikoagulantien   44
- Digitalis   45
- Sonstiges   46

15) Narkose

- Halothan   47
- Barbiturat   48
- Muskelrelaxans   49
- Neurolept   50
- Akupunktur   51
- Sonstiges   52

16) Diagnose   53

| | |
|---|---|
| unbekannt | = 0 |
| Degeneratives Leiden | = 1 |
| Entzündung | = 2 |
| Trauma | = 3 |
| Benigner Tumor | = 4 |
| Maligner Tumor | = 5 |
| Gefäßerkrankung | = 6 |
| Sonstiges | = 7 |

17) Befallenes Organ (Fachgebiet)   54

| | |
|---|---|
| unbekannt | = 0 |
| Allgemeinchirurgie | = 1 |
| Orthopädie | = 2 |
| Unfallchirurgie | = 3 |
| Neurochirurgie | = 4 |
| Gynäkologie | = 5 |
| Urologie | = 6 |
| Gefäßchirurgie | = 7 |
| Thorax- und Herzchir. | = 8 |
| Sonstiges | = 9 |

18) Indikation zum Plasmaersatz     55 - 56

| | |
|---|---|
| unbekannt | = 0 |
| großer abdomineller Eingriff | = 1 |
| kleiner abdomineller Eingriff | = 2 |
| Cholezystektomie | = 3 |
| Strumaresektion | = 4 |
| Knochenoperation | = 5 |
| Intrakranieller Eingriff | = 6 |
| Urologische Operation | = 7 |
| Gefäßchir. Eingriff | = 8 |
| Thromboseprophylaxe | = 9 |
| Schock | = 10 |
| Sonstiges | = 11 |

19) Frühere Applikation des Plasmaexp. (1=ja, 0=nein, 9=unbekannt)   57

20) Allergische Anamnese   58
wenn ja, welche:

21) Arzneimittelallergie   59

22) Kontaktallergie   60

23) Gräser-Pollen-Heuschnupfen   61

24) Nahrungsmittelallergie   62

25) Allergien in Familienanamnese   63

26) Diabetes   64

27) Pneumonie   65

28) Chronische Entzündungen in Anamnese

- Cholezystitis   66
- Pyelonephritis   67
- Thrombophlebitis   68
- Sinusitis   69
- Bronchitis   70
- Sonstige   71

## Tabelle 8 (Fortsetzung): Fragebogen (Lochkarten 2 - 4)

**LOCHKARTE 2**

| | Spalten |
|---|---|
| Nummer | 2 - 5 |
| 29) Albumin (mg%) vor | 6 - 9 |
| 30) Albumin nach | 10 - 13 |
| 31) Albumin 10 Tage nach | 14 - 17 |
| 32) IgG (mg%) vor | 18 - 21 |
| 33) IgG nach | 22 - 25 |
| 34) IgG 10 Tage nach | 26 - 29 |
| 35) IgA (mg%) vor | 30 - 32 |
| 36) IgA nach | 33 - 35 |
| 37) IgA 10 Tage nach | 36 - 38 |
| 38) IgM (mg%) vor | 39 - 41 |
| 39) IgM nach | 42 - 44 |
| 40) IgM 10 Tage nach | 45 - 47 |
| 41) Alpha-2-Makroglobulin (mg%) vor | 48 - 50 |
| 42) Alpha-2-Makroglobulin nach | 51 - 53 |
| 43) Alpha-2-Makroglobulin 10 Tage | 54 - 56 |
| 44) C-3c (mg%) vor | 57 - 59 |
| 45) C-3c nach | 60 - 62 |
| 46) C-3c 10 Tage | 63 - 65 |
| 47) C-4 (mg%) vor | 66 - 68 |
| 48) C-4 nach | 69 - 71 |
| 49) C-4 10 Tage | 72 - 74 |
| 50) C-3a (mg%) vor | 75 - 77 |
| 51) C-3a nach | 78 - 80 |

**LOCHKARTE 3**

| | Spalten |
|---|---|
| Nummer | 2 - 5 |
| 52) C-3a 10 Tage | 6 - 8 |
| 53) Fibrinogen vor | 9 - 11 |
| 54) Fibrinogen nach | 12 - 14 |
| 55) Fibrinogen 10 Tage | 15 - 17 |
| 56) Dextranantikörper (pass.Häm) (-2 log) vor | 18 - 19 |
| 57) Dextranantikörper nach | 20 - 21 |
| 58) Dextranantikörper 10 Tage | 22 - 23 |
| 59) IgE erhöht (1=ja, 0=nein,9=unbekannt) | 24 |
| 60) RAST positiv (1=ja,0=nein,9=unbekannt) | 25 |
| 61) Hauttest positiv (1=ja,0=nein,9=unbekannt) | 26 |
| 62) Praezipitierende Antikörper (1=ja,0=nein,9=unbekannt) | 27 |

**LOCHKARTE 4**

| | Spalten |
|---|---|
| Nummer | 1 - 5 |
| 63) Lokale Venenreaktion(1=ja,0=nein,9=unbekannt) | 6 |
| 64) Flush " " " | 7 |
| 65) Urticaria " " " | 8 |
| 66) Nausea " " " | 9 |
| 67) Erbrechen " " " | 10 |
| 68) Dyspnoe " " " | 11 |
| 69) Schüttelfrost " " " | 12 |
| 70) Tachykardie " " " | 13 |
|    Pulsanstieg 20<br>   wenn ja, von [ ] auf [ ] | 14 - 19 |
| 71) Blutdruckabfall | 20 |
|    (RR-Abfall 20 mmHg)<br>   wenn ja, von [ ] auf [ ] | 21 - 32 |
| 72) Schock (1=ja,0=nein,9=unbekannt) | 33 |
| 73) Atemstillstand " " " | 34 |
| 74) Herzstillstand " " " | 35 |
| 75) Exitus " " " | 36 |
| 76) Applizierte Cortisondosis | 37 - 40 |
| 77) Bleibender Schaden (1=ja;0=nein;9=unbekannt) | 41 |
| 78) Zweite Expandergabe: | 42 |
|    nicht appliziert = 0<br>   Appl.vertragen = 1<br>   Appl.nicht vertragen = 2 | |
| 79) BKS | 43 - 47 |
| 80) Leukos | 48 - 52 |
| 81) Segment | 53 - 54 |
| 82) Lymphos | 55 - 56 |
| 83) Stab | 57 - 58 |
| 84) Eos | 59 - 60 |
| 85) Bakteriologischer Befund | 61 |
|    unbekannt = 0<br>   Staphylokokken = 1<br>   Streptokokken = 2<br>   E. Coli = 3<br>   Pneumokokken = 4<br>   Enterokokken = 5<br>   Sonstiges = 6 | |
| 86) Blutgruppe | 62 |
|    0 = unbekannt<br>   1 = A<br>   2 = B<br>   3 = AB | |
| 87) Rheususfaktor: 1 = +, 0 = nein, 9 = unbekannt | 63 |

Bei 16 dieser 60 Freiwilligen wurde in folgendem Versuchsansatz
der Einfluß von Blutverlust und -Ersatz auf bestimmte immunologische Parameter untersucht: Nach Entzug von 7 ml/kg KG Blut
wurde dieselbe Menge eines kolloidalen Volumenersatzmittels zugeführt. In fünf Fällen wurde eine Stärkelösung, 5mal Dextran,
3mal Gelatine und 3mal 5 %-Humanalbumin-Lösung infundiert.

## Durchführung der prospektiven Studie zur Häufigkeitserfassung

31 Kliniken beteiligten sich an der prospektiven Studie zur
Häufigkeitserfassung anaphylaktoider Reaktionen nach Kolloidinfusion. Die Studie erstreckte sich auf den Zeitraum des Ka-
lenderjahres 1975. In dieser Zeit wurden alle beobachteten anaphylaktoiden Reaktionen nach Gabe kolloidaler Lösungen registriert. Am Jahresende wurde aus dem Verbrauch des betreffenden
kolloidalen Volumenersatzmittels (kooperierende Apotheker:
J. FRÖHLICH, H. DETTER, H. SIMON, B. ZEITLER, R. ESCHENLOHER,
R. DEINHART) und der Zahl der gemeldeten Unverträglichkeitsreaktionen die Häufigkeit errechnet.


## IMMUNOLOGISCHE UNTERSUCHUNGEN


### Agargel-Doppeldiffusionstest nach OUCHTERLONY (270)

In mit Reinagar (Behringwerke, Marburg) beschichtete Objektträger wurden um ein zentrales Serumreservoir (Durchmesser
6 mm) für den zu untersuchenden Antikörper im Abstand von
7,5 mm in sechseckiger Anordnung sechs kleinere Löcher (Durchmesser 2 mm) für die als Antigen dienende Lösung gestanzt. Der
Agar wurde vor dem Aufkochen mit einer Spatelspitze Cialit C
(Asid-Institut München) zur Desinfektion versetzt. Nach einer
Diffusionszeit von 48 h in einer feuchten Kammer, der als Bak-
teriostatikum Thymol zugesetzt war, wurden die Objektträger in
physiologischer Kochsalzlösung gewaschen. Die Präzipitate wurden
mit Amido-Schwarz gefärbt, die nicht-gebundenen Farbstoffbe-
standteile mit Methanol-Eisessig (9:1) ausgewaschen.

### Quantitative Immundiffusion nach MANCINI (237)

Die Serumkonzentrationen von IgG, IgA, IgM, Albumin, sowie der
Komplementfaktoren C3, C4 und C3-Proaktivator wurden unter Verwendung von standardisierten Immundiffusionsplatten (Tri-Parti-
gen und M-Partigen, Behringwerke, Marburg, sowie Quantiplate,
Firma Biotest, Frankfurt) quantitativ bestimmt.

### Aktive Hämagglutination von Pferde-Erythrocyten

Verdünnungsreihen der zu untersuchenden Seren wurden mit je
0,025 ml einer 1%igen Lösung gewaschener Pferde-Erythrocyten
2 h bei 37 °C inkubiert und anschließend 30 min bei 4 °C abge-
kühlt. Unter dem Mikroskop erfolgte die Ablesung der Aggluti-
nationstiter.

Nachweis von Anti-Pferde-IgG-Antikörpern mit der passiven
Hämagglutination nach BOYDEN (42)

Nach dreimaligem Waschen in physiologischer Kochsalzlösung
wurden menschliche Erythrocyten der Blutgruppe O rh-negativ
tanniert: 10 ml Acidum Tannicum (2,5 mg%) + 5 ml Phosphatpuffer
(pH 7,4) + 5 ml physiologische Kochsalzlösung + 0,2 ml gewasch-
enes Erythrocytensediment wurden 10 min bei 37 °C inkubiert und
anschließend bei 1000 Upm 5 min zentrifugiert. Nach einmaligem
Waschen in Phosphatpuffer wurden die tannierten Erythrocyten
mit dem Pferde-IgG sensibilisiert: 2 ml Phosphatpuffer (pH 7,4)
+ 0,5 ml Pferde-IgG (5 g%) + 2 ml physiologische Kochsalzlösung
+ 1 ml N/100 HCl + 0,05 ml tannierte Erythrocyten wurden 10 min
bei Zimmertemperatur inkubiert und anschließend zentrifugiert.
Das Sediment wurde anschließend in einer 1%igen inaktivierten
Normalkaninchen-Serumlösung gewaschen und auf 2,5 ml aufgefüllt.
Der Verdünnungsreihe der zu untersuchenden Seren wurden je 0,25
ml sensibilisierte Erythrocyten zugegeben. Zur Kontrolle dienten
tannierte Erythrocyten. Der Test wurde nach 24 h Lagerung bei
Zimmertemperatur abgelesen.


## Passive Hämagglutination: Mikromethode (317)

Zur besseren Standardisierung und einfacheren Durchführung der
passiven Hämagglutination wurde ein Mikrohämagglutinationstest
unter Verwendung von stabilisierten sensibilisierten Zellen
entwickelt. Dazu wurden Hammelerythrocyten mit Sulfosalicyl-
säure stabilisiert (27) und anschließend mit Pferde-IgG und
Glutardialdehyd (2,5%) beladen. Vor der Sensibilisierung wurde
die optimale Konzentration von Pferde-IgG anhand eines Anti-
Pferde-IgG-Serums vom Kaninchen ausgetestet. Die so behandelten
und sensibilisierten Erythrocyten wurden lyophilisiert und zum
Gebrauch in Aqua destillata suspendiert. Der Test wurde in Ein-
mal-Platten mit 96 U-förmigen Vertiefungen der Firma Cooke Ing.,
USA, durchgeführt. In jede Vertiefung wurden 0,05 ml der mit
Tris-Puffer (pH 8,0) verdünnten Seren gegeben. 1 l Tris-Puffer
enthielt: 12,1 g Tris-Hydroxymethyl-Aminomethan, 27,5 ml 2 N
HCl, 58,5 g Natriumchlorid, 1 g Natriumazid und 3 ml Normalkaninchenserum. Zu jeder Verdünnung wurden 0,025 ml der stabilisierten, sensibilisierten Erythrocyten gegeben. Der Test wurde
nach zweistündiger Inkubation bei Zimmertemperatur abgelesen.


## Nachweis von Anti-Dextran-Antikörpern mit der passiven
## Hämagglutination

In Zusammenarbeit mit W. RICHTER und H. HEDIN, Uppsala, wurden
menschliche Erythrocyten der Blutgruppe O mit einem nach der
Methode von HÄMMERLING und WESTPHAL (125) aus B-512-Dextran vom
Molekulargewicht 70.000 hergestellten Stearoyl-Dextran sensibilisiert. Dabei betrug der Substitutionsgrad 1 Stearoyl-Gruppe
pro 20 Glukoseeinheiten. 1 mg Stearoyl-Dextran wurde mit 0,2 ml
gepackten Erythrocyten in 10 ml physiologischer Kochsalzlösung
30 min bei 37 °C inkubiert. Nach dreimaligem Waschen in physiologischer Kochsalzlösung wurden je 0,05 ml einer 2%igen Suspen-
sion sensibilisierter Erythrocyten in Plastik-Mikrohämagglutina-

tionsplatten (Cooke Ing., USA) zu je 0,05 ml der zu untersuchenden Verdünnungsreihe gegeben. Nach einer Inkubation von 37 °C
über 30 min erfolgte die Ablesung 2 bzw. 24 h später bei Zimmertemperatur. Zur Kontrolle dienten unsensibilisierte Erythrocyten
der Blutgruppe O.


## Nachweis von Anti-Gelatine-Antikörpern in der passiven Hämagglutination

In Zusammenarbeit mit H. SONNEBORN, Frankfurt, wurden in einem
ersten Stichversuch Seren einzelner Patienten auf Anti-Gelatine-
Antikörper untersucht. Human-Erythrocyten der Blutgruppe O rh-
negativ wurden entsprechend der Technik nach BOYDEN (42) tanniert und mit Rohgelatine sensibilisiert (1 mg/ml). Die sensibilisierten Erythrocyten wurden zu Verdünnungsreihen der zu untersuchenden Seren in Cooke-Mikrotiterplatten gegeben, die Agglutination wurde nach 12 h abgelesen.


## Radioimmunoassay nach FARR (92)

Das Prinzip des FARR-Testes beruht darauf, daß in Ammoniumsulfatlösung Gammaglobuline ausfallen; dabei wird auch das an einen
Antikörper gebundene vorher radioaktiv markierte Antigen quantitativ mitgefällt, während ungebundenes Antigen im Überstand
bleibt. In der vorliegenden Arbeit wurde der FARR-Test zur Bestimmung von Anti-Humanalbumin-Antikörpern beim Kaninchen angewandt. Dazu wurden zunächst Verdünnungsreihen der zu untersuchenden Seren mit FARR-Puffer (6,18 g Borsäure, 9,54 g Borax (10 $H_2O$)
und 4,38 g NaCl in 1 l aqua destillata, pH 8,4) zu je 0,5 ml angesetzt. Dazu wurden je 0,5 ml einer 2 mg%igen radioaktiv markierten Humanalbuminlösung gegeben und nach Durchmischen bei
4 °C 12 h inkubiert. In parallelen Ansätzen wurden Kontrollen
mit Normalkaninchenserum sowie mit serumfreiem radioaktiv markiertem Antigen angesetzt. Zu jedem Röhrchen wurde 1 ml einer
bei 0 °C gesättigten Ammoniumsulfatlösung gegeben und nach
gründlichem Schütteln 2 h im Eisbad inkubiert. Danach wurde bei
4 °C über 20 min mit 3000 Upm abzentrifugiert, die Sedimente
wurden mit je 2 ml eisgekühlter, halbgesättigter Ammoniumsulfatlösung insgesamt 2 mal gewaschen. Anschließend wurde die Radioaktivität der Sedimente sowie die der Antigen-Kontrollen im
Gamma-Szintillationszähler (Packard) gemessen. Zur Berechnung
des Anteils an spezifisch gebundenem Antigen fand folgende For-
mel Anwendung:

$$\frac{Cx - Cn}{Ca - Cn} \times 100 = \% \text{ spezifisch gebundenes Antigen}$$

(Cx = Radioaktivität im Niederschlag einer zu untersuchenden
Serumprobe,
Cn = Radioaktivität im Niederschlag der Normalserumkontrolle,
Ca = Radioaktivität der zugesetzten Antigenlösung)

Aus der Bindungskurve (s. Abb. 2) läßt sich der 33 %-Titer ab-
lesen und daraus die Antigen-Bindungskapazität-33 errechnen:

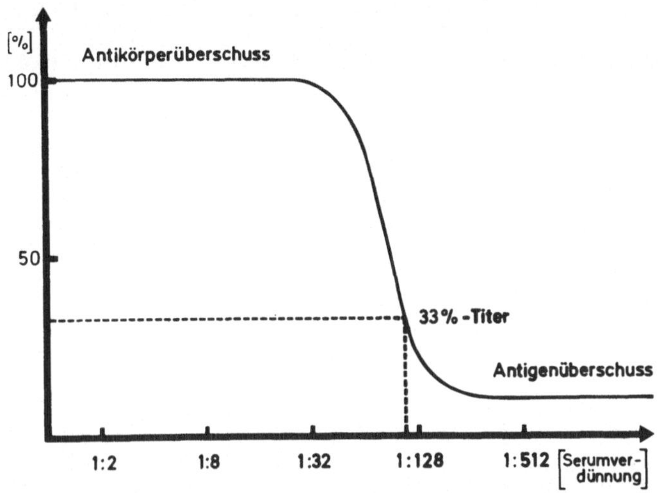


*Abb. 2. Ammoniumsulfat-Fällungstest nach FARR (92): Antigen-
Bindungskapazität und Serumverdünnung*

ABC-33 = reziproker Titer bei 33-%-Bindung x Mikrogramm zuge-
setztes Antigen x 2 x O,33 (404).
Die Antigenbindungskapazität-33 gibt die Menge Antigen (Mikrogramm) an, die von 1 ml des untersuchten Serums am 33-%-Punkt
gebunden wird.


## Radioimmunsorbent-Test (RIST)

Spezifisches, an Sephadex-Partikel gebundenes Anti-Immunglobulin-
E wurde mit den zu untersuchenden Serumproben in einem kompeti-
tiven Test mit radioaktiv markiertem Standardimmunglobulin E
inkubiert, zentrifugiert und die Konzentration des Gesamt-Serum-
IgE errechnet (Phadebas-IgE-Test, Pharmacia, Uppsala).

Radioallergosorbent-Test (RAST) zum Nachweis spezifischer
Antikörper der Klasse IgE

In Zusammenarbeit mit H. HEDIN, W. RICHTER und L. YMAN, Uppsala,
und H. SONNEBORN, Frankfurt, wurden die Seren bestimmter Patienten auf spezifische Antikörper (Anti-Dextran-Antikörper sowie
Anti-Gelatine-Antikörper) der Klasse IgE mit dem Radioallergosorbent-Test untersucht (32, 408). Dazu wurde das Allergen (Dextran bzw. Gelatine) an unlösliche Partikel (Sephadex bzw. Sepha-
rose) gebunden, mit dem zu untersuchenden Serum über 12 h inkubiert, fünfmal in physiologischer Kochsalzlösung gewaschen und
anschließend mit radioaktiv markiertem Anti-Immunglobulin-E versetzt. Nach mehrmaligem Waschen und Zentrifugieren wurde die
Radioaktivität der Niederschläge im Gamma-Szintillationszähler
(Packard) gemessen, die ein Maß für den Anteil spezifisch ge-
bundenen Antikörpers der Klasse IgE darstellt.

Bestimmung des Gesamt-Komplements nach KABAT und MAYER (181)

Aus Hammelblut, das in Alsever-Lösung (24 g Glukose + 9,6 g
Natriumzitrat + 5,4 g NaCl auf 1200 ml aqua destillata, pH
6,1) mit 3.000.000 Einheiten Penicillin G eine Woche bei 4 °C
gelagert worden war, wurde nach dreimaligem Waschen mit EDTA
(0,005 mNA-EDTA in Veronal-Puffer) eine 5%ige Erythrocytensuspension (Konzentration 1 x $10^9$/ml) hergestellt. Der Veronal-
Stammpuffer enthielt 5,75 g Diäthylbarbitursäure, 3,75 g Natri-
umbarbital, 85 g Natriumchlorid, 5 ml 1 N Magnesiumchlorid und
5 ml 0,3 N Calciumchlorid auf 2000 ml aqua destillata, pH 7,4).
Zur Durchführung der Untersuchungen wurde der Veronal-Stamm-
puffer mit aqua dest. 1:5 verdünnt. Zur Sensibilisierung der
Hammelerythrocyten wurde Meerschweinchen-Amboceptor (Behringwerke, Marburg) verwendet, dessen optimale Konzentration vor
Versuchsbeginn in einem speziellen Arbeitsgang austitriert
wurde: Zu jeder Verdünnungsstufe des Amboceptors wurden 0,5 ml
der Erythrocytensuspension gegeben und 30 min im Wasserbad bei
37 °C unter Schütteln inkubiert. Nach dreimaligem Waschen in
Veronal-Puffer wurden die sensibilisierten Erythrocyten (EA =
Erythrocyten + Amboceptor) in 1 ml Veronal-Puffer aufgenommen
und mit 2 ml einer bekannten Komplement-Verdünnung 60 min bei
37 °C unter leichtem Schütteln inkubiert. Nach Zentrifugation
wurde am Photometer (Eppendorf, Hamburg) die Extinktion des
Überstandes bei 546 nm gemessen und gegen die Amboceptor-Verdünnung aufgetragen (siehe Abb. 3).

Während bei hohen Amboceptorkonzentrationen Agglutinationser-
scheinungen beobachtet wurden, zeigte sich bei starker Verdünnung ein steiler Abfall der lytischen Aktivität. Als optimale Konzentration des Amboceptors wurde die Verdünnung gewählt,

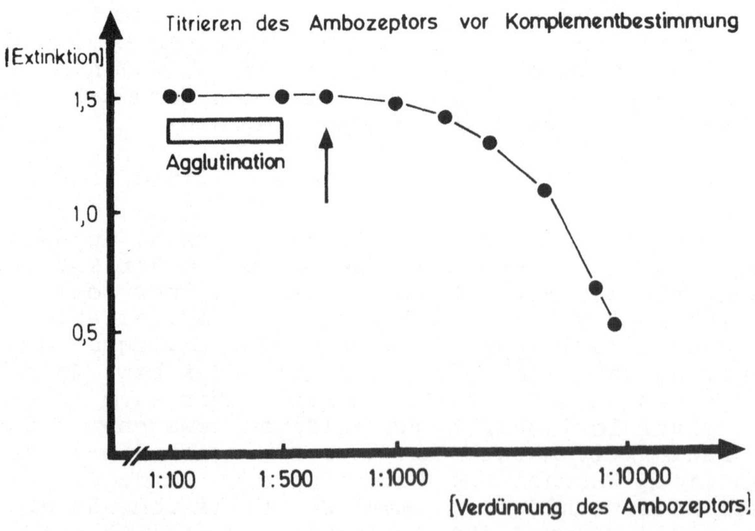



*Abb. 3. Bestimmung des Gesamt-Komplements nach KABAT und MAYER
(181): Vor der eigentlichen Durchführung des Testes wird die
geeignete Amboceptor-Verdünnung (zwischen Agglutination und Abfall der lytischen Aktivität) ermittelt*

bei der die Erythrocyten nicht mehr agglutinierten, aber noch
zu 100 % hämolysierbar waren. Ein Teil der Erythrocytensuspension ($1 \times 10^9$/ml) ergab mit einem Teil der so ermittelten Amboceptor-Verdünnung die endgültige EA-Suspension ($5 \times 10^8$ Zellen/
ml).

0,5 ml dieser EA-Suspension wurden zur Verdünnungsreihe (in 1
ml Veronal-Puffer) des zu untersuchenden Serums gegeben und 60
min bei 37 $^oC$ im Wasserbad inkubiert. Nach Zentrifugation wurde
die Extinktion des Überstandes bei 546 nm abgelesen.

Im Vergleich mit der 50 % $H_2O$-Lyse (0,25 ml EA + 1,25 ml $H_2O$)
wurde aus dem Extinktions-Verdünnungs-Diagramm die hämolytische
Aktivität des Serum-Komplements als C'H50 ermittelt. Darunter
versteht man die Menge an Komplement, die in der Lage ist, 50 %
der EA zu lysieren. Werden beispielsweise von 1 ml einer 1:64
Serumverdünnung die Hälfte der EA lysiert, so beträgt die Komplementaktivität des Serums 64 C'H50/ml.


## Bestimmung des Gesamt-Komplements mit Diffusionsplatten

Mit Hilfe von standardisierten Diffusionsplatten Quantiplate K
(Biotest, Frankfurt), die in einem gepufferten Agar sensibilisierte Hammelerythrocyten enthalten (EA), wurde die Serum-Komplement-Aktivität quantitativ bestimmt. Nach Erstellung einer
Eichkurve mittels eines standardisierten Referenzserums wurden
jeweils 5 µl der zu untersuchenden Serumprobe auf die Diffusionsplatte aufgetragen. Die Diffusionszeit betrug 6 h bei 37 $^oC$.
Danach wurden die Ringdurchmesser der Hämolysehöfe mit einer
Meßlupe auf 1/10 mm abgelesen und über die Eichkurve die C'H50-
Werte bestimmt


## Lymphocytentransformationstest (Modifikation nach EIJSVOOGEL et al. (83, 84))

Aus 20 ml heparinisiertem Vollblut (100 Einheiten stabilisator-
freies Heparin/ml) wurden durch Zentrifugation über 7,5 ml
Ficoll 400-Isopaque (spezifisches Gewicht 1,077) die Lymphocyten abgetrennt und nach dreimaligem Waschen mit Kulturmedium
(10.000 Einheiten Penicillin + 10 mg Streptomycin + 1,0 ml
20 mNL-Glutamin + 1,5 ml 7,5% $NaHCO_3$ auf 100 ml RPMI 1640 (Fa.
Gibco, Detroit) + 10 ml Plasma eines Spenderpools aus zehn gesunden Freiwilligen) auf $1,5 \times 10^6$ Lymphocyten/ml eingestellt.
Danach wurden je 0,2 ml dieser Zellsuspension (= $3 \times 10^5$ Zellen)
in die Vertiefungen von Mikrotiterplatten verteilt und mit verschiedenen Mitogenen sowie spezifischen Antigenen inkubiert.
Dabei betrugen die Endkonzentrationen der verschiedenen Stimulatorsubstanzen:

Phytohämagglutinin P (Difco, USA):      100 µg/ml
Pokeweed Mitogen (Gibco, USA):      50 µg/ml
Tuberkulin GT (Hoechst, Frankfurt):    12 µg/ml

Die untersuchten spezifischen Antigene wurden in unterschiedlichen Verdünnungen mit RPMI (Rosewell Park Memorial Institute)
Medium 1640 (Gibco, USA) zugesetzt.

24 h vor Ende der Kultur (3 Tage für Mitogene, 6 Tage für spezi-
fische Stimulantien) wurden pro Vertiefung 2 μCi 3-H-Thymidin
zugesetzt. Nach Aufarbeiten mit Szintillatorflüssigkeit (20,0 g
PPO (2,5-Diphenyloxazol) + 0,2 g POPOP (1 - 4-bis-(5-Phenyloxa-
zolyl)-Benzol) auf 5 l Toluol) wurde die Radioaktivität im
Flüssigkeits-Szintillationszähler (Fa. Packard, USA) gezählt.
Die Mittelwerte von jeweils drei Ansätzen einer stimulierten
Kultur wurden zu den Werten von nicht stimulierten Kontrollkulturen in Beziehung gesetzt. Wenn aus klinischen Gründen den
Patienten die Abnahme dieser größeren Blutmenge nicht zuzumuten
war, wurde die Lymphocytentransformation nach der von JUNGE et
al. (177) angegebenen Mikromethode im Vollblut durchgeführt.


Intracutantest

Mit verschiedenen Verdünnungen der jeweils untersuchten Antigen-
Lösungen wurden Intracutanteste durchgeführt. Dazu wurden 0,05
ml der Testlösung streng intradermal in die Volar-Seite der
Unterarme injiziert. Die Reaktionen wurden nach 20 min, nach 6
und nach 48 h abgelesen. Zur Kontrolle wurden 0,9 % NaCl-Lösung
(negative Kontrolle) sowie 1/10.000 Histamin (positive Kontrolle) appliziert. Bei einigen Patienten wurde der Hauttest nach
der Methode der sogenannten "Serum-Schienung" in vitro (34, 279,
288) durchgeführt, wobei das suspekte Antigen mit autologem
Serum des Patienten im Verhältnis 1:9 über eine Stunde bei 37 °C
inkubiert wurde, bevor der Intracutantest mit einer Eigenserum-
Kontrolle durchgeführt wurde. Einige Patienten wurden mit bestimmten Allergenen (z.B. Bier-Allergen der Firma Bencard, Eng-
land) mit Hilfe des Prick-Testes (122, 406, 407) untersucht.

Bei Testung mit Proteinantigenen bewährte sich eine Verdünnung
von 0,5 g% in physiologischer Kochsalzlösung.

Bei einigen Patienten mit Dextran-Unverträglichkeit wurden Intracutanteste mit den Kapselpolysacchariden verschiedener Pneu-
mokokkenstämme durchgeführt. Im einzelnen handelte es sich um
die Pneumokokkentypen II, IX, XII, XX und XXII. Die Polysaccha-
ride wurden freundlicherweise von Prof. Dr. M. HEIDELBERGER
(New York University, Medical Center, New York, USA) zur Verfügung gestellt.


Immunelimination

Nach dem von DRESSER und MITCHISON (82) erarbeiteten Prinzip
wurde mit der von SEIFERT et al. (356) beschriebenen Technik
5 mg/kg radioaktiv markiertes Antigen bei blockierter Schild-
drüse (Endojodin, Bayer, Leverkusen) intravenös appliziert.
Nach Durchmischung (durchschnittlich 10 min) wurde über einen
Zeitraum von bis zu 2 Wochen die Konzentration der Radioaktivität im Vollblut bestimmt. Der Abfall der Radioaktivität wurde

auf den natürlichen Zerfall des jeweiligen Isotopes hin korrigiert und in Prozent der bei erfolgter Durchmischung gemessenen Radioaktivität ausgedrückt. Bei Langzeit-Elimination wurde die Radioaktivität am 1. Tag als Ausgangswert mit 100 % eingesetzt. Diese Technik erlaubte, die Immunelimination verschiedener Antigene (Normal-Pferde-IgG, Pferde-anti-Hunde-Lymphocytenglobulin, Humanalbumin) an verschiedenen Spezies (Kaninchen, Hund und Mensch) durchzuführen.


## Passive cutane Anaphylaxie nach OVARY (271)

Weiße Neuseelandkaninchen (durchschnittliches Körpergewicht 4 kg) wurden am Rücken rasiert und mit Pilca (Fa. Olivin, Wiesbaden) enthaart. Nach Abklingen der hierdurch hervorgerufenen Reizerscheinungen wurden die zu untersuchenden Seren sowie die Testseren streng intracutan als Quaddeln vom Volumen 0,05 ml injiziert. Die Lokalisation der Quaddeln wurde mit einem Filzstift markiert. Nach 3 bzw. 24 h erhielten die Tiere 50 mg Antigen (Humanalbumin) intravenös, zusammen mit 2 ml einer 5%igen Evans-Blau-Lösung.

30 min nach Injektion des Antigens wurden die Durchmesser der Blaufärbung gemessen.


## Passive cutane Anaphylaxie mit radioaktiv markiertem Antigen (Radio-PCA)

In einer Modifikation der passiven cutanen Anaphylaxie mit Verwendung radioaktiv markierten Antigens wurde versucht, die Intensität der Reaktion zu quantifizieren. Dazu wurde das Antigen (Humanalbumin) radioaktiv markiert. Die Durchführung des Testes erfolgte zunächst wie bei der Farbstoffmethode. Anstelle des Messens der Durchmesser wurden jedoch Hautareale von der Größe der injizierten Quaddel (durchschnittlich 0,15 g) sorgfältig gemessen und als "counts per minute" (cpm) pro g Haut ausgedrückt. Bei jedem Experiment wurden grundsätzlich positive und negative Kontrollseren, physiologische Kochsalzlösung und Stücke von unbehandelter Haut zum Vergleich mituntersucht. Zur quantitativen Bestimmung des Antikörpergehalts einer unbekannten Serumprobe erwies sich die Differenz der Radioaktivität in der untersuchten Haut zu dem durchschnittlichen Radioaktivitätsgehalt der Kontrollen als aussagekräftig.


## Passive cutane Anaphylaxie am Affen

In Zusammenarbeit mit H. HEDIN und W. RICHTER, Uppsala, wurden die Seren von Patienten mit Dextran-Unverträglichkeit nach der Methode von LAYTON (8, 211) am Cynomolgus-Affen (Macaca Irus) untersucht.

## SONSTIGE UNTERSUCHUNGSTECHNIKEN

### Radioaktive Markierung von Proteinen

Nach der Methode von FRANKS et al. (97) wurde das zu markieren-
de Protein bei 4 °C mit einem Glycingemisch 2:1 gepuffert. Zu
250 mg Protein wurden 100 µCi radioaktives Jod ($^{131}$J bzw. $^{125}$J)
gepuffert in Natriumthiosulphatlösung (spez. Aktivität 5 -
20 Ci $^{131}$J/mgJ bzw. 0,98 mCi/ml 10 µg $^{125}$J; Fa. Buchler,
Amersham, Braunschweig). Vor der Markierung wurde das radioaktive Jod mit physiologischer Kochsalzlösung auf 1 ml verdünnt,
mit 4 Tropfen einer 1 N HCl-Lösung vermischt und auf 40 °C er-
wärmt. Nach Abkühlung auf 4 °C im Wasserbad wurde ein Natrium-
Jodid-Jodat-Puffer (50 mg NaJ + 200 mg NaJO3) bis zur Braun-
färbung zugegeben. Nach Zusatz dieser radioaktiven Lösung zu
dem gepufferten Protein bildete sich ein dunkler Ring, der durch
Rühren beseitigt werden konnte, was Ausdruck der Bindung des
radioaktiven Jods an die Doppelbindungen des Tyrosinringes ist.
Zuletzt wurde das Gemisch mit 4 Tropfen von 1/10 N HCl versehen.
Nach der Markierung wurde das markierte Protein mit Hilfe einer
Gelchromatographie mit Sephadex G 25 (Pharmacia, Uppsala) vom
ungebundenen Jod getrennt.

### Bestimmung des Gesamteiweißes

0,1 ml der zu untersuchenden Proteinlösung wurden zusammen mit
4,9 ml 0,9 % NaCl zu 5 ml Biuret-Reagens pipettiert. Nach einer
30-minütigen Inkubation wurde im Photometer (Fa. Eppendorf,
Hamburg) die Extinktion bei 546 nm gemessen und aus einer Eichkurve der Eiweißgehalt berechnet.

### Ultrazentrifugation

Der Gehalt von Proteinaggregaten in verschiedenen Proteinlösungen wurde mit Hilfe der Sedimentationsanalyse in der analyti-
schen Ultrazentrifuge (Beckman Instruments) bestimmt. Die Sedimentationsanalysen wurden freundlicherweise von Dr. F. SEILER
und Dr. Th. KRANZ (Behringwerke, Marburg) und Dr. C. STETTER
(Max-Planck-Institut für Biochemie, Martinsried) durchgeführt.

Die Deaggregierung der Proteinlösungen erfolgte unter sterilen
Kautelen in der präparativen Ultrazentrifuge (Beckman Instruments) bei 100.000 g über 2 h mittels des Rotors 50 Ti und Röhrchen Nr. 335170. Nach der Ultrazentrifugation wurde der Überstand bis auf 1 ml abgehoben.

### Pyrogen-Testung

Infusionslösungen, die eine Unverträglichkeitsreaktion auslösten, wurden von den jeweiligen Herstellern entsprechend den
Vorschriften des Deutschen Arzneibuches an jeweils drei Kaninchen auf pyrogene Stoffe untersucht.

## Pathologisch-histologische Untersuchungen

Nach Beendigung der Tierexperimente wurden Gewebeproben verschiedener Organe in Formalin (5 %) fixiert bzw. mit flüssigem
Stickstoff tiefgefroren. Die Organschnitte, die Färbung sowie
die pathologisch-histologische Beurteilung wurde freundlicherweise von Herrn Priv. Doz. Dr. K. PIELSTICKER am Pathologischen
Institut der Universität München (Direktor Prof. Dr. M. EDER)
durchgeführt.

Die histologischen Untersuchungen der Intracutanreaktionen nach
Hauttestung beim Kaninchen wurden freundlicherweise von Priv.
Doz. Dr. H.H. WOLFF von der Dermatologischen Universitätsklinik
München (Direktor Prof. Dr. O. BRAUN-FALCO) fertiggestellt.


## STATISTISCHE AUSWERTUNG


Die statistische Auswertung der Meßergebnisse der experimentel-
len Untersuchungen erfolgte mit einem Tischrechner (Fa.
Borroughs, Frankreich). Dabei wurden die Mittelwerte ($\bar{x}$), die
Standardabweichung ($s_x$) sowie der mittlere Fehler des Mittel-
wertes ($s_{\bar{x}}$) bestimmt. Sofern nicht anders angegeben, werden im
Ergebnisteil Mittelwerts- und Streuungsangaben als $\bar{x} \pm s_{\bar{x}}$

aufgeführt. Qualitative Merkmale wurden mittels des Chi-Quadrat-
Testes, quantitative Daten mittels des Student-t-Testes (gepaart
und ungepaart) verglichen.

Zur Beurteilung der Übereinstimmung zweier Untersuchungsmethoden
wurde der Korrelations-Koeffizient r berechnet und die Regressi-
onsgerade gezeichnet.

Für die klinische Kontrollstudie "Kolloidale Volumenersatzmittel" wurde in Zusammenarbeit mit Dr. K. SELBMANN vom Institut
für Statistik und Biomathematik (Klinikum Großhadern) eine Da-
tenbank erstellt. Mit einem EDV-gerechten Fragebogen (Tabelle
8) wurden pro Patient vier Lochkarten à 80 Einzeldaten gefüllt
und mit Hilfe des Dialog-Systems SAVOD ausgewertet.

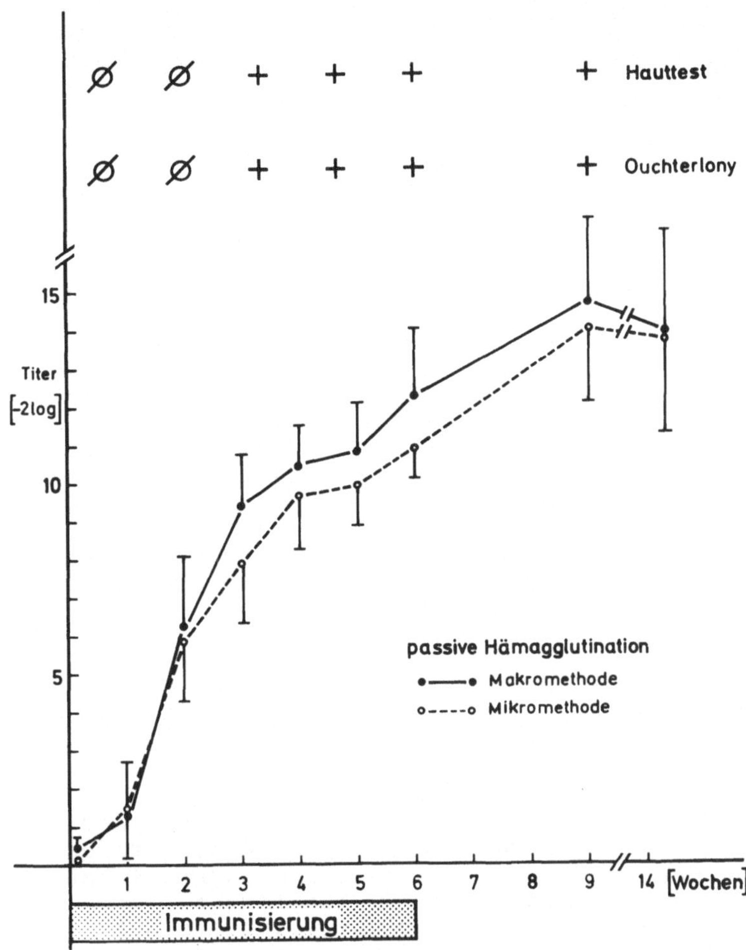



*Abb. 4. Immunantwort gegen Pferde-IgG unter Immunisierung mit Pferde-IgG und komplettem FREUNDschen Adiuvans beim Kaninchen (n " 12), gemessen mit verschiedenen Untersuchungstechniken. In allen Testen war eine starke Immunisierung erfaßbar [s. RING et al.] (317)*

gelagert werden können, ohne ihre Sensibilisierungseigenschaften zu verlieren. Deshalb wurden insgesamt 40 Serumproben verschiedener Titerstufen mit stabilisierten Erythrocyten unterschiedlicher Lagerungsdauer inkubiert. Die Testergebnisse sind in Tabelle 9 angegeben. Es zeigte sich eine durchaus befriedigende Haltbarkeit der lyophilisierten Zellen, die bis zu 12 Monaten anhielt.

Nachdem diese Ergebnisse am Kaninchen vorlagen, stellte sich die Frage nach der Aussagekraft der neuen Methode für Untersuchungen am Patienten. Dazu wurden insgesamt 32 menschliche Seren untersucht. Davon stammten sechs von Individuen, deren Sensibilisierung gegen Pferde-IgG bekannt war. Wie Tabelle 10

## A. Methodische Voruntersuchungen

Zur besseren Standardisierbarkeit sowie zur einfacheren Handhabung einiger immunologischer Teste wurden in einem ersten Schritt methodische Voruntersuchungen durchgeführt. Dabei wurden die klassischen Methoden mit modifizierten neuen Techniken an bestimmten tierexperimentellen Modellen verglichen. Im einzelnen handelte es sich um die passive Hämagglutination zum Nachweis von Anti-Pferde-IgG-Antikörpern, die Messung der Serum-Komplement-Aktivität (C'H 50) sowie die passive cutane Anaphylaxie im allogenen System.

Die experimentellen Bedingungen, unter denen die beiden Methoden jeweils verglichen wurden, sind im Kapitel "tierexperimentelle Untersuchungen" eingehend dargestellt.


### 1. NACHWEIS VON ANTI-PFERDE-IGG-ANTIKÖRPERN MIT HILFE ZWEIER TECHNIKEN DER PASSIVEN HÄMAGGLUTINATION

Die klassische von BOYDEN beschriebene (42) Methode der passiven Hämagglutination stellt für den Routinelaborbetrieb eine komplizierte Methode dar, die darüber hinaus den Nachteil hat, daß frische menschliche Erythrocyten einer bestimmten Blutgruppe desselben Spenders nötig sind, um vergleichbare Resultate zu ergeben. Zur Vereinfachung und besseren Standardisierbarkeit wurde deshalb die im folgenden als Mikromethode bezeichnete Modifikation der passiven Hämagglutination nach RING et al. (317) mit der klassischen Methode (Makromethode) verglichen. Dazu wurden Serumproben von insgesamt 12 Kaninchen, die über 6 Wochen lang mit Pferde-IgG immunisiert wurden, mit beiden Methoden auf Antikörper gegen Pferde-IgG untersucht. Abb. 4 zeigt den Anstieg der Antikörpertiter während der Immunisierung. Beide Techniken erwiesen sich als sensibler als der Hauttest oder der Gel-Präzipitationstest. Die Mittelwerte der zu den einzelnen Zeitpunkten untersuchten Serumproben zeigten keine signifikanten Unterschiede, obwohl die mit der Mikromethode gemessenen Titer durchweg unter den mit der Makromethode angezeigten Werten lagen.

Ein direkter Vergleich der mit beiden Methoden gemessenen Antikörpertiter von insgesamt 61 Kaninchenserenproben ist in Abb. 5 dargestellt. Bei einem Regressionskoeffizienten von 0,96 ergibt sich eine zufriedenstellende Korrelation der beiden Testergebnisse.

Von besonderem Interesse war darüber hinaus die Frage, wie lange die lyophylisierten stabilisierten Erythrocyten bei 4 °C

Tabelle 9. Ergebnisse der passiven Hämagglutination (Mikromethode) in Abhängigkeit von der Lagerungsdauer der stabilisierten Zellen (untersuchte Seren = Kaninchen-anti-Pferde-IgG-Seren und Kontrollen; reziproke Titerstufen)

| Serum | Lagerungsdauer | | |
|---|---|---|---|
| | 1 Monat | 6 Monate | 1 Jahr |
| 1 | 128 | 128 | 64 |
| 2 | 64 | 64 | 64 |
| 3 | 256 | 256 | 128 |
| 4 | 1024 | 512 | 1024 |
| 5 | 32 | 64 | 64 |
| 6 | 512 | 512 | 512 |
| 7 | 2048 | 2048 | 2048 |
| 8 | 4096 | 4096 | 4096 |
| 9 | 16 | 16 | 16 |
| 10 | 16 | 32 | 32 |
| 11 | 1024 | 1024 | 512 |
| 12 | 4096 | 2048 | 2048 |
| 13 | 4096 | 4096 | 4096 |
| 14 | 8192 | 8192 | 4096 |
| 15 | 1024 | 1024 | 1024 |
| 16 | 512 | 128 | 256 |
| 17 | 16384 | 4096 | 4096 |
| 18 | 8192 | 4096 | 4096 |
| 19 | 2048 | 1024 | 2048 |
| 20 | 4096 | 4096 | 2048 |
| 21 | 512 | 256 | 512 |
| 22 | 256 | 256 | 256 |
| 23 | 1024 | 1024 | 1024 |
| 24 | 128 | 128 | 64 |
| 25 | 128 | 128 | 128 |
| 26 | 1024 | 2048 | 1024 |
| 27 | 2048 | 2048 | 2048 |
| 28 | 512 | 256 | 512 |
| 29 | 64 | 64 | 64 |
| 30 – 40 | ∅ | ∅ | ∅ |

zeigt, erwies sich auch hier die Mikromethode als ebenso aussagekräftig wie die klassische Boyden-Technik.

*Folgerung:*

*Die passive Mikrohämagglutinationstechnik mit stabilisierten sensibilisierten Erythrocyten erweist sich zum Nachweis von Anti-Pferde-IgG-Antikörpern als ebenso aussagekräftig wie die klassische Boyden-Technik, ist klinisch wesentlich einfacher durchzuführen und besser standardisierbar. Die stabilisierten Erythrocyten sind mindestens ein Jahr haltbar.*

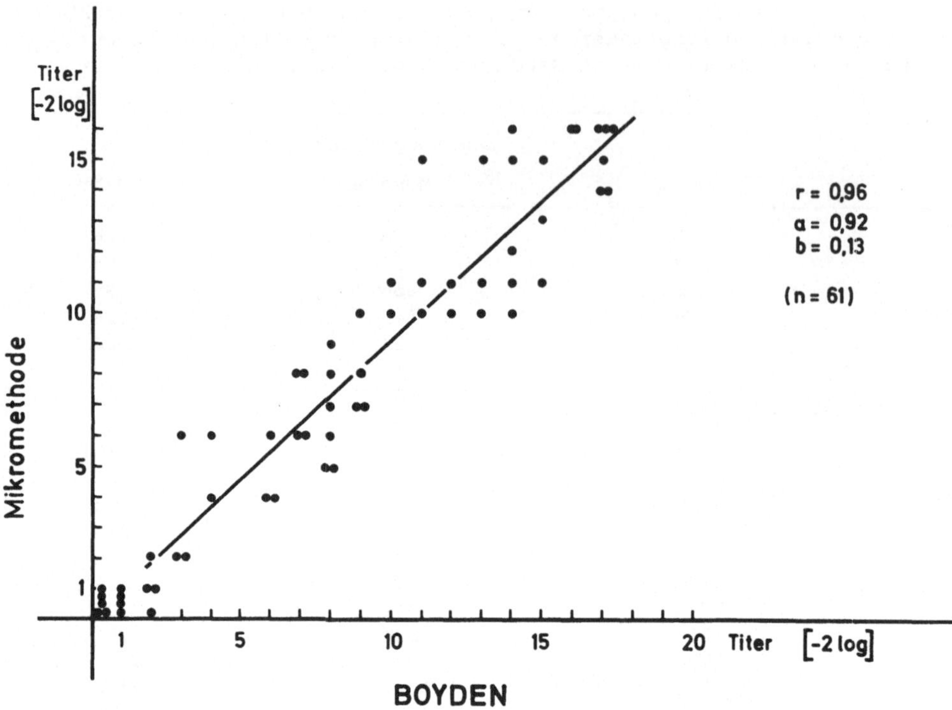



*Abb. 5. Korrelation von zwei Methoden der passiven Hämaggluti-
nation zum Nachweis von Antikörpern gegen Pferde-IgG an 61
verschiedenen Kaninchenseren. Es zeigt sich eine befriedigende
Übereinstimmung zwischen der Mikromethode (Ordinate) und der
klassischen Boyden-Technik (Abszisse) [s. RING et al. (317)]*

Tabelle 10. Nachweis von Antikörpern gegen Pferde-IgG mit Hilfe verschiedener Techniken am Patienten. Auch hier zeigt die Mikromethode eine gute
Übereinstimmung mit der Boyden-Technik

| Serum | Passive Hämagglutination | | Ouchterlony | Hauttest |
| | Mikromethode | Boyden | | |
|---|---|---|---|---|
| Patienten: | | | | |
| 1. | 1 : 1024 | 1 : 2048 | + | + |
| 2. | 1 : 256 | 1 : 256 | + | + |
| 3. | 1 : 256 | 1 : 256 | + | + |
| 4. | 1 : 64 | 1 : 128 | + | + |
| 5. | 1 : 64 | 1 : 64 | − | + |
| 6. | 1 : 64 | 1 : 64 | − | + |
| Kontrollseren: | | | | |
| (n = 20) | < 1 : 16 | < 1 : 8 | | |

## 2. VERGLEICH ZWEIER METHODEN ZUR MESSUNG DER KOMPLEMENTAKTIVITÄT: KOMPLEMENT-TITRATION NACH KABAT UND DIFFUSIONSPLATTEN QUANTIPLATE K

An insgesamt acht Hunden, die unter der Infusion von Antilymphocytenglobulin zum Teil erhebliche Unverträglichkeitserscheinungen zeigten, wurde die Komplementaktivität im Serum zu verschiedenen Zeitpunkten mit Hilfe der beiden oben beschriebenen Techniken gemessen. Die Beschreibung der Versuchsanordnung ist unter
"Tierexperimente" gegeben. Das Modell der ALG-Infusion am Hund
bot sich an, weil hier zum Teil drastische Änderungen der Serum-
komplementaktivität beobachtet wurden, die eine Prüfung der
Empfindlichkeit der verschiedenen Bestimmungsmethoden erlaubten.
Im folgenden soll daher lediglich kurz das Ergebnis des Vergleiches der beiden Methoden zur Messung der Komplementaktivität
vorgestellt werden.

Abb. 6 zeigt das Beispiel eines Hundes, bei dem es unter ALG-
Infusion zu einem deutlichen Abfall der Komplementaktivität im
Serum kam. Dabei lagen die mit der klassischen Methode nach
KABAT und MAYER gemessenen Werte in den Extrembereichen jeweils
über bzw. unter den mit der Diffusionsplatte gemessenen C'H 50-
Einheiten. Der Abfall der Komplementaktivität wurde jedoch mit
beiden Methoden klar erfaßt.

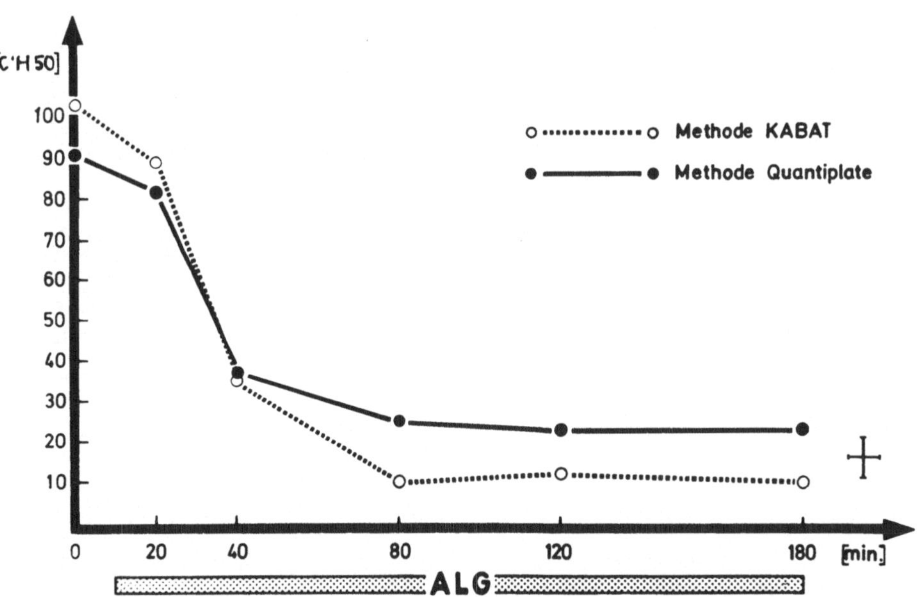


*Abb. 6. Bestimmung der Serum-Komplementaktivität mit zwei Metho-
den unter der Infusion von Pferde-anti-Hunde-Lymphocyten-Globulin (ALG) am Hund. In beiden Methoden ist ein deutlicher Abfall
meßbar*

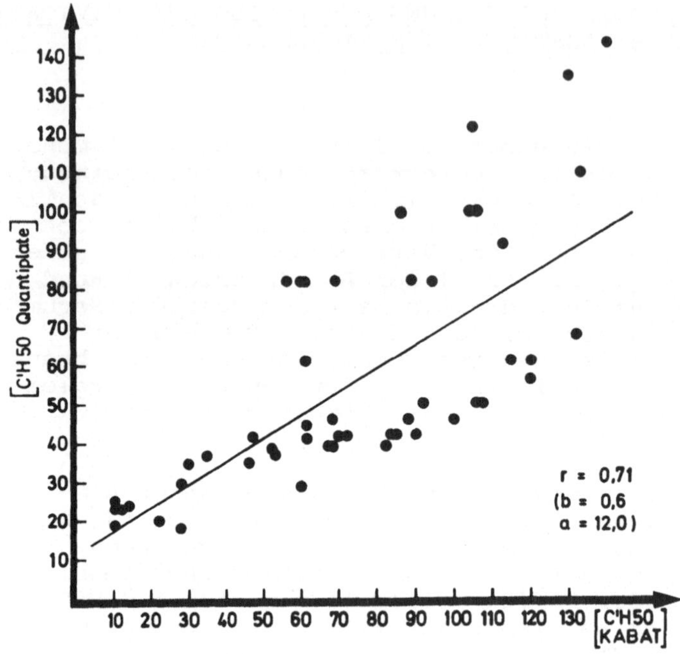



*Abb. 7. Korrelation von zwei Methoden zur Bestimmung der Serum-*
*Komplementaktivität an 50 verschiedenen Serumproben von insge-*
*samt acht Hunden. Es zeigte sich eine gute Übereinstimmung der*
*Diffusionsplatten-Methode (Ordinate) mit der klassischen Tech-*
*nik nach KABAT (Abszisse)*

Die Ergebnisse von insgesamt 50 Messungen an acht einzelnen
Tieren sind in Abb. 7 wiedergegeben.

Auch hier zeigte sich mit einem Koeffizienten von 0,71 eine
befriedigende Korrelation der Ergebnisse beider Methoden, wobei – wie schon an dem Einzelbeispiel gezeigt – die Empfindlichkeit der Methode nach KABAT und MAYER in den Extrembereichen
stärker ausgeprägt war als die der Diffusionsplattenmethode.

---

*Folgerung:*

*Die Verwendung von standardisierten Diffusionsplatten Quanti-*
*plate K zur Bestimmung der Komplementaktivität erlaubt bei*
*wesentlich geringerem Aufwand im Vergleich zu der klassischen*
*Methode nach KABAT und MAYER eine ausreichend zuverlässige*
*Wiedergabe von relativen Veränderungen der Serum-Komplement-*
*aktivität am Hund.*

---

## 3. PASSIVE CUTANE ANAPHYLAXIE AM KANINCHEN UNTER VERWENDUNG VON RADIOAKTIV MARKIERTEM ANTIGEN (RADIO-PCA)

Eines der größten Probleme der passiven cutanen Anaphylaxie zum Nachweis von zytotropen Antikörpern besteht in der schlechten Quantifizierbarkeit der Ergebnisse. Die unterschiedliche Größe der Evans-Blau-Reaktion läßt sich zwar grob quantitativ beurteilen, eine exaktere Meßmethode wäre jedoch wünschenswert. Als Fortschritt in Richtung auf eine bessere Standardisierbarkeit der PCA ist deshalb die von FAULK et al. (93) beschriebene Isotopentechnik zu werten, wobei radioaktives Natriumjodid als Indikatorsubstanz verwendet wird (anstelle von Evans-Blau).

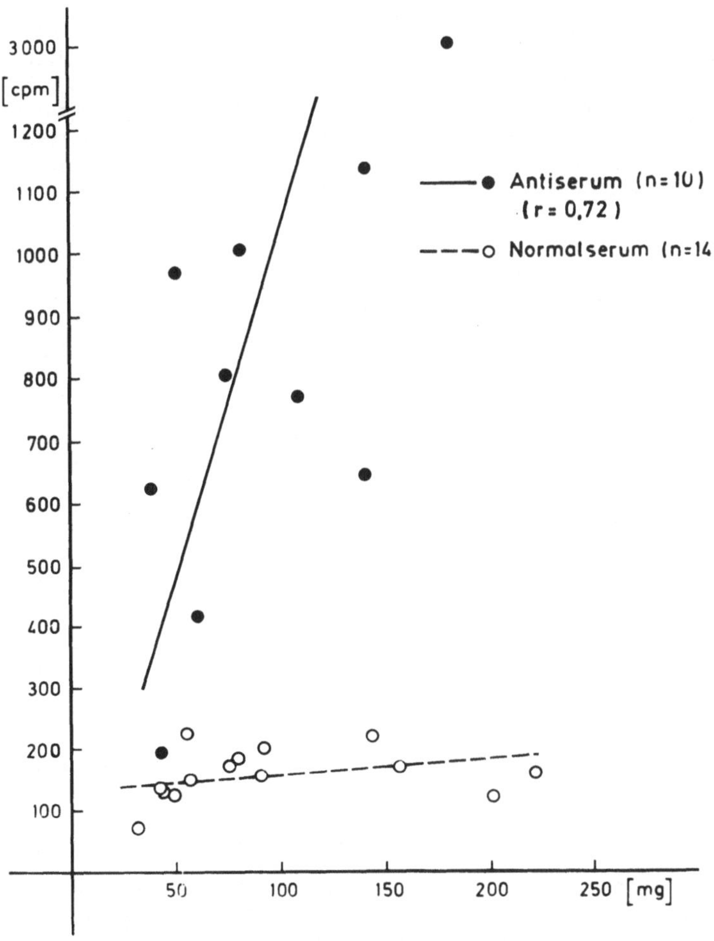


*Abb. 8. Beziehung zwischen Gewicht der entnommenen Hautprobe zur gemessenen Radioaktivität bei zehn Injektionen von Anti-Humanalbumin-Serum und 14 Injektionen von Normal-Kaninchen-Serum und gleicher intravenöser Antigen-Belastung (125-J-Human-albumin), gemessen an einem Kaninchen*

Die Grundidee der hier vorgestellten Technik der "Radio-PCA"
besteht in dem Verzicht auf eine inerte Indikatorsubstanz;
durch die radioaktive Markierung des intravenös zugeführten
Antigens selbst sollte neben der besseren Quantifizierbarkeit
auch eine höhere Spezifität der Aussage erreicht werden. An insgesamt zehn weißen Neuseeland-Kaninchen wurden 480 Kaninchen-
SerumProben unterschiedlicher Verdünnung und Herkunft in der
passiven cutanen Anaphylaxie getestet. Die intracutan applizierten Antiseren stammten von 15 Kaninchen, die gegen Humanalbumin
immunisiert worden waren (s. "Material und Methodik", Abb. 1).
Als Antigen wurde radioaktiv markiertes Humanalbumin intravenös
injiziert. Die in dem Hautareal der Injektionsstelle gemessenen
Radioaktivitäten wurden mit Kontrollwerten verschiedener Verdünnungen von fünf Normal-Kaninchen-Seren verglichen.

Zunächst stellte sich das Problem der unterschiedlichen Gewichte
der entnommenen Hautproben. Abb. 8 zeigt die Beziehung von ge-
messener Radioaktivität im Areal der Injektionsstelle zum Gewicht der entnommenen Hautprobe. Während sich bei Normal-Kaninchen-Serum im Bereich zwischen 50 und 200 mg keine wesentliche
Zunahme der Radioaktivität fand, waren in den Antiserum-Quaddeln
mit zunehmendem Gewicht zunehmende Radioaktivitäten meßbar. Die
Testergebnisse werden deshalb im folgenden als Radioaktivität
(cpm)/Hautgewicht (g) ausgedrückt.

Als zweites mußte die Dosisabhängigkeit der Meßwerte untersucht
werden. Dazu wurden jeweils fünf Hautareale nach Injektion eines
Anti-Humanalbumin-Serums, eines Normal-Kaninchen-Serums sowie
Leerhautproben an vier verschiedenen Kaninchen verglichen, die
unterschiedliche Mengen von radioaktiv markiertem Humanalbumin
intravenös zugeführt bekamen (s. Tabelle 11).

Mit zunehmender Dosis stiegen auch die gemessenen Werte in den
einzelnen Proben an. Dies galt auch für die Kontrollareale. Die
Unterschiede zwischen Antiserum und Normalserum bzw. Leerhaut
waren in jedem Fall ausgeprägt, am deutlichsten jedoch bei der
höchsten Dosis von $27 \times 10^6$ cpm, die deshalb bei den im Kapitel
B. 3 beschriebenen Experimenten Verwendung fand.

Die Frage der Reproduzierbarkeit der Methode an verschiedenen
Individuen wurde mit identischen Antiseren an drei Kaninchen

Tabelle 11. Abhängigkeit der gemessenen Radioaktivität/g Haut von der
intravenös applizierten Dosis (n = 5 Hautproben von jedem Testareal)

| | Radioaktivität in der Haut nach Injektion von | | |
|---|---|---|---|
| Applizierte Dosis (cpm) | Antiserum (cpm/g, n=5) | Normalserum (cpm/g, n=5) | nihil (cpm/g, n=5) |
| $3 \times 10^5$ | 204 $\pm$ 37 | 23 $\pm$ 8 | 20 $\pm$ 5 |
| $8 \times 10^5$ | 498 $\pm$ 23 | 112 $\pm$ 31 | 97 $\pm$ 8 |
| $3 \times 10^6$ | 3131 $\pm$ 400 | 268 $\pm$ 79 | 238 $\pm$ 61 |
| $27 \times 10^6$ | 7850 $\pm$ 1022 | 2130 $\pm$ 117 | 2205 $\pm$ 158 |

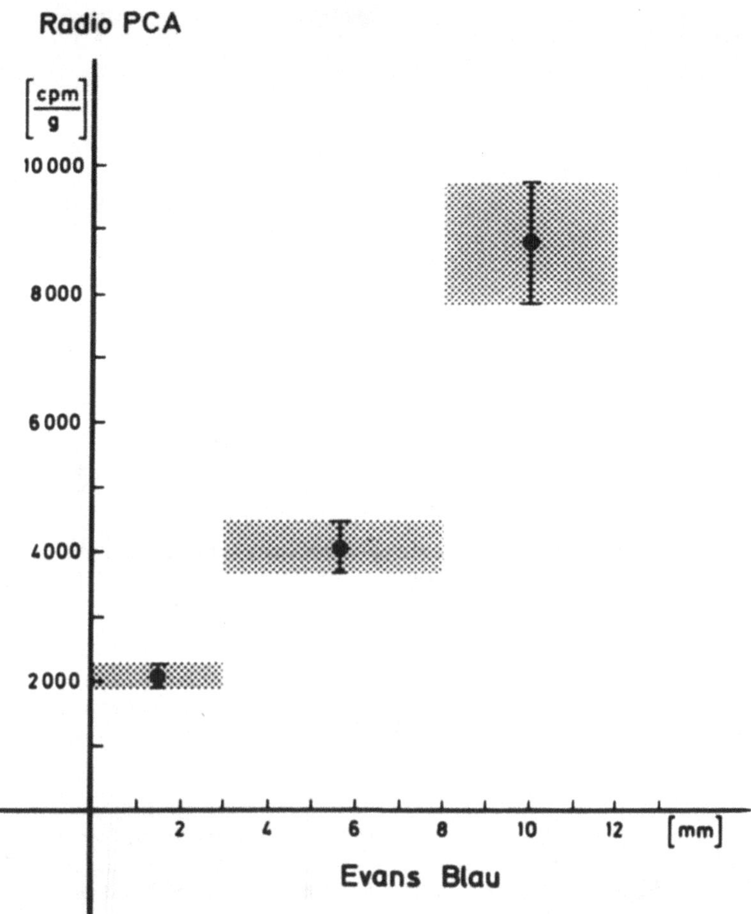



*Abb. 9. Durchmesser der EVANS-Blau-Reaktion und Radioaktivität in derselben Hautprobe bei insgesamt 61 verschiedenen Serumproben unterschiedlichen Antikörper-(Anti-Humanalbumin)-Gehaltes; es ergaben sich drei Gruppen: EVANS Ø = 0-3 mm (n = 29); EVANS + = 3-8 mm (n = 15); EVANS ++ = größer als 8 mm (n = 17)*

untersucht. Es fanden sich zwar Unterschiede in den Absolutwerten, die Relationen der unterschiedlichen Serumverdünnungen waren jedoch an allen drei Tieren gleichermaßen ausgeprägt. Somit erwies sich der Test als gut reproduzierbar. Der Vergleich verschiedener Serumproben sollte nach Möglichkeit jedoch an einem Tier durchgeführt werden.

Bei insgesamt fünf Tieren wurde die Radio-PCA mit der klassischen Farbstoffmethode unter Verwendung von Evans-Blau kombiniert; dabei ergab sich eine deutliche Beziehung zwischen der Evans-Blau-Reaktion und den Meßwerten der Radio-PCA in derselben Hautprobe (siehe Abb. 9). Die höchsten Radioaktivitätswerte fanden sich in den Hautarealen, die im Evans-Blau-Test stark positiv (++) waren.

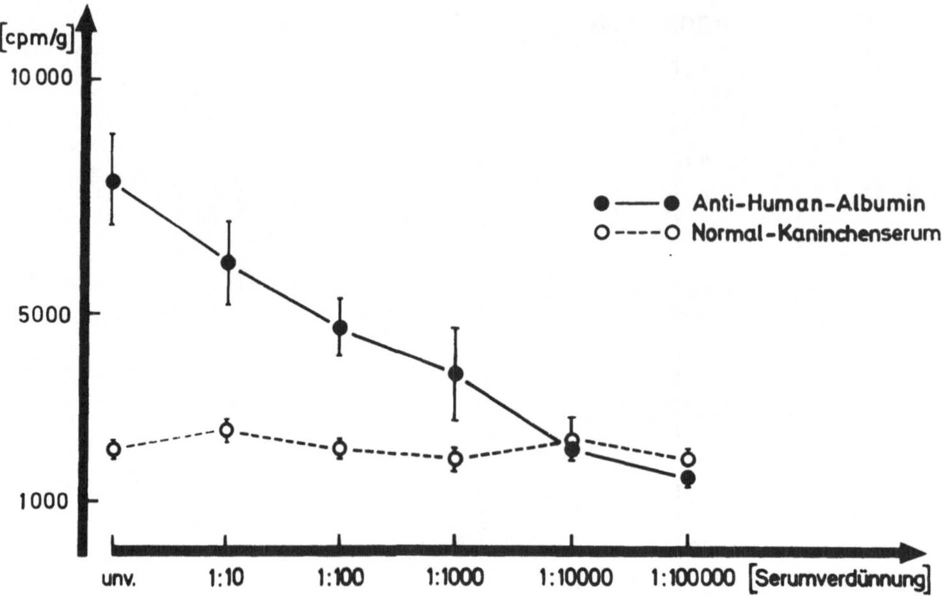



*Abb. 10. Ergebnisse der passiven cutanen Anaphylaxie mit radio-
aktiv markiertem Antigen (Radio-PCA) am Kaninchen (Mittelwerte
von je sechs Seren in verschiedenen Verdünnungen an drei Kaninchen; zur Immunisierung mit Humanalbumin, d.h. zur Erzeugung der
Anti-Humanalbumin-Seren s. S. 9)*

Die Ergebnisse der Untersuchung von sechs verschiedenen Antiseren an drei verschiedenen Kaninchen sind in Abb. 10 im Vergleich zu den Werten von Normal-Kaninchen-Serum dargestellt.

Während sich bei den Kontrollseren die Radioaktivität mit zunehmender Verdünnung nicht änderte, bestand in den Antiseren
eine deutliche Konzentrationsabhängigkeit. Bei der Verdünnung
von 1 : 10.000 glichen sich die Antiserum- und Kontrollwerte an.
Die Antikörperaktivität dieser Seren ließ sich demnach sehr gut
als Radioaktivität in cpm quantitativ erfassen.

---

*Folgerung:*

*Mit Hilfe der Radio-PCA (passive cutane Anaphylaxie unter Ver-
wendung von radioaktiv-markiertem Antigen) gelingt eine standar-
disierbare Quantifizierung cytotroper Antikörper im allogenen
System am Kaninchen.*

---

# B. Tierexperimentelle Untersuchungen

## 1. IMMUNOGENITÄT UND VERTRÄGLICHKEIT VON NORMALEM UND ANTILYMPHOCYTÄREM PFERDE-IGG

Die Verträglichkeit von Pferde-anti-Human-Lymphocyten-Globulin (ALG) nach intravenöser Applikation stellte zunächst das größte Problem für die klinische Routine-Anwendung von ALG dar. Deshalb wurden vordringlich auf diesem Gebiet in tierexperimentellen Untersuchungen die Grundlagen erarbeitet, nach denen die oben beschriebene klinische ALG-Therapie durchgeführt werden konnte.

Von besonderem theoretischem Interesse bei der Untersuchung der anaphylaktoiden Reaktionen nach ALG-Infusion war dabei die Frage, ob solchen Reaktionen nach Infusion xenogener Serumproteine in jedem Fall immunologische Mechanismen zugrunde liegen müssen, und inwieweit antilymphocytäres IgG sich in der Auslösung von Unverträglichkeitsreaktionen von normalem equinen IgG unterscheidet.

### a) Immunogenität von Pferde-IgG am Kaninchen

Nachdem bekannt ist, daß die Applikation von Pferde-Serum an verschiedenen Spezies zur Antikörperbildung führt, galt es in einem ersten Schritt zu klären, ob auch das gereinigte Normal-Pferde-IgG, das am Patienten Anwendung zur Induktion immunologischer Toleranz findet (s. Kap. C. 1), immunogene Eigenschaften besitzt. Deshalb wurden 12 Kaninchen mit Normal-Pferde-IgG zusammen mit komplettem Freundschen Adjuvans immunisiert und die Immunantwort mit der passiven Hämagglutination, dem Hauttest, sowie dem Immundiffusionstest gemessen. Es fanden sich bei allen Tieren deutliche Titeranstiege. Die Ergebnisse sind in Abb. 4 (Kap. "Methodische Voruntersuchungen") dargestellt. Alle Tiere ließen sich immunisieren. Abb. 11. zeigt einen stark positiven Hauttest bei einem immunisierten Tier.

### b) Immunogenität von Normal-Pferde-IgG und Pferde-anti-Hunde-Lymphocytenglobulin am Hund

Die Frage nach Unterschieden in der Immunogenität von antilymphocytärem und normalem Pferde-Immunglobulin G wurde in verschiedenen Versuchsanordnungen am Hund untersucht.

Die einmalige Applikation von Pferde-IgG führt - wie in früheren Untersuchungen unserer Arbeitsgruppe gezeigt wurde (208) - nur

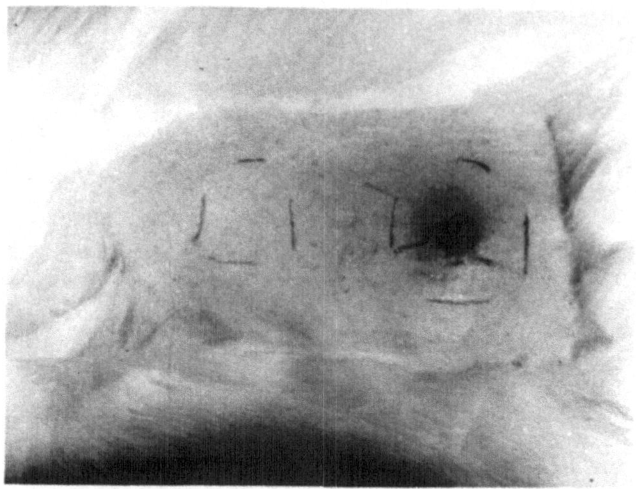

*Abb. 11. Stark positive Hautreaktion (Arthus-Typ) nach Testung mit Pferde-IgG bei einem gegen Pferde-IgG sensibilisierten Kaninchen (rechts: Pferde-IgG (Nr. 161905, Behringwerke, Marburg), 0,05 g%; links: Kontrolle mit 0,9 % NaCl)*

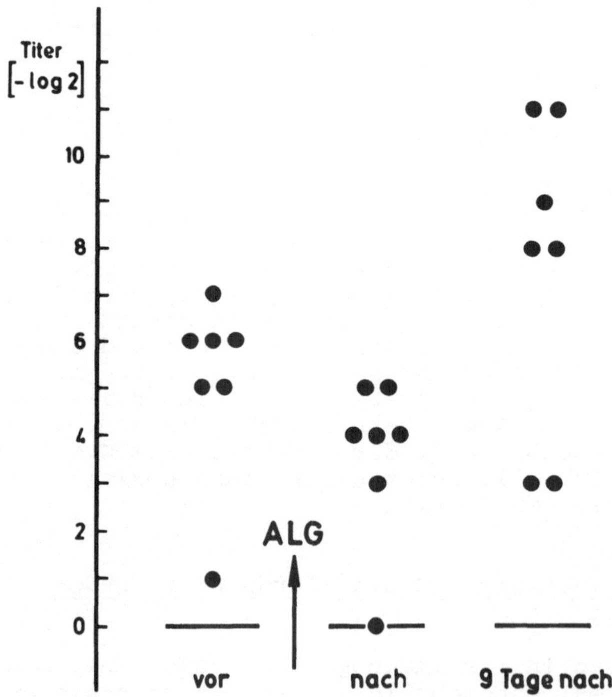


*Abb. 12. Verhalten der in der aktiven Hämagglutination erfaßten Antikörper gegen Pferde-Erythrocyten nach einmaliger Applikation (i.v.) von Pferde-anti-Hunde-Lymphocyten-Globulin (ALG)*

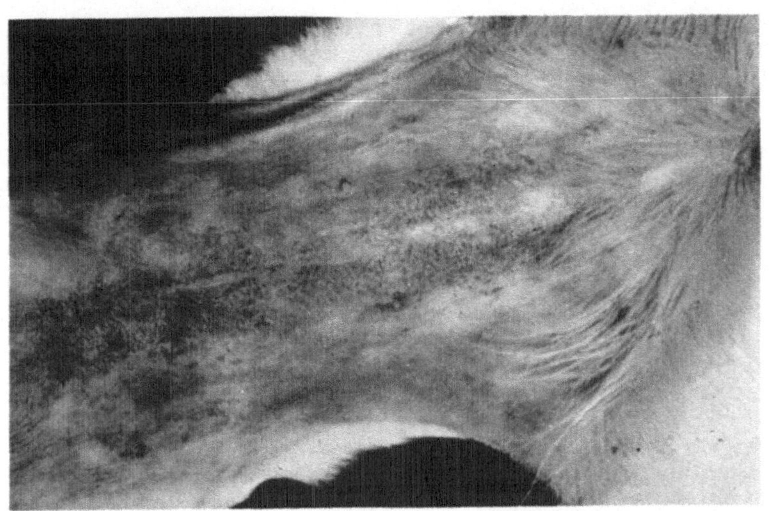

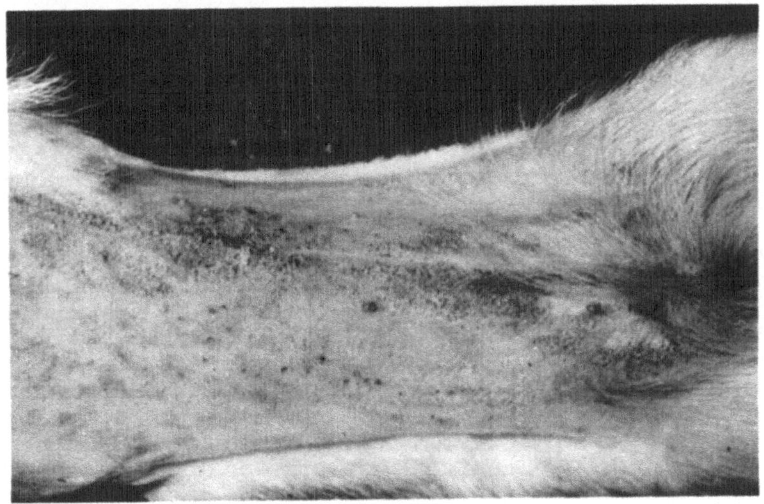

*Abb. 13 u. 14. Urticarielles Exanthem (oben) nach Provokations-*
*infusion mit Pferde-anti-Hunde-Lymphocyten-Globulin (ALG) drei*
*Wochen nach der ersten ALG-Applikation bei einem Hund mit Titer-*
*anstieg in der aktiven Hämagglutination. Kontrollbild desselben*
*Tieres (unten) nach Abklingen der Urticaria*

in weniger als 10% der Fälle zu einem meßbaren Antikörperanstieg.
Nach einmaliger Applikation von Pferde-anti-Hunde-Lymphocyten-
Globulin (160 mg/kg i.v.) sanken zunächst die Titer der präfor-
miert nachweisbaren Agglutinine gegen Pferde-Erythrocyten (Abb.
12). 9 Tage nach der Infusion zeigten jedoch fünf von sieben
Tieren einen deutlichen Titeranstieg entsprechend einer Immunisierung.

Diesen immunologischen Befunden entsprach die klinische Symptomatik: Bei einer Provokationsinfusion im Abstand von 2 bis 3 Wochen nach der ersten Gabe von Pferde-anti-Hunde-Lymphocyten-Globulin reagierten die getesteten Tiere mit deutlicher anaphylaktoider Symptomatik: Vomitus, Defäkation, Urticaria, Ataxie, etc. Die Abb. 13 und 14 zeigen die ausgeprägte Urticaria eines sensibilisierten Hundes nach Provokationsinfusion und das Kontrollbild desselben Tieres nach Abklingen der Urticaria. Durch die einmalige Applikation von Normal-Pferde-IgG kam es in keinem Fall zu einer klinisch faßbaren Sensibilisierung. Die Untersuchungen wurden jeweils mit deaggregierten Lösungen durchgeführt, um nicht-immunologische Reaktionen auszuschließen (s. Kap. B. 2).

Nach 11tägiger intravenöser Applikation von gleichen Dosen normalen und antilymphocytären Pferdegammaglubins am Hund wurden unterschiedliche Antikörpertiteranstiege beobachtet: ALG behandelte Hunde zeigten maximale Antikörpertiter von 1 : 2048, während nach Normal-Pferdegammaglobulin-Behandlung die höchsten Titerstufen bei 1 : 256 gefunden wurden (412).

---

*Folgerung:*

*Antilymphocytäres Pferde-IgG ist wesentlich stärker immunogen als Normal-Pferde-IgG.*

---

## c) Verhalten der Serum-Komplementaktivität unter Pferde-IgG bzw. ALG-Infusion am nicht sensibilisierten Hund

Auch bei nicht-sensibilisierten Individuen kann es unter der ersten ALG-Infusion unter Umständen zu anaphylaktoiden Erscheinungen kommen (s. E. I). Deshalb wurde bei insgesamt zehn Hunden, die nicht gegen Pferde-IgG sensibilisiert waren, unter der Infusion von ALG (160 mg/kg deaggregiert über 4 h) die Serum-Komplementaktivität gemessen (Quantiplate K-Methode). Unter der ALG-Infusion kam es bei allen Tieren zu einem deutlichen Abfall der Komplementaktivität (Abb. 15) bis zu Durchschnittswerten von 29 C'H 50. Nach 24, spätestens aber nach 48 h waren die Komplementwerte im Serum der Hunde wieder normalisiert. Der Abfall der Komplementaktivität entsprach dem gleichzeitig gemessenen Abfall der peripheren Lymphocytenzahlen, die z.T. auf nicht meßbare Werte absanken. Normales Pferde-IgG der Chargen Nr. 161905 und Nr. 161907 führte nach intravenöser Applikation weder zu Unverträglichkeit noch zu Schwankungen der Serum-Komplementaktivität am nicht-sensibilisierten Hund. Anders verhielt sich jedoch eine Pferde-IgG-Charge, die mit dem nur bei Pferden bekannten Immunglobulin IgG(T) (5, 141) angereichert war (Charge Nr. 161908). Von fünf Hunden, die je 5 mg dieser IgG(T)-haltigen Pferde-IgG-Charge erhielten, zeigten vier Tiere meßbare anaphylaktoide Reaktionen mit Abfällen im mittleren arteriellen Druck und im Herzzeitvolumen. Keines der Tiere war gegen Pferde-Globulin sensibilisiert. Lediglich ein Tier reagierte mit einem meßbaren Abfall der Serum-Komplementaktivität um 18% vom Ausgangswert.

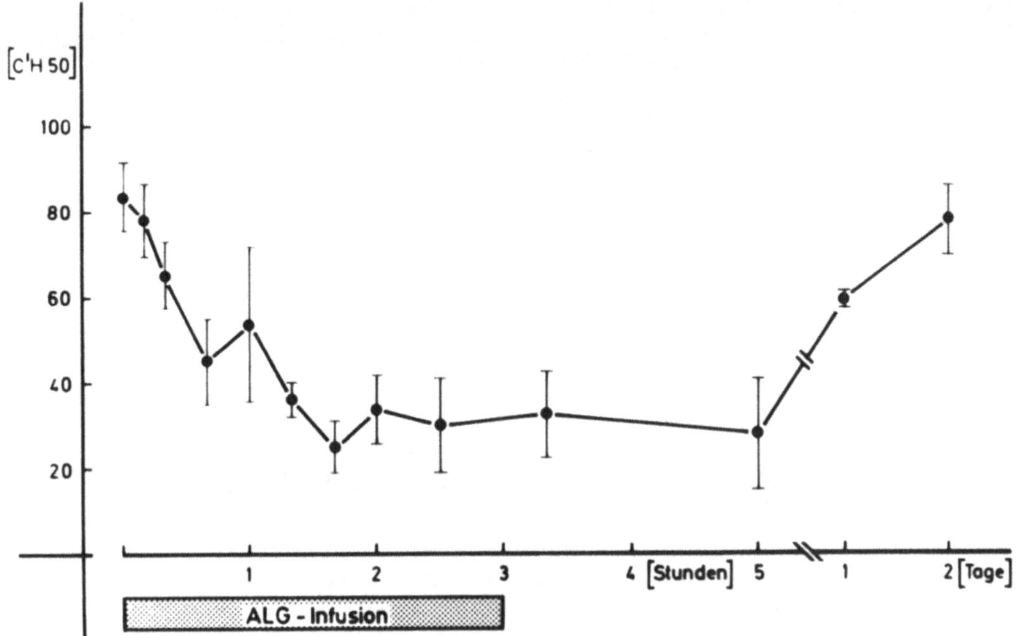



*Abb. 15. Verhalten der Serum-Komplementaktivität unter Infusion von Pferde-anti-Hunde-Lymphocyten-Globulin (ALG) in einer Dosierung von 160 mg/kg i.v. am Hund (n = 10). Die Tiere waren nicht gegen Pferde-IgG sensibilisiert; es handelte sich um die erste ALG-Gabe. (Messung der Komplementaktivität mit Diffusionsplatten Quantiplate K)*

Über die Ergebnisse von Intracutantesten mit Pferde-IgG(T) am Menschen s. Kap. E. I.

---

*Folgerung:*

*Unter ALG-Infusion sinkt - auch am nicht-sensibilisierten Hund - die Serum-Komplementaktivität stark ab. IgG(T)-angereichertes Normal-Pferde-IgG kann anaphylaktoide Reaktionen am nicht-sensibilisierten Hund auslösen.*

---

## 2. ANAPHYLAKTOIDE REAKTIONEN NACH INFUSION VON HUMANEN SERUM-PROTEIN-AGGREGATEN AM NICHT-SENSIBILISIERTEN HUND

Während die Vergleichsstudien über antilymphocytäres und normales xenogenes Globulin mit Pferde-Protein durchgeführt werden mußten, konnten zur Untersuchung der Bedeutung von Serumprotein-Aggregaten menschliche Präparate herangezogen werden.

Tabelle 12. Sedimentationsanalyse von drei verschiedenen Humangammaglobulin-Lösungen (% der Einzelfraktionen vom Gesamtprotein der untersuchten Charge)

| Präparat | Fab- + Fc- Fragmente | $(F\,ab)_2$ - | Monomer | Dimer Immunglobulin | Polymere |
|---|---|---|---|---|---|
| i.v. Human-gammaglobulin SRK (n=5) | – | 2 % | $80 \pm 2$ % | $15 \pm 2$ % | 3 % |
| Intraglobin (n=3) | – | – | $95 \pm 1$ % | $5 \pm 1$ % | – |
| Gammavenin (n=3) | $10 \pm 1$ % | $80 \pm 2$ % | $5 \pm 1$ % | $5 \pm 1$ % | |

## a) In-vitro-Eigenschaften von Protein-Aggregaten in i.v. Humangammaglobulin

Ähnlich wie beim Antilymphocytenglobulin (s. Kap. E. I. 3)ist auch beim i.v. Humangammaglobulin der Aggregatgehalt sowohl von der Herstellung als auch von der Lagerungsdauer abhängig (316). Tabelle 12 zeigt die durchschnittliche Molekulargewichtsverteilung dreier i.v. Humangammaglobulin-Präparate verschiedener Hersteller. Den höchsten Anteil an aggregiertem Globulin wies dabei das Säure-pH4-behandelte Gammaglobulin (SRK) mit ca. 15 % auf. Insgesamt wurden 11 verschiedene Chargen untersucht.

Durch Ultrazentrifugation bei 100.000 g über 2 h ließen sich die Aggregate entfernen (Abb. 16). Die im folgenden beschriebe-

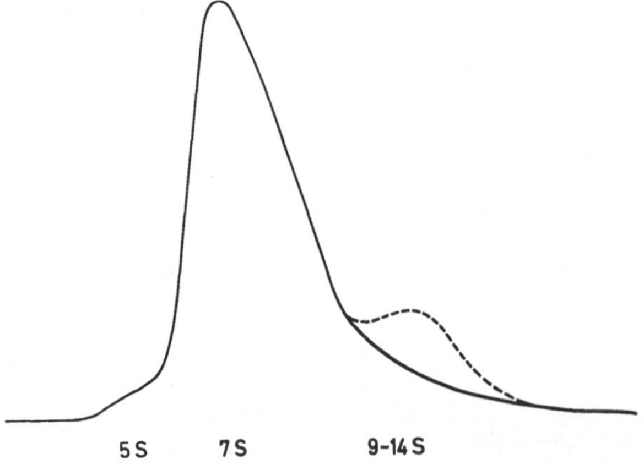


Abb. 16. Sedimentationsanalyse einer intravenös zu applizierenden Humangammaglobulin-Lösung (HGG) vor (- - - -) und nach (————) Deaggregierung in der präparativen Ultrazentrifuge bei 100 000 g über 2 h (Charge A, Schweizer Rotes Kreuz, 18 Monate Lagerung bei 4 °C)

nen Tierexperimente wurden jeweils mit aggregathaltigen bzw.
deaggregierten Proteinlösungen durchgeführt.

Eine international übliche in-vitro-Methode zur Beurteilung der
Verträglichkeit einer i.v. Humangammaglobulin-Lösung stellt die
Messung der sogenannten antikomplementären Aktivität dar. Sie
wird als A'C-Titer angegeben und bezeichnet die Verdünnung der
Serumproteinlösung, bei der 1 ml nicht mehr als eine C'H 50-
Einheit einer Standard-Komplement-Lösung bindet. Tabelle 13
zeigt die A'C-Titer von mehreren i.v. Humangammaglobulin-Lösun-
gen.

Tabelle 13. Antikomplementäre Aktivität einer Humangammaglobulin-Lösung
(HGG A, SRK, 18 Monate Lagerung bei 4 $^{o}$C), gemessen als % Hemmung einer
Standard-Human-Komplement-Lösung. A'C Titer = Antikomplementärer Titer

| Gammaglobulin | Verdünnungsstufen | | | | | | | A'C Titer |
|---|---|---|---|---|---|---|---|---|
| | 0 | 1:2 | 1:4 | 1:8 | 1:16 | 1:32 | 1:64 | |
| Unverändert | 40 | 46 | 57 | 68 | 59 | 70 | 78 | 1 : 4 |
| Deaggregiert | 105 | 90 | 77 | 77 | 81 | 88 | 96 | - |
| Aggregate | 30 | 30 | 36 | 35 | 47 | 60 | 72 | 1 :32 |

Dabei korreliert die antikomplementäre Eigenschaft deutlich mit
dem Aggregat-Gehalt der untersuchten Lösungen. Bei einem Ausgangs-
titer von 1 : 4 fand sich nach Ultrazentrifugation einer Charge
von i.v. Humangammaglobulin SRK in der aggregathaltigen Fraktion
ein Titer von 1 : 32, während das deaggregierte Gammaglobulin
keine antikomplementären Eigenschaften mehr aufwies.

*Folgerung:*

*Humangammaglobulin-Lösungen enthalten einen unterschiedlichen
Prozentsatz (5 - 15 %) von aggregiertem Globulin, der durch
Ultrazentrifugation abgetrennt werden kann und der für die anti-
komplementäre Wirkung in vitro verantwortlich ist.*

Tabelle 14. Intracutanreaktionen vom Sofort-Typ nach Testung mit verschiedenen Globulin-Lösungen an unbehandelten Hunden

| Testlösung (0,5 g %) | Anzahl der positiven Reaktionen (Sofort-Typ) nach Testung mit | |
|---|---|---|
| | Pferde-IgG | Human-IgG |
| Deaggregiert | 0 / 15 | 0 / 15 |
| Aggregate | 7 / 15 | 8 / 15 |

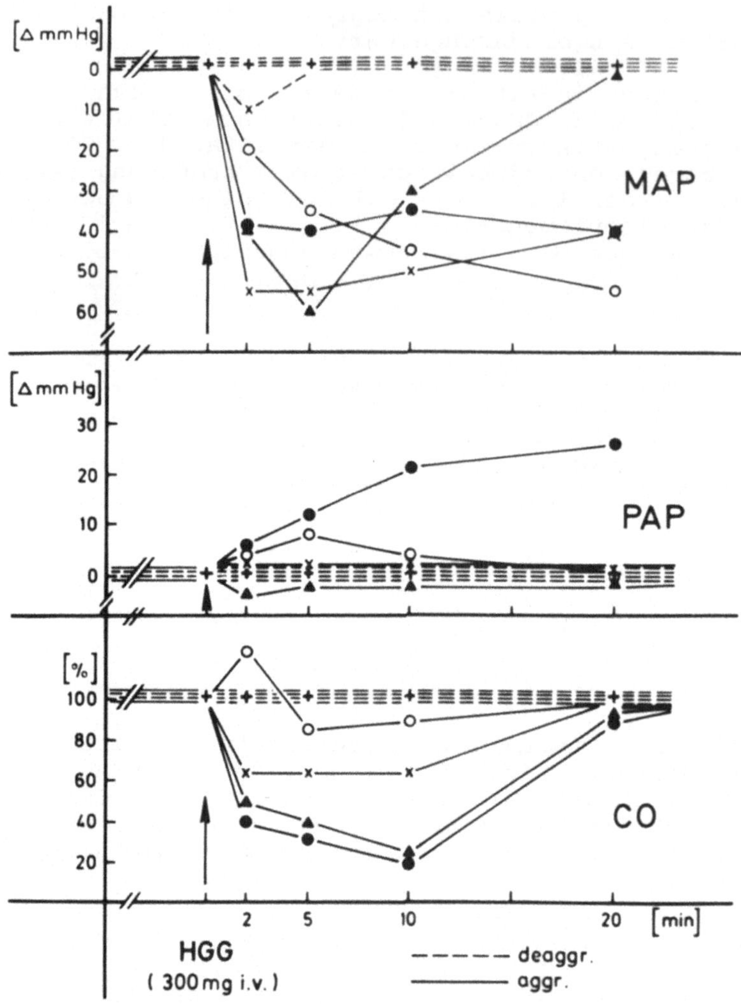



*Abb. 17. Hämodynamische Veränderungen nach i.v. Gabe von Human-gammaglobulin (HGG) an vier nicht-sensibilisierten Hunden (MAP = mittlerer arterieller Druck, PAP = Pulmonalisdruck, CO = Herz-zeitvolumen). Die ausgezogene Linie zeigt die Symptomatik nach Gabe von HGG-Aggregaten; deaggregiertes HGG (gestrichelte Linien) wurde reaktionslos toleriert  s. RING et al. (325)*

## b) Hautreaktionen nach Intracutantestung mit Globulin-Aggregaten am Hund

Zur Prüfung der in-vivo-Effekte von Gammaglobulin-Aggregaten wurden Intracutanteste an 15 Hunden durchgeführt. Die nicht-sensibilisierten Tiere wurden mit zwei verschiedenen xenogenen Globulinen, nämlich Pferde-IgG und i.v. Humangammaglobulin in-tracutan getestet. Tabelle 14 zeigt die Ergebnisse.

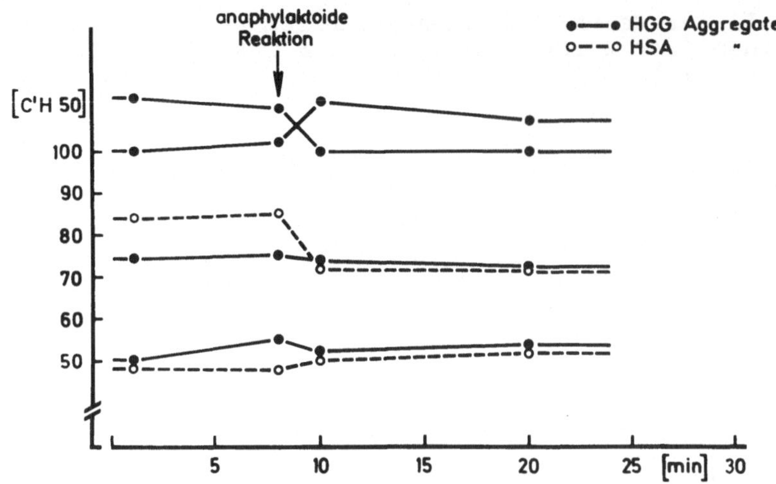


*Abb. 18. Verhalten der Serum-Komplementaktivität (C'H 50) im Verlauf aggregatbedingter anaphylaktoider Reaktionen an sechs nicht-sensibilisierten Hunden (HGG = Humangammaglobulin; HSA = Humanalbumin). Die Symptomatik der anaphylaktoiden Reaktionen ist in Abb. 17 und 19 dargestellt. Die Komplement-Messungen erfolgten nach der Diffusionsplattenmethode (Quantiplate K)*

Das Ausgangsprodukt sowie das deaggregierte Globulin führten in keinem Fall zu einer positiven Reaktion; dagegen wurde nach Testung mit aggregathaltigem Globulin bi ca. 50 % der Tiere eine positive Reaktion vom Sofort-Typ beobachtet. Dies galt für das Pferde- und das Human-IgG.

---

*Folgerung:*

*Aggregierte Globuline können am nicht-sensibilisierten Hund nach intracutaner Testung Hautreaktionen vom Sofort-Typ auslösen.*

---

## c) Anaphylaktoide Reaktionen nach i.v. Applikation von aggregathaltigem Humangammaglobulin (HGG) am Hund

Zur Prüfung der intravenösen Verträglichkeit von Humangammaglobulin-Aggregaten wurden vier Hunden je 300 mg HGG i.v. appliziert. Eine Sensibilisierung der Tiere gegen Humangammaglobulin konnte serologisch ausgeschlossen werden. Alle vier Tiere zeigten ausgeprägte hämodynamische Reaktionen nach Applikation der aggregathaltigen HGG-Fraktion (Abb. 17) mit Erniedrigung des mittleren arteriellen Drucks, Anstieg des Pulmonalarteriendrucks und Abfall des Herzzeitvolumens. Die Herzfrequenz zeigte bei Ausgangswerten von 140/min keine Veränderungen. Deaggregiertes HGG wurde von denselben Tieren reaktionslos toleriert. Die anaphylaktoiden Erscheinungen waren nicht mit einem deutlichen Ab-

fall der Serum-Komplementaktivität verbunden; lediglich bei
einem Tier wurde ein Abfall der C'H 50 um 10 % registriert
(Abb. 18).

---

*Folgerung:*

*Die intravenöse Applikation von aggregathaltigem Humangamma-
globulin kann am nicht-sensibilisierten Hund massive anaphylaktoide Reaktionen mit Abfall des arteriellen Druckes, des Herzzeitvolumens und Anstieg des Pulmonalisdruckes auslösen.*

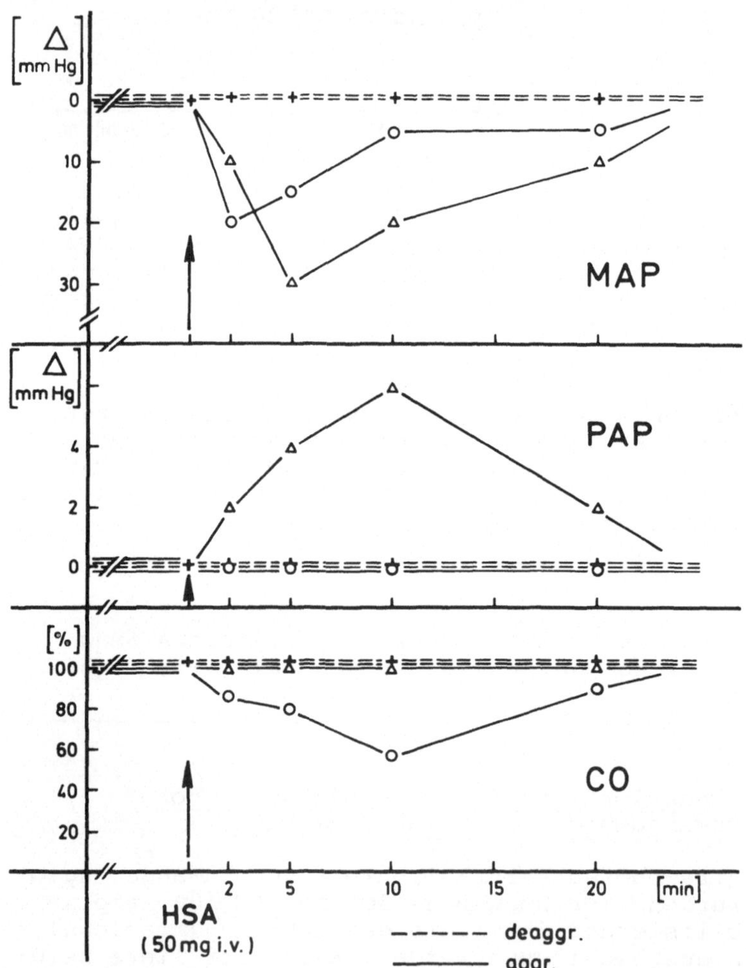



*Abb. 19. Hämodynamische Veränderungen nach i.v. Gabe von Human-
albumin (HSA) an zwei nicht-sensibilisierten Hunden (MAP =
mittlerer arterieller Druck, PAP = Pulmonalisdruck, CO = Herz-
zeitvolumen)*

## d) Anaphylaktoide Reaktionen nach i.v. Applikation von aggregathaltigem Humanalbumin am Hund

Zur Abklärung der Frage, inwieweit die eben beschriebenen Effekte Globulin- bzw. Antikörper-spezifisch sind, wurden ergänzende Untersuchungen bei zwei Hunden mit Humanalbumin (deaggregiert und aggregathaltig) durchgeführt.

Wie Abb. 19 zeigt, kam es auch hier zu hämodynamisch meßbaren anaphylaktoiden Reaktionen nach intravenöser Applikation der aggregathaltigen Albuminfraktion, während das deaggregierte Humanalbumin reaktionslos toleriert wurde. Ein Tier zeigte einen leichten Abfall der Serum-Komplementaktivität um 10 % (s. Abb. 18). Das in diesem Experiment verwendete aggregathaltige Humanalbumin war nicht durch Ultrazentrifugation einer kommerziellen Konserve gewonnen, sondern durch Hitzeaggregierung aus monomerem Humanalbumin hergestellt worden (Dr. W. STEPHAN, Frankfurt). Somit konnten Globulin-Verunreinigungen oder gemischte Albumin-Globulin-Komplexe in der verwendeten Lösung als ursächliche Faktoren für die anaphylaktoide Reaktion ausgeschlossen werden.

---

*Folgerung:*

*Auch aggregiertes Humanalbumin kann nach intravenöser Applikation am nicht-sensibilisierten Hund meßbare anaphylaktoide Reaktionen auslösen.*

---

## 3. IMMUNOGENITÄT VERSCHIEDENER HUMANALBUMINFRAKTIONEN AM KANINCHEN

Kommerzielle Humanalbuminlösungen enthalten neben Albuminaggregaten (5 - 15 %) auch Stabilisatoren, die unter Umständen das monomere Albuminmolekül in seiner Immunogenität modifizieren können. Die gebräuchlichen Stabilisatoren sind dabei ein Caprylat-Stabilisator (HSA 2) sowie ein Misch-Stabilisator (Fraktion HSA 3) aus Caprylat und Acetyl-Tryptophan (Tabelle 15).

Tabelle 15. Bezeichnung der in den folgenden Experimenten verwendeten Humanalbuminfraktionen

| | | |
|---|---|---|
| HSA 1 | = | Monomeres HSA |
| HSA 2 | = | Monomeres HSA + Caprylat |
| HSA 3 | = | Monomeres HSA + Caprylat + Acetyl-Tryptophan |
| HSA 4 | = | HSA-Aggregate |

Die möglichen Einflüsse dieser Stabilisatoren auf die Immunogenität des monomeren Humanalbumins sowie die Unterschiede zwischen

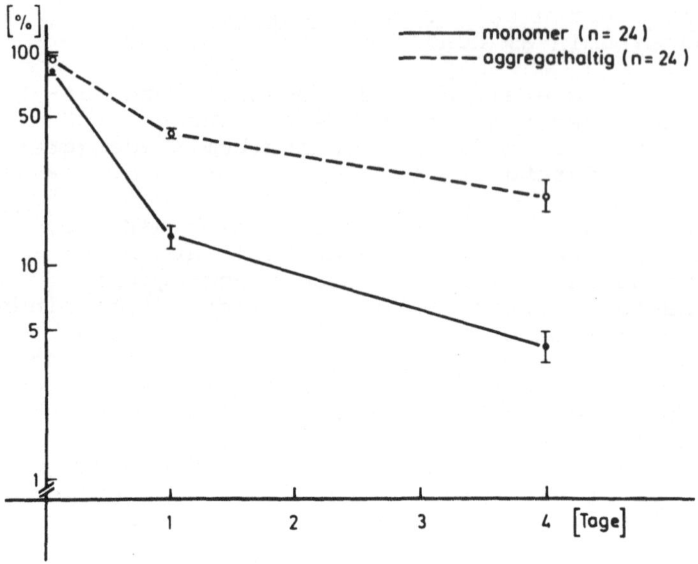



*Abb. 20. Elimination von monomerem und aggregathaltigem Human-
albumin am unbehandelten Kaninchen*

monomerem und aggregiertem Humanalbumin wurden deshalb im Tierexperiment an insgesamt 36 Kaninchen untersucht.

## a) Ergebnisse der Immunelimination

Eliminationsstudien mit verschiedenen Humanalbuminfraktionen ergaben bereits am unbehandelten Kaninchen deutliche Unterschiede
zwischen monomeren und aggregathaltigen Fraktionen (Abb. 20).
Abb. 20 zeigt, daß monomeres Humanalbumin signifikant schneller
eliminiert wird als aggregathaltiges Albumin. Dieser Befund ist
unabhängig von einer Sensibilisierung des Organismus; die Tiere
waren zum Zeitpunkt dieser Bestimmung nicht gegen Humanalbumin
immunisiert.

Zwischen den einzelnen monomeren Fraktionen HSA 1, HSA 2 und
HSA 3 bestanden keine signifikanten Unterschiede in der Elimination am unbehandelten Kaninchen (Tabelle 16).

Nach der Immunisierung waren bei den Tieren der Gruppe 2 und 4
(Caprylat-HSA und HSA-Aggregate) die Verschwinderaten von monomerem und aggregathaltigem Humanalbumin gegenüber den Ausgangswerten signifikant beschleunigt. In der Elimination der Tiere
der Gruppe 1 und 3 zeigte sich im Mittel kein Unterschied (Tabelle 17).

Betrachtet man die Einzelergebnisse der Immunelimination, so
ergibt sich das in Tabelle 18 gezeigte Bild: Die meisten Tiere
mit positiver Immunelimination (= Abfall der Radioaktivität am

Tabelle 16. Elimination von drei verschiedenen monomeren Humanalbumin (HSA)-Fraktionen am nicht sensibilisierten Kaninchen (jeweils n = 8)

| Fraktion | % Radioaktivität im Blut zum Zeitpunkt | | |
|---|---|---|---|
| | 30 min | 1 Tag | 4 Tage |
| HSA 1 (Ausgang) | $77 \pm 4$ | $14 \pm 2$ | $5 \pm 1$ |
| HSA 2 (Caprylat-) | $79 \pm 5$ | $17 \pm 2$ | $4 \pm 2$ |
| HSA 3 (Caprylat + Acetyl-Tryptophan) | $75 \pm 3$ | $7 \pm 3$ | $1 \pm 1$ |

Tabelle 17. Immunelimination von radioaktiv markiertem Humanalbumin vor und nach Immunisierung mit verschiedenen Humanalbumin (HSA)-Fraktionen am Kaninchen (% Radioaktivität im Blut; mono = monomeres HSA, aggr. = aggregathaltiges HSA zur Elimination)

| Immunisierungsgruppe | | % Radioaktivität im Blut nach | | | $p^+$ |
|---|---|---|---|---|---|
| | | 30 min | 1 Tag | 4 Tagen | |
| ELIMINATION: MONO | | | | | |
| HSA 1 | vorher: | $82 \pm 2$ | $15 \pm 3$ | $6 \pm 2$ | n.s. |
| | nachher: | $76 \pm 4$ | $17 \pm 1$ | $6 \pm 2$ | |
| HSA 2 | vorher: | $79 \pm 2$ | $15 \pm 3$ | $5 \pm 1$ | $< 0,01$ |
| | nachher: | $73 \pm 3$ | $11 \pm 1$ | $1 \pm 0,5$ | |
| HSA 3 | vorher: | $82 \pm 2$ | $16 \pm 4$ | $4 \pm 1$ | n.s. |
| | nachher: | $79 \pm 3$ | $16 \pm 3$ | $5 \pm 1$ | |
| HSA 4 | vorher: | $79 \pm 4$ | $15 \pm 3$ | $5 \pm 1$ | $< 0,05$ |
| | nachher: | $77 \pm 4$ | $12 \pm 2$ | $2 \pm 1$ | |
| ELIMINATION: AGGR. | | | | | |
| HSA 1 | vorher: | $89 \pm 1$ | $44 \pm 1$ | $21 \pm 2$ | n.s. |
| | nachher: | $88 \pm 2$ | $40 \pm 3$ | $19 \pm 6$ | |
| HSA 2 | vorher: | $92 \pm 2$ | $40 \pm 3$ | $22 \pm 1$ | $< 0,05$ |
| | nachher: | $81 \pm 4$ | $39 \pm 3$ | $14 \pm 3$ | |
| HSA 3 | vorher: | $95 \pm 2$ | $43 \pm 2$ | $24 \pm 2$ | n.s. |
| | nachher: | $91 \pm 2$ | $42 \pm 2$ | $26 \pm 4$ | |
| HSA 4 | vorher: | $88 \pm 1$ | $40 \pm 2$ | $21 \pm 1$ | $< 0,05$ |
| | nachher: | $74 \pm 9$ | $31 \pm 3$ | $12 \pm 4$ | |

+ Vergleich der Mittelwerte vom 4. Tag im Student-t-Test

Tabelle 18. Einzelergebnisse der Immunelimination mit radioaktiv markiertem Humanalbumin nach Immunisierung mit verschiedenen Humanalbuminfraktionen am Kaninchen. Als positive Immunelimination wurde ein Abfall der Radioaktivität im Blut am 4. Tag auf 50 % des Wertes vor der Immunisierung gewertet

| Immunisierung mit | Positive Immunelimination von | |
|---|---|---|
| | monomerem | aggregathaltigem HSA |
| HSA 1 | 3 / 12 | 1 / 12 |
| HSA 2 | 6 / 8 | 4 / 8 |
| HSA 3 | 1 / 8 | o / 8 |
| HSA 4 | 5 / 6 | 4 / 6 |

4. Tag auf 50 % des Wertes vor der Immunisierung) fanden sich in Gruppe 2 und 4.

*Folgerung:*

*In der Immunelimination finden sich nach der Immunisierung mit verschiedenen HSA-Fraktionen deutliche Unterschiede: Beschleunigte Eliminationen zeigen die Kaninchen, die mit Caprylat- bzw. aggregiertem Albumin behandelt wurden.*

## b) Antikörperbildung

Mit der Immundiffusion nach Ouchterlony wurden die Seren der Kaninchen nach Immunisierung auf präzipitierende Antikörper gegen die einzelnen Humanalbuminfraktionen untersucht. Die Ergebnisse sind in Tabelle 19 zusammengefaßt. Die höchste Anzahl von präzipitierenden Antikörpern fand sich bei den Tieren der Gruppe 2 gegen die Humanalbuminfraktion 2.

Tabelle 19. Nachweis präzipitierender Antikörper gegen Humanalbumin nach Immunisierung mit verschiedenen Humanalbuminfraktionen am Kaninchen

| Immunisierungsgruppe | Zahl der Tiere mit präzipitierenden Antikörpern gegen Humanalbuminfraktion | | | |
|---|---|---|---|---|
| | HSA 1 | HSA 2 | HSA 3 | HSA 4 |
| HSA 1 (n = 12) | 2 | 2 | 2 | 1 |
| HSA 2 (n = 8) | 4 | 8 | 5 | 4 |
| HSA 3 (n = 8) | 2 | 1 | 1 | 1 |
| HSA 4 (n = 6) | 2 | 4 | 3 | 3 |

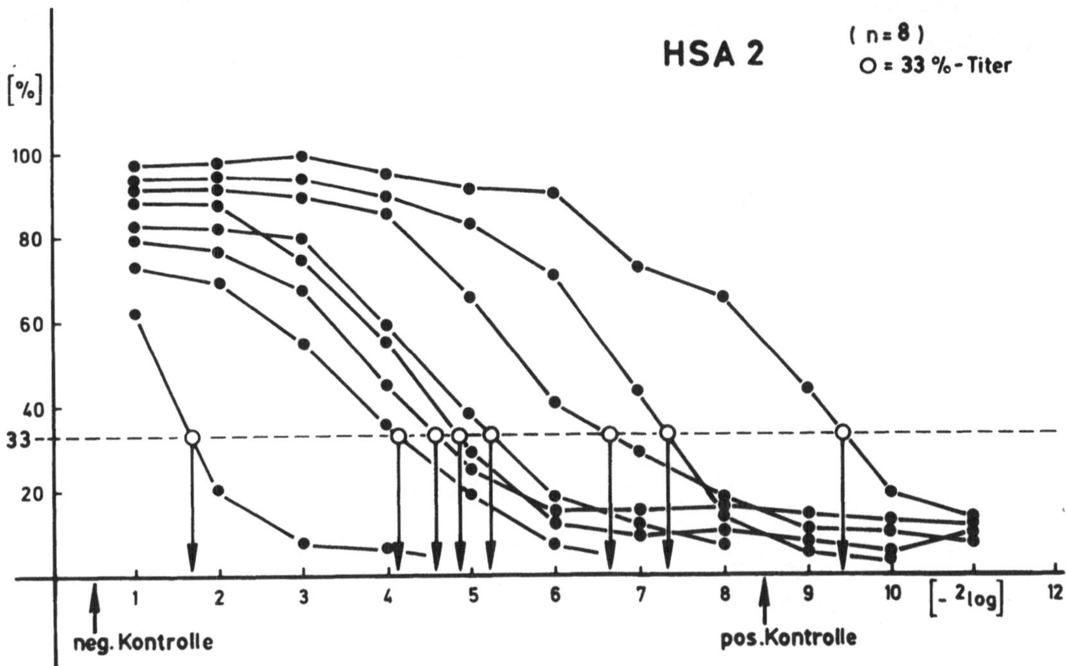


*Abb. 21. Antigen-($R^{131}$IHSA) Bindungskapazität (ABC33) von Kanin-*
*chenseren: Ergebnisse des Farr-Testes bei acht Kaninchen der*
*Gruppe 2 (nach Immunisierung mit Caprylat-Humanalbumin = HSA 2).*
*Ordinate: % gebundenes Antigen, Abszisse: Serumverdünnung.*
*O———O = 33 %-Titer*

Interessant ist, daß lediglich vier Tiere präzipitierende Antikörper gegen aggregathaltiges Humanalbumin aufwiesen. Die Tiere
der Gruppe 4 - Immunisierung mit Albumin-Aggregaten - waren ebenfalls zu über 50 % positiv in der Immundiffusion, während in den
Gruppen 1 und 3 nur jeweils zwei Tiere präzipitierende Antikörper
gegen Humanalbumin bildeten. Bei allen beobachteten Präzipitaten
handelte es sich um singuläre Linien; multiple Präzipitationslinien wurden in keinem Fall beobachtet. Durch Absorption der
Seren mit den einzelnen Humanalbuminfraktionen gelang es nicht,
spezifische Antikörper gegen eine bestimmte Fraktion zu erzeu-
gen. Vielmehr waren auch nach Absorption mit monomerem Albumin
(Fraktion HSA 1) alle Präzipitate gegen die stabilisatorhaltigen
Humanalbuminfraktionen verschwunden.

Eine empfindlichere Methode zum Nachweis von Anti-Albuminanti-
körpern stellt der Ammonium-Sulfat-Fällungstest nach FARR dar.
Dabei wird die sogenannte Antigen-Bindungskapazität (ABC-33),
bei der 33% des zugeführten Antigens gebunden werden, ermittelt.

Wie Abb. 21 zeigt, waren alle untersuchten Seren der Gruppe 2
in der Lage, Humanalbumin zu binden. Die 33 % - Titerstufen
waren jedoch unterschiedlich hoch. Die aus diesen Einzelkurven

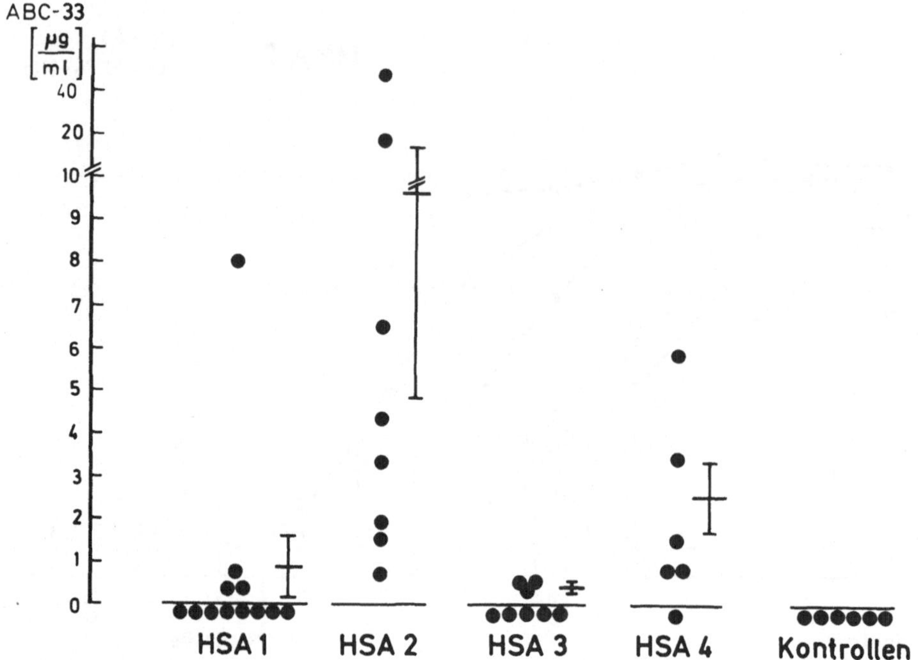



*Abb. 22. Antigen-($R^{131}$IHSA) Bindungskapazität (ABC33) von Kaninchenseren: Antigen-(=Humanalbumin)-Bindungs-Kapazitäten von Kaninchenseren nach Immunisierung mit verschiedenen Humanalbumin (HSA)-Fraktionen*

berechneten Antigen-Bindungs-Kapazitäten für alle untersuchten Tiere sind in Abb. 22 dargestellt. Die höchsten Werte mit bis zu 40 µg/ml fanden sich in der Gruppe 2; ebenfalls signifikant erhöht waren die Werte der Gruppe 4. Nur ein geringer Prozentsatz der Tiere aus den Gruppen 1 und 3 zeigte positive Antigen-Bindungs-Kapazitäten.

*Folgerung:*

*Die stärkste Antikörperbildung in der Immundiffusion sowie im FARR-Test nach Immunisierung mit verschiedenen Humanalbuminfraktionen fand sich bei den Kaninchen, die mit Caprylat- oder mit aggregiertem Humanalbumin immunisiert worden waren.*

## c) Ergebnisse des Intracutantestes

Nach der Immunisierung wurden Intracutanteste mit den verschiedenen Humanalbuminfraktionen durchgeführt. Die Einzelergebnisse sind in Tabelle 20 gezeigt.

Tabelle 20. Ergebnisse des Intracutantestes mit verschiedenen Humanalbuminfraktionen nach Immunisierung mit Humanalbumin am Kaninchen. (komm.Alb. =
kommerzielle Humanalbuminlösung)

| Immunisierungs-gruppe | Zahl der Tiere mit positiver Reaktion nach Testung mit Humanalbuminfraktion | | | | |
|---|---|---|---|---|---|
| | HSA 1 | HSA 2 | HSA 3 | HSA 4 | komm.Alb. |
| HSA 1 (n = 12) | ∅ | 4 | ∅ | 6 | 2 |
| HSA 2 (n = 8) | 3 | 6 | 1 | 7 | 6 |
| HSA 3 (n = 8) | ∅ | ∅ | ∅ | 3 | ∅ |
| HSA 4 (n = 6) | 5 | 5 | 5 | 6 | 4 |

Der höchste Prozentsatz von reagierenden Tieren fand sich in
der Gruppe 4 (immunisiert mit Albumin-Aggregaten); kein Tier
der Gruppe 3 (Misch-Stabilisator) reagierte auf die Testung mit
einer monomeren HSA-Fraktion. Die meisten positiven Reaktionen
wurden nach Testung mit Albumin-Aggregaten beobachtet. Hier sei
jedoch an die unspezifischen Reaktion, die im Kap. B. 2 (Seite
43) beschrieben wurden, erinnert. Die Abb. 23 und 24 zeigen die
Hauttestergebnisse bei je einem Kaninchen der Gruppen HSA 2
und HSA 3 zur exemplarischen Illustrierung der in Tabelle 20
gezeigten Ergebnisse.

Zur Quantifizierung der Hautteste wurden die Durchmesser der
klar abgrenzbaren Rötung in mm gemessen. Abb. 25 zeigt eine
schematische Zusammenfassung der unterschiedlichen Intensitä-
ten der beobachteten Intracutanreaktionen. Die heftigsten Reaktionen fanden sich in Gruppe HSA 2 und HSA 4. Als Testlösung
führten Albumin-Aggregate zu den intensivsten Reaktionen. Die
Ergebnisse der Testung mit Humangammaglobulin zeigen anschau-
lich die Spezifität der Reaktion. Die histologische Untersuchung
der Hautareale ergab den typischen Befund der Arthus-Reaktion
mit Gefäßbeteiligung.

*Folgerung:*

*Im Intracutantest waren Tiere der Gruppen HSA 2 und HSA 4 am
häufigsten und am intensivsten positiv.*

## d) Ergebnisse der passiven cutanen Anaphylaxie

Mit Hilfe der oben beschriebenen Methode der Radio-PCA wurden
die Seren der immunisierten Kaninchen auf cytotrope Antikörper
hin untersucht. Dabei zeigte sich, wie bereits in Kapitel A
"Methodische Voruntersuchungen" ausgeführt, eine ausgezeichnete
Korrelation zwischen der Farbstoffmethode mit Evans-Blau und
der radioaktiven Bestimmung. Abb. 26 zeigt die Ergebnisse eines
Versuches mit der Farbstoffmethode. Die häufigsten positiven

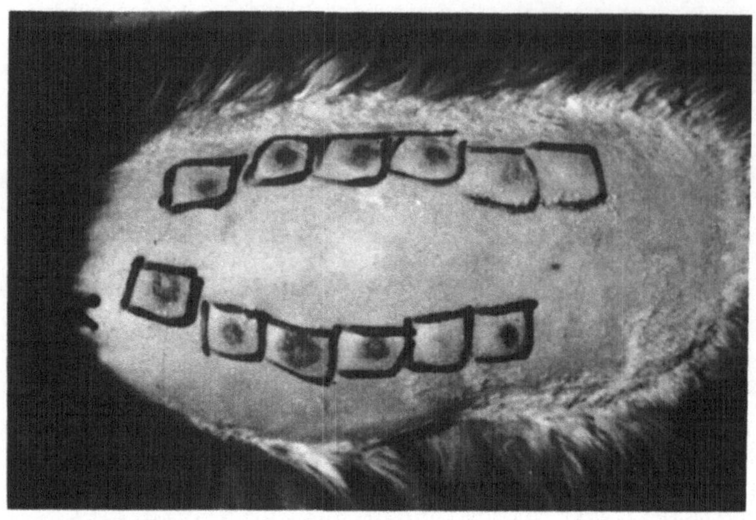

Abb. 23. Hautreaktion 1 h nach i.c. Testung bei Kaninchen Nr. 7 (Gruppe HSA 2). Reihenfolge der Testlösungen (untere Reihe, von links nach rechts): Humanalbumin Biotest 0,5 g%; Humanalbumin Biotest 0,05 g%; HSA 4 0,5 g%; HSA 4 0,05 g%; HGG-Aggregate 0,05 g%; HSA 1 0,5 g%; (obere Reihe von links nach rechts): HSA 1 0,05 g%; HSA 2 0,5 g%; HSA 2 0,05 g%; HSA 3 0,5 g%; HSA 3 0,05 g%; Kochsalzkontrolle

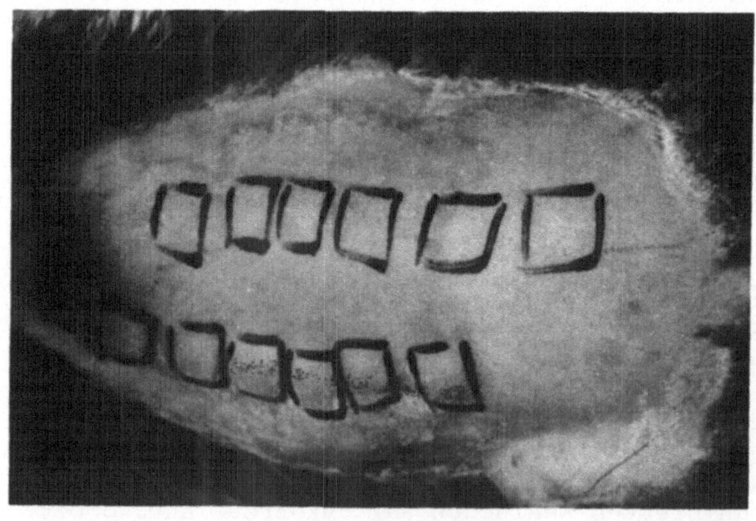

Abb. 24. Hauttest bei Kaninchen Nr. 10 (Gruppe HSA 3), Testreihenfolge wie oben

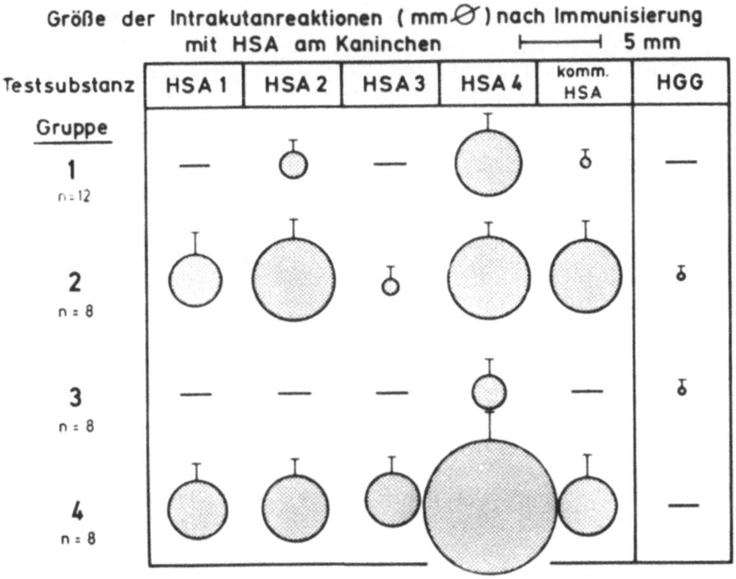

Abb. 25. *Durchmesser der Hautreaktionen (mm) eine Stunde nach i.c. Testung mit verschiedenen Humanalbumin (HSA)-Fraktionen bei sensibilisierten Kaninchen*

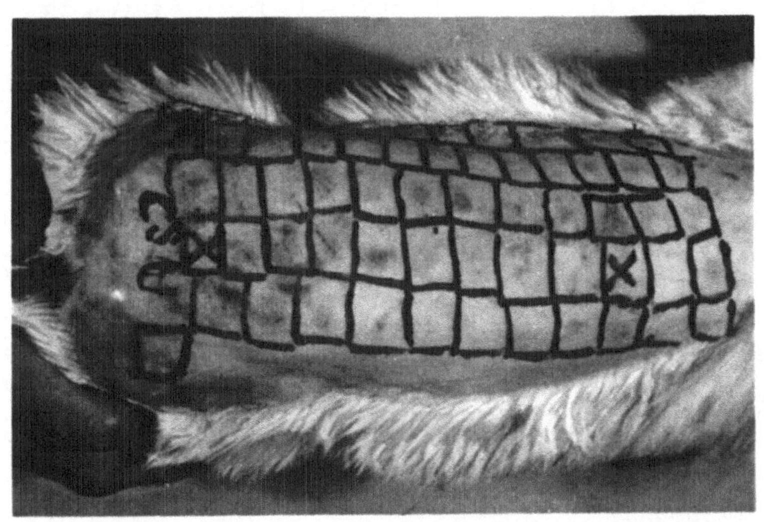

Abb. 26. *Passive cutane Anaphylaxie am Kaninchen: Drei Stunden nach intracutaner Injektion der zu untersuchenden Seren wird das Antigen (hier Humanalbumin) i.v. gegeben, zusammen mit Evans-Blau. Oberste Reihe: Negative und positive Kontrollseren; 2. Reihe von oben: Seren der Gruppe HSA 4; 3. Reihe: Seren der Gruppe HSA 2; 4. und 5. Reihe: Seren der Gruppen HSA 1 und 3*

Tabelle 21. Einzelergebnisse der passiven cutanen Anaphylaxie mit radioaktiv markiertem Antigen (Radio-PCA) nach Immunisierung mit verschiedenen Humanalbumin(HSA)-Fraktionen (positiv: Radioaktivität/g Haut der untersuchten Serumquaddel zu Radioaktivität/g Kontrollhaut > 2)

| Immunisierung | Zahl der posivien Seren |
|---|---|
| HSA 1 | 3 / 12 |
| HSA 2 | 8 / 8 |
| HSA 3 | 1 / 8 |
| HSA 4 | 3 / 6 |

Tabelle 22. Mittelwerte der Radio-PCA mit den Seren unterschiedlich immunisierter Kaninchen (Radioaktivität/g Haut abzüglich Radioaktivität/g Kontrollhaut). Immunisierung der Tiere mit Humanalbumin (HSA); i.c. Applikation der so gewonnenen Seren; nach 3 h i.v. Gabe von 50 mg 125-J-HSA; nach weiteren 30 min Exzision der Hautareale und Messung

| Immunisierungsgruppe | Serumverdünnung | | |
|---|---|---|---|
| | unverdünnt | 1 : 10 | 1 : 100 |
| HSA 1 (n = 12) | 1406 $\pm$ 600 | 236 $\pm$ 195 | 320 $\pm$ 30 |
| HSA 2 (n = 8) | 5650 $\pm$ 300 | 3624 $\pm$ 120 | 1785 $\pm$ 570 |
| HSA 3 (n = 8) | 1950 $\pm$ 1211 | 2163 $\pm$ 1800 | 1193 $\pm$ 968 |
| HSA 4 (n = 6) | 2335 $\pm$ 781 | 1985 $\pm$ 834 | 218 $\pm$ 201 |

Reaktionen fanden sich nach Übertragung von Seren der Gruppe 2 und 4 (Tabelle 21). Die quantitative Auswertung der einzelnen Untersuchungen ist in Tabelle 22 wiedergegeben. Mit einem Durchschnittswert von 5650 $\pm$ 300 cpm/g Haut nach Abzug der Kontrollradioaktivität fanden sich die höchsten Antikörperkonzentrationen in den Seren der Gruppe 2. Diese Unterschiede waren im Vergleich zu den übrigen Gruppen signifikant. Bei der Untersuchung der einzelnen Seren ergab sich eine deutliche Konzentrationsabhängigkeit, wie Abb. 27 zeigt. Bei den mit der Radio-PCA nachgewiesenen Antikörpern handelt es sich offensichtlich um hitzestabile Globuline. Nach Inaktivierung der Seren bei 56 °C über 1/2 h wurden die Werte nicht signifikant niedriger.

*Folgerung:*

*Mit Hilfe der Radio-PCA konnten die höchsten Aktivitäten von cytotropen Antikörpern in den Seren der Gruppen 2 und 4 nachgewiesen werden.*

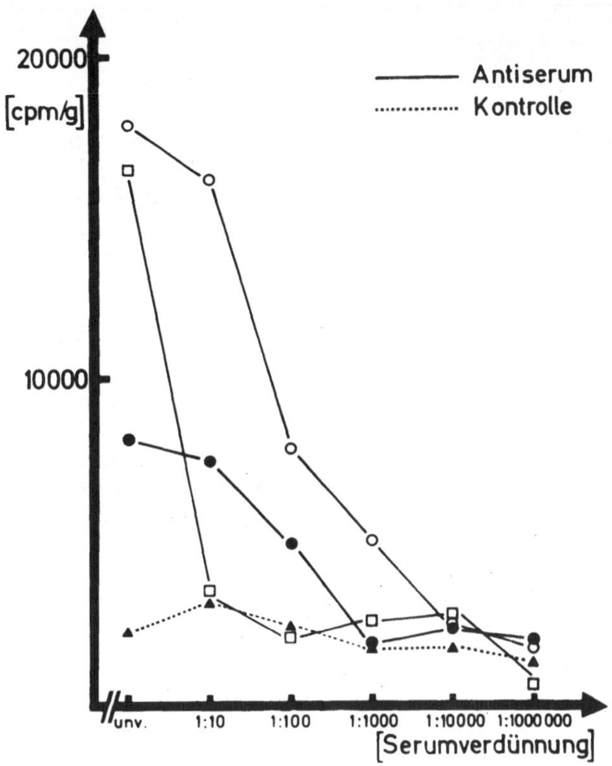


*Abb. 27. Ergebnisse der Radio-PCA von drei Seren der Gruppe 2 (ausgezogene Linien) und von Normal-Kaninchen-Serum (gestrichelt)*

## e) Histologische Befunde

Die von Herrn Priv. Doz. Dr. K. PIELSTICKER (Path. Institut d. Univ. München) freundlicherweise durchgeführte histologische Untersuchung einzelner Organe der immunisierten Kaninchen zeigte pathologische Befunde bevorzugt bei den Tieren der Gruppe 2 und 4: Lymphocytäre Infiltrate in Leber und Lunge sowie Zeichen von follikulärer Hyperplasie in der Milz. Auffällig war der Nachweis von eosinophilen Infiltraten in Milz und Lunge einiger Tiere, die mit Cyprylat-Humanalbumin immunisiert worden waren.

Faßt man die Untersuchungen zur Immunogenität verschiedener Humanalbuminfraktionen am Kaninchen zusammen, so ergibt sich folgendes: In seiner Immunogenität entspricht das mit dem Misch-Stabilisator aus Caprylat und Acetyl-Tryptophan behandelte Albumin dem monomeren Ausgangsmaterial, während aggregathaltiges Albumin sowie das mit Caprylat-Stabilisator behandelte Humanalbumin deutlich stärker immunogene Eigenschaften aufweisen.

Hinsichtlich der Reaktivität im Intracutantest waren Albumin-Aggregate sowohl als Immunisierungssubstanz als auch als Test-lösung geeignet, die stärksten Hautreaktionen hervorzurufen.

*Folgerung:*

*Im kommerziellen Humanalbumin finden sich Fraktionen deutlich
unterschiedlicher Immunogenität. Dabei kommt dem Caprylat-Stabilisator besondere Bedeutung zu, während die Behandlung mit
einem Misch-Stabilisator aus Caprylat und Acetyl-Tryptophan die
Immunogenität von monomerem Humanalbumin nicht steigert.*

## 4. ZUSAMMENFASSUNG DER TIEREXPERIMENTELLEN ERGEBNISSE

### Experimente mit Pferde-anti-Hunde-Lymphocyten-Globulin (ALG)

Normales Pferde-Immunglobulin G unterscheidet sich in seiner
Immunogenität wesentlich von antilymphocytärem Pferde-IgG; dies
konnte am Hund nach einmaliger und nach 14-tägiger ALG-Behandlung nachgewiesen werden.

Eine bestimmte Immunglobulinfraktion des Pferdes, Pferde-IgG(T),
vermag am Hund unspezifisch positive Intracutanreaktionen auszulösen; nach intravenöser Applikation von normalem Pferde-IgG
(T) kann es am nicht-sensibilisierten Hund zu anaphylaktoiden
Reaktionen kommen (Tabelle 23).

Während jeder Infusion von ALG fällt die Serum-Komplementaktivität ab, ohne daß hiermit eine Unverträglichkeitsreaktion verbunden sein muß.

Wegen dieser unspezifischen anaphylaktoidogenen Eigenschaften
von Pferde-IgG(T) sowie von antilymphocytärem Pferde-IgG muß in
den immunologischen Testen zum Nachweis einer Sensibilisierung

Tabelle 23. Schematische Übersicht über die Unterschiede in den immunologischen Eigenschaften verschiedener Pferde-Immunglobuline G

| | Normal-Pferde-IgG | Normal-Pferde-IgG(T) | Antilymphocytäres Pferde-IgG |
|---|---|---|---|
| Immunogenität | schwach | schwach | stark |
| Intracutantest (unspezifisch) | − | + | + |
| Anaphylaktoide Reaktion nach i.v. Applikation | − | $\pm$ | $\pm$ |
| C'H 50-Abfall nach i.v. Applikation | − | $\pm$ | + |
| Eignung als Test-substanz zum Nachweis einer Sensibilisierung | + | − | − |

Monomeres HSA      **+**

Monomeres HSA + Misch-Stabilisator
(Acetyl-Tryptophan + Caprylat)      **++**

HSA - Aggregate      **+++**

Monomeres HSA +
Caprylat-Stabilisator      **++++**

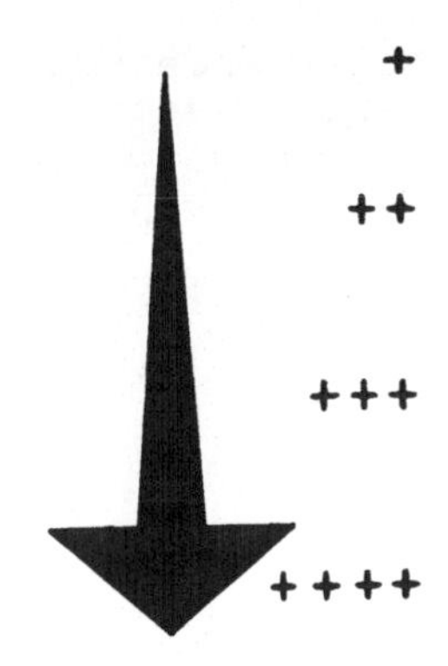

*Abb. 28. Schematische Darstellung der unterschiedlichen Immuno-
genität verschiedener Humanalbuminfraktionen (HSA)*

gegen Pferde-IgG normales Pferde-IgG als Antigen verwendet werden.

## Anaphylaktoide Reaktionen durch Serumprotein-Aggregate (Tabelle 24)

Die in den kommerziell erhältlichen Plasmaproteinpräparaten (i.
v.-Gammaglobulin oder Humanalbumin) nachweisbaren Proteinaggregate führen nach intracutaner Applikation in 50 % zu unspezifisch
positiven Hautreaktionen vom Soforttyp. Nach intravenöser Infusion am nicht-sensibilisierten Hund treten schwere anaphylaktoide Reaktionen (Blutdruckabfall, Anstieg des Pulmonalarteriendruckes, Abfall des Herzzeitvolumens) auf. Die Serum-Komplementaktivität fällt während dieser Erscheinung nicht drastisch ab.

## Immunogenität verschiedener Humanalbuminfraktionen

Immunisierungsversuche mit verschiedenen Humanalbumin(HSA)-Frak-
tionen an Kaninchen ergaben, daß die kommerziellen Humanalbumin-
Lösungen Fraktionen unterschiedlicher Immunogenität enthalten
(Abb. 28).

Tabelle 24. Unspezifische anaphylaktoidogene Eigenschaften von Serumprotein-
Aggregaten

| | Serumprotein | |
| --- | --- | --- |
| | Aggregate | Deaggregiert |
| Hautreaktion nach i.c. Applikation (unspezifisch) | + | − |
| Anaphylaktoide Reaktion nach i.v. Infusion | + | − |

Diese Änderungen entstehen durch Aggregatbildung sowie durch
Stabilisatoren. Die Behandlung mit Caprylat-Stabilisator steigert ebenso wie die Aggregatbildung die Immunogenität von monomerem Humanalbumin.

# C. KLINISCHE SYMPTOMATIK UND HÄUFIGKEIT ANAPHYLAKTOIDER REAKTIONEN NACH KOLLOIDINFUSION

Im folgenden Kapitel wird die Symptomatik der anaphylaktoiden Reaktionen nach Infusion verschiedener Kolloide phänomenologisch vorgestellt. Die Intensität der beobachteten Reaktionen wurde dabei nach einer Schweregradskale (Tabelle 25) quantitativ erfaßt. Die in vielen Fällen so dramatische klinische Situation gab schließlich Anlaß und Motivation für die vorliegende Arbeit. Der deskriptive Teil wird ergänzt durch die vergleichende Erfassung der Häufigkeiten anaphylaktoider Komplikationen nach Infusion kolloidaler Volumenersatzmittel; nur auf der Grundlage dieser Zahlen kann die Problematik der Zwischenfälle quantitativ beurteilt werden.

Tabelle 25. Schweregradskala zur Quantifizierung der Intensität von anaphylaktoiden Reaktionen [RING, MESSMER (318)]

| Grad | Symptomatik |
| --- | --- |
| I | Hauterscheinungen (Fieber) |
| II | Deutliche, aber nicht lebensbedrohende hyemodynamische Reaktion (Tachykardie, Hypotension), |
|  | Gastro-intestinale Störung (Nausea), |
|  | Dyspnoe |
| III | Schock, |
|  | lebensbedrohender Spasmus glatter Muskulatur. (Bronchien, Uterus etc.) |
| IV | Herz- und/oder Atemstillstand |

## 1. SYMPTOMATIK UND HÄUFIGKEIT ANAPHYLAKTOIDER REAKTIONEN NACH INFUSION VON ANTILYMPHOCYTENGLOBULIN (ALG)

Antilymphocytenglobulin ist seit beinahe 10 Jahren im klinischen Einsatz; die erste therapeutische Anwendung von ALG bei Transplantierten wurde von STARZL et al. (373) in Denver vorgenommen. Die Münchner Arbeitsgruppe um BRENDEL (44) und PICHLMAYR et al. (283) setzte ALG erstmals bei Patienten mit Autoimmunerkrankungen ein. In München wurde auch zum ersten Mal die mittlerweise allgemein übliche intravenöse Applikation von ALG begonnen.

Trotz seiner überzeugenden immunsuppressiven Potenz im Tierexperiment (46, 49, 86, 168, 243, 303, 304, 339, 340) stellt ALG auch heute immer noch kein Routine-Therapeutikum dar. Der wesentliche Grund dafür liegt in der Häufigkeit unerwünschter Nebenwirkungen (46, 273). Trotz einer erheblich verbesserten Reinheit der Produkte (359) stellt die Verträglichkeit von ALG - vor allem bei länger dauernder Therapie - immer noch ein Problem dar. Sie stand auch im Mittelpunkt des Interesses dieser Arbeit; der therapeutische Effekt von ALG bei den verschiedenen Indikationen (Organtransplantation, Autoimmunerkrankungen) wird unterschiedlich beurteilt (18, 44, 186, 206, 258, 259). Die klinischen Ergebnisse der ALG-Therapie bei den im folgenden vorgestellten 150 Patienten sind vereits veröffentlicht (45, 69, 100, 150, 151, 307, 310, 313, 323, 357, 358, 385). Es handelte sich dabei durchwegs um Einzelfälle oder Pilotstudien; leider fehlen - besonders auf dem Gebiet der Autoimmunerkrankungen - kontrollierte klinische Studien zum Nachweis des Therapieeffektes einer ALG-Behandlung. Voraussetzung für die Durchführung groß angelegter klinischer Studien ist jedoch die Lösung des Problems der Verträglichkeit von ALG. Dies stand deshalb immer im Vordergrund der in München betriebenen ALG-Forschung.

Bei der Beschreibung der anaphylaktoiden Reaktionen nach ALG-Infusion stellt die statistische Erfassung der Häufigkeit kein Problem dar, da die Grundgesamtheit der 150 mit ALG behandelten Patienten bekannt und überschaubar ist. Deshalb kann in diesem Zusammenhang das Patientengut auch gleich getrennt nach unterschiedlichen Applikationsweisen im Hinblick auf eine verbesserte Verträglichkeit betrachtet werden.

Tabelle 26 zeigt die bei insgesamt 150 Patienten beobachteten Unverträglichkeitserscheinungen nach ALG-Infusion. Dabei wurden Fieberreaktionen sowie Erscheinungen aus dem Formenkreis der Serumkrankheit gesondert berücksichtigt.

Drei Patientengruppen, die sich hinsichtlich der ALG-Applikation unterschieden, wurden verglichen: Die erste Gruppe besteht aus 98 Patienten, die ALG - in zwei Fällen Antilymphocytenserum - ohne Vorbehandlung mit Normal-Pferde-IgG zur Induktion einer immunologischen Toleranz infundiert bekamen. Die insgesamt 52 Patienten, bei denen eine Toleranzinduktion versucht wurde, erhielten einmal (n = 30) normales, kommerzielles Antilymphocytenglobulin und in einer zweiten Gruppe (n = 22) deaggregiertes ALG.

Die Versuche zur Verbesserung der Verträglichkeit von ALG liefen nicht parallel, sondern stellten eine logische, aufeinander aufbauende Entwicklung dar. Deshalb sind die beobachteten Zahlen auch nicht als Ergebnis einer kontrollierten Studie zu bewerten. Dennoch sind die Unterschiede zwischen den einzelnen Gruppen auffällig : Schwere anaphylaktoide Reaktionen (Grad III und IV nach der Schweregradskala, siehe Tabelle 25, wurden nur in der ersten Gruppe (Patienten ohne Vorbehandlung zur Toleranzinduktion) beobachtet. Ebenso konnte die Häufigkeit der Serumkrankheit durch fortlaufende Verbesserung der Applikation drastisch gesenkt werden. Bei den mit Toleranzinduktion behandelten Patien-

Tabelle 26. Häufigkeit von anaphylaktoiden Reaktionen und Serumkrankheit nach ALG-Infusion (Anzahl der von dem jeweiligen Symptom befallenen Patienten)

| Unverträglichkeit | Gruppe I (ALG ohne Vorbehandlung zur Toleranzinduktion, n = 98) | Gruppe II (ALG mit Vorbehandlung zur Toleranzinduktion, n = 30) | Gruppe III (ALG mit Vorbehandlung zur Toleranzinduktion und Deaggregierung, n = 22) |
|---|---|---|---|
| **Anaphylaktoide Reaktion** | | | |
| Schweregrad I | 20 | 5 | 2 |
| Schweregrad II | 64 | 5 | 1 |
| Schweregrad III + IV | 4 | - | - |
| Fieber | 65 | 8 | 1 |
| Arthralgie | 11 | 3 | 1 |
| Nephritis | 4 | - | - |

ten kam es insgesamt nur viermal zu leichten arthritischen Beschwerden und sechsmal zu einer anaphylaktoiden Reaktion vom Grad II.

Die geringste Anzahl von Unverträglichkeitserscheinungen wurde in der Gruppe III (Applikation von deaggregiertem ALG) beobachtet. Die tierexperimentellen und klinisch-immunologischen Untersuchungen, die die Grundlage für diese Modifikation der ALG-Applikation bildeten, sind in den Kapiteln B und E näher erläutert.

*Folgerung:*

*Die Infusion von Antilymphocytenglobulin (ALG) hat ein relativ hohes Risiko von Nebenwirkungen (lebensbedrohliche anaphylaktoide Reaktionen 4 %, Serumnephritis 4 %), das durch Toleranzinduktion und Deaggregierung verringert wird.*

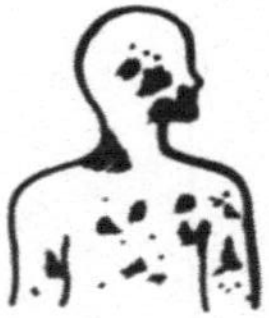

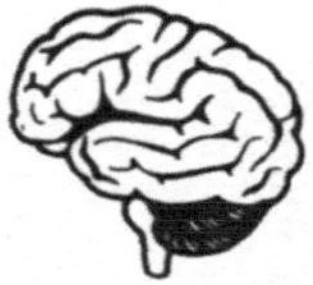

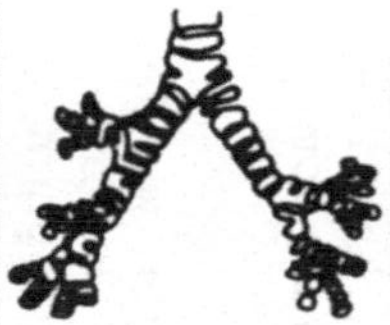

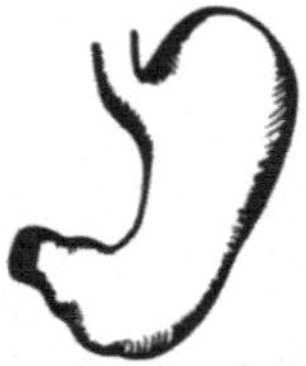

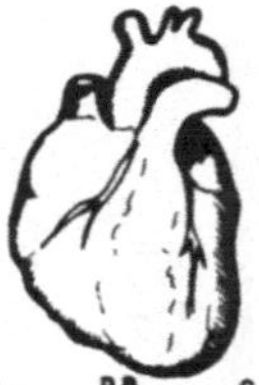

| Kolloid | Lokal-reaktion | Urticaria | Flush | Fieber | Krämpfe, Ausfälle | Dyspnoe | Atem-stillstand | Nausea | Vomi-tus | Defae-catio | Tachy-kardie | RR-Anstieg | RR-Abfall | Schock | Herz-stillstand |
|---|---|---|---|---|---|---|---|---|---|---|---|---|---|---|---|
| Plasma-Protein (n = 25) | – | 12 | 5 | 16 | 1 | 3 | 1 | 5 | 1 | – | 23 | 4 | 17 | 3 | 1 |
| Dextran (n = 208) | 7 | 43 | 93 | 13 | 7 | 80 | 32 | 61 | 24 | 7 | 118 | 5 | 100 | 69 | 32(13+) |
| Gelatine (n = 7) | – | 4 | 6 | 1 | – | 1 | – | 3 | – | – | 7 | – | 6 | 2 | – |
| Stärke (n = 8) | 4 | 6 | 3 | 1 | 1 | 1 | – | 2 | – | – | 5 | 1 | 4 | 1 | – |

*Abb. 29. Übersicht über die im einzelnen beobachteten Symptome bei 248 Patienten mit anaphylaktoider Reaktion nach Infusion kolloidaler Volumenersatzmittel*

## 2. SYMPTOMATIK DER ANAPHYLAKTOIDEN REAKTIONEN NACH INFUSION KOLLOIDALER VOLUMENERSATZMITTEL

Die klinische Symptomatik der an insgesamt 248 Patienten* nach
Infusion kolloidaler Volumenersatzmittel beobachteten anaphylaktoiden Reaktionen erstreckte sich von dem leichtesten Bild der
Hauterscheinung mit Flush, Urticaria oder lokaler Venenreaktion,
bis zum ausgeprägten "anaphylaktischen" Schock mit Herz- und/
oder Atemstillstand. 13 der Reaktionen verliefen letal. In den
anderen Fällen waren die Erscheinungen reversibel; bleibende
Schädigungen der Patienten wurden nicht beobachtet. Eine Zusammenfassung der insgesamt beobachteten Einzelsymptome wird in
Abb. 29 gegeben. Daraus geht hervor, daß sich die meisten Reaktionen in der Hämodynamik und an der Haut manifestieren.

Tabelle 27 gibt einen Überblick über die hauptsächlichen Mani-
festationsorgane der anaphylaktoiden Reaktionen, d.h. eine Zu-
sammenstellung der für den jeweiligen Patienten gefährlichsten
Symptome. Auch hier stellt die Herz-/Kreislaufsymptomatik die
vorwiegende Erscheinungsform der anaphylaktoiden Reaktion dar;
es können jedoch auch lebensbedrohliche Reaktionen ohne kardio-
vasculäre Veränderungen beobachtet werden, wenn z.B. die Lunge
mit Dyspnoe bzw. Atemstillstand das ausschließliche Manifesta-
tionsorgan darstellt.

Tabelle 27. Übersicht über die Organe, an denen sich die anaphylaktoiden
Reaktionen im Einzelfall hauptsächlich manifestierten (124 eigene Beobachtungen sowie 124 der Fa. Knoll gemeldete Fälle von Dextranunverträglichkeit)

| Kolloid | Fieber | Haut | Lunge | Magen-Darm | Kreislauf |
|---|---|---|---|---|---|
| Plasmaprotein (n = 25) | 13 | 6 | 1 | – | 5 |
| Dextran (n = 84, eigene Beobachtungen) | – | 15 | 8 | 2 | 59 |
| (n = 124, Fa. Knoll) | 2 | 11 | 8 | 6 | 107 |
| Gelatine (n = 7) | 1 | 1 | – | – | 5 |
| Stärke (n = 8) | – | 4 | – | – | 4 |

---

* Hierin sind 124 Fälle eingeschlossen, die der Fa. Knoll, Ludwigshafen, als
Dextranunverträglichkeit gemeldet wurden (1973 - 1976).

Tabelle 28. Intensität der anaphylaktoiden Reaktionen nach Infusion kolloidaler Volumenersatzmittel (124 der Fa. Knoll gemeldete Fälle von Dextranunverträglichkeit und 124 eigene Beobachtungen)

| Kolloid | Schweregrad | | | |
|---|---|---|---|---|
| | I | II | III | IV |
| <u>Plasmaprotein</u> (n = 25) | 9 | 13 | 2 | 1 |
| <u>Dextran</u> (n = 84, eigene Beobachtungen) | 18 | 36 | 18 | 12 |
| (n = 124, Fa. Knoll) | 13 | 63 | 26 | 22 |
| <u>Gelatine</u> (n = 7) | 1 | 4 | 2 | – |
| <u>Stärke</u> (n = 8) | 4 | 3 | 1 | – |

Tabelle 28 gibt einen Überblick über die Schweregrade der beobachteten anaphylaktoiden Reaktionen nach Infusion der einzelnen
Kolloide. Dabei stellen die Schweregrade III und IV die lebensbedrohlichen Reaktionen dar (Schock bzw. Herz- und/oder Atemstillstand). Aus diesen Befunden geht hervor, daß nach Infusion
<u>aller</u> derzeit auf dem Markt befindlichen Kolloide lebensbedroh-
liche anaphylaktoide Reaktionen auftreten können.

Zur besseren Illustration sollen im folgenden einige besonders
charakteristische Einzelfälle kurz kasuistisch geschildert werden.

Eine dramatisch verlaufende Reaktion zeigt Abb. 30. Bei diesem
69jährigen Patienten sollte ein Prostata-Adenom in Lumbal-Anäs-
thesie entfernt werden. Nach wenigen Tropfen infundierter Dextranlösung (Macrodex) klagte der Patient über Übelkeit und Kreuz-
schmerzen. Noch während die Infusion abgestellt wurde, kam es
zum Herz- und Atemstillstand. Die Reanimation mit Defibrillation
war erfolgreich.

Die klinische Symptomatik der nach Gelatine- bzw. Stärkelösungen
beobachteten Unverträglichkeitsreaktionen entsprach im wesentlichen den für Dextran geschilderten Fällen.

Unter den anaphylaktoiden Reaktionen nach Applikation von Plasmaproteinlösungen ließen sich entsprechend der klinischen Symptomatik deutlich "Früh-" von "Spät-" Reaktionen unterscheiden.
Abb. 31 zeigt den typischen Verlauf einer "Früh-"Reaktion, beobachtet bei einer 53jährigen Patientin, die 3 Tage nach der Ope-
ration an einem Rektum-Karzinom eine 5%ige Humanalbuminlösung
infundiert bekam. Nach wenigen ml klagte die Patientin über Übelkeit. Es entwickelte sich eine massive Urticaria, der Blutdruck
sank auf nicht mehr meßbare Werte und die Herzaktion setzte aus.
Die sofortige Reanimation war erfolgreich, der weitere Heilver-
lauf ungestört. Diese Patientin wies in ihrer Anamnese eine

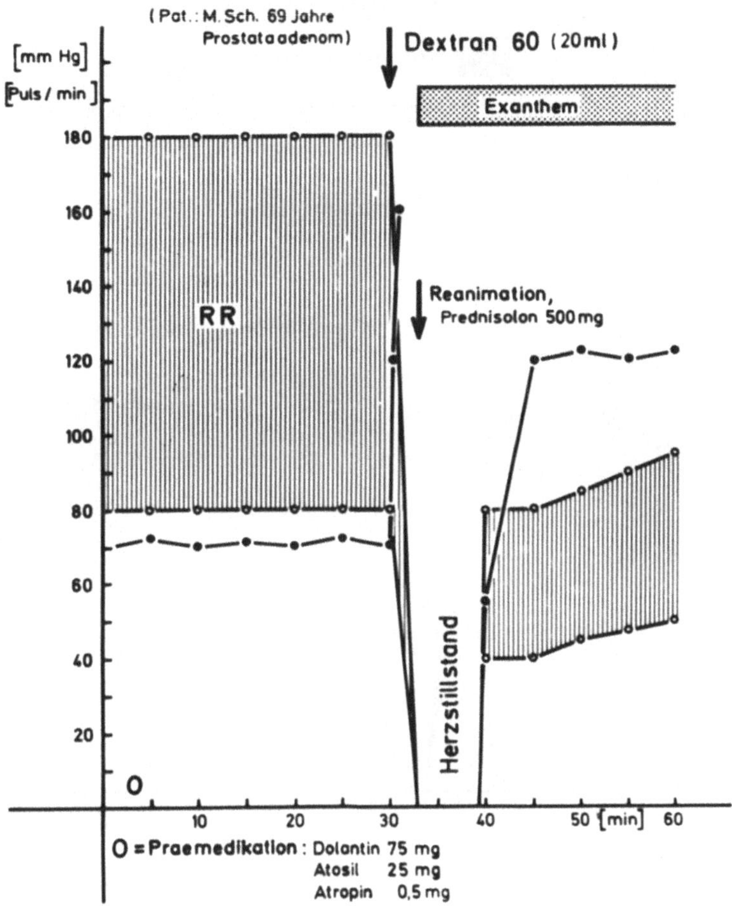



*Abb. 30. Klinische Symptomatik einer anaphylaktoiden Reaktion nach Infusion von 20 ml einer Dextran 60 - Lösung (Macrodex) bei einem Patienten (M. Sch. 69 Jahre), der wegen eines Prostata-Adenoms operiert werden sollte. [RING und MESSMER (318)]*

starke Neigung zu Allergien, so z.B. gegen Pflaster sowie gegen Lokalanästetica auf. Sie hatte bereits bei früherer Gelegenheit Humanalbumin erhalten.

Ganz anders manifestierten sich die sogenannten "Spät-"Reaktionen, wie Abb. 32 am Beispiel eines 32jährigen Patienten zeigt, der 3 Tage lang ohne irgendwelche Anzeichen von Unverträglichkeit größere Mengen von Humanalbumin infundiert bekam. Am 4. Tag trat plötzlich während der Infusion heftiger Schüttelfrost auf. Gleichzeitig fiel der Blutdruck um etwa 23 % vom Ausgangswert ab. Ein Fieberanstieg bis 40 °C und eine generalisierte Urticaria wurden beobachtet. Alle Symptome verschwanden inner-

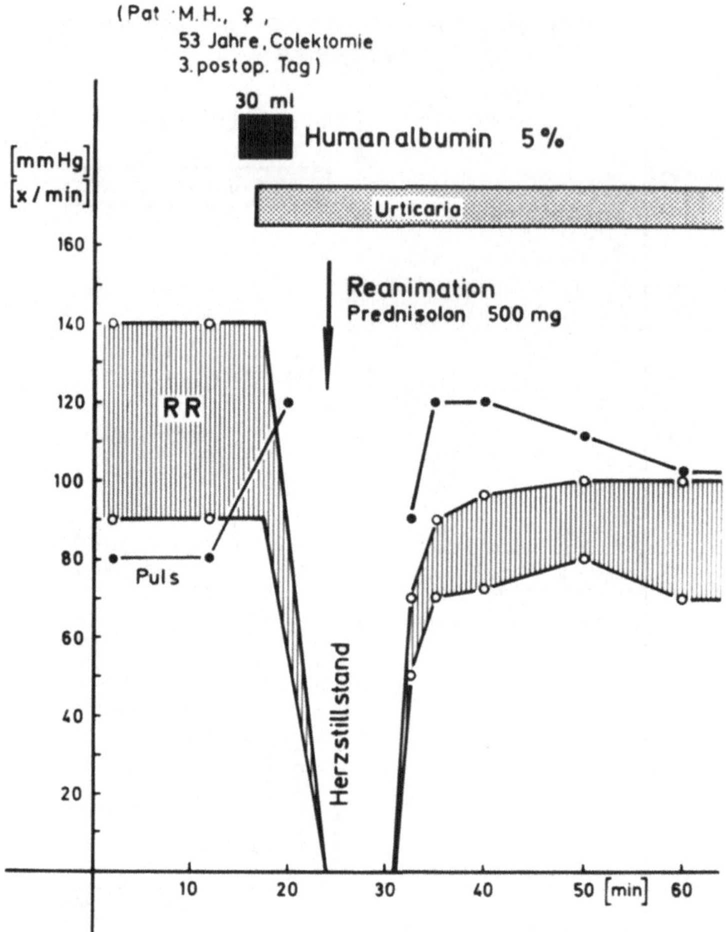



*Abb. 31. Klinische Symptomatik einer anaphylaktoiden Reaktion nach Infusion von 30 ml einer 5 % Humanalbumin-Lösung bei einer Patientin (M.H., 53 Jahre) am dritten postoperativen Tag nach Colektomie. [s. RING und MESSMER (324a)]*

halb von 24 h nach Gabe von 100 mg Prednisolon, traten jedoch erneut nach Wiederbeginn der Humanalbumininfusionen auf. Erst nach Absetzen des Albuminpräparates klangen die Symptome völlig ab. Andere mögliche auslösende Ursachen dieser Reaktion konnten differentialdiagnostisch ausgeschlossen werden.

Abb. 33 zeigt das Auftreten der anaphylaktoiden Reaktionen vom "Spät"-Typ nach Humanalbumin in Abhängigkeit von der Zeit und der insgesamt zugeführten Albuminmenge bei 15 Patienten.

Die Kriterien der Unterscheidung in "Früh"- und "Spät"-Reaktionen sind in Tabelle 29 zusammengefaßt. Die "Früh"-Reaktionen traten nach Infusion geringer Mengen Albumins wenige Minuten

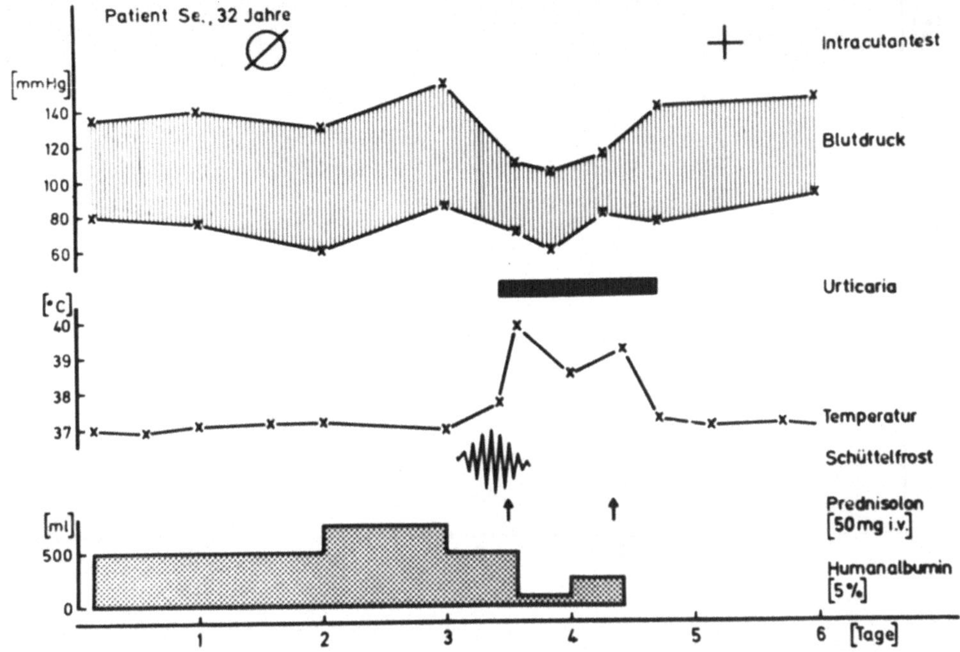


*Abb. 32. Klinische Symptomatik einer sogenannten "Spät"-Reaktion nach Infusion größerer Mengen von Humanalbumin. Der Begriff "Spät"-Reaktion beschreibt lediglich den zeitlichen Verlauf; er darf nicht mit dem immunologischen Typ der "delayed type hypersensitivity"-Reaktion verwechselt werden! [s. RING et al. (315)]*

Tabelle 29. Unterscheidung der anaphylaktoiden Reaktionen nach Humanalbumin in "Sofort"- und "Spät"-Reaktionen

|  | Sofortreaktion | Spätreaktion |
|---|---|---|
| Zeitpunkt des Auftretens nach Infusionsbeginn | min | Tage |
| verabreichte Albuminmenge | < 10 g | > 100 g |
| Hervorstechende klinische Symptome | RR-Abfall | Fieber, Urticaria |
| Anzahl der Patienten | 9 | 14 |

nach Applikation des Kolloids auf und manifestierten sich vorwiegend hämodynamisch. "Spät"-Reaktionen wurden erst nach mehrtägiger Applikation von großen Mengen Humanalbumin beobachtet und traten vorwiegend als Urticaria oder Fieber in Erscheinung.

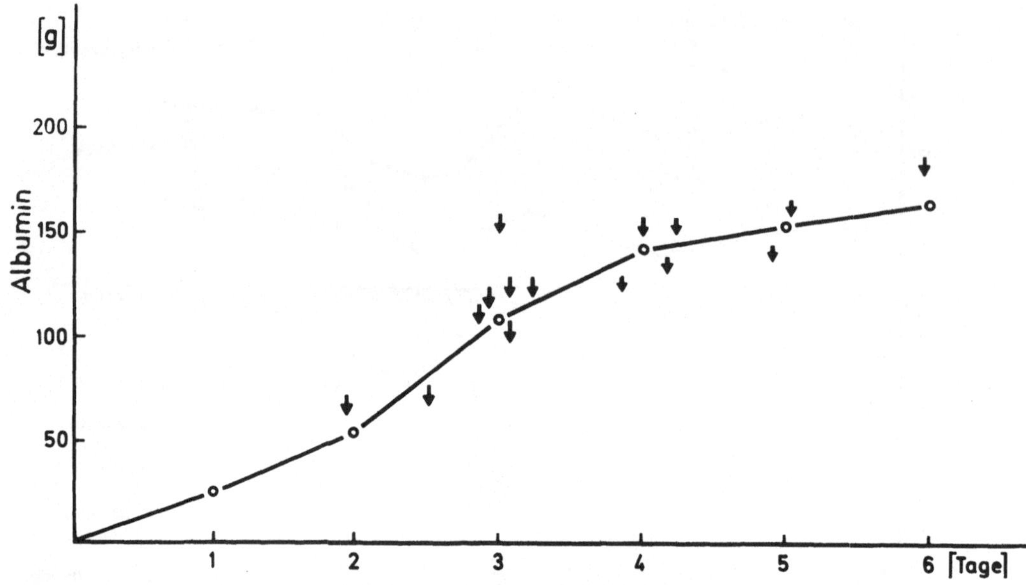

*Abb. 33. Auftreten von Humanalbumin-"Spät"-Reaktionen in Abhängigkeit von Zeit und Albuminmenge (n = 15)*

Nach Infusion künstlicher Kolloide wurden solche "Spät"-Reaktionen nicht beobachtet.

---

*Folgerung:*

*Alle derzeit verfügbaren kolloidalen Volumenersatzmittel können u.U. lebensbedrohliche anaphylaktoide Reaktionen auslösen. Die Infusion natürlicher Kolloide kann darüber hinaus bei Applikation großer Mengen zu sogenannten "Spät"-Reaktionen führen, die erst nach mehrtägiger Gabe auftreten.*

---

## 3. HÄUFIGKEIT ANAPHYLAKTOIDER REAKTIONEN NACH INFUSION KOLLOIDALER VOLUMENERSATZMITTEL

Die im vorhergehenden Kapitel angeführten Zahlen erlauben keinen Rückschluß auf die Häufigkeit anaphylaktoider Komplikationen, da es sich hier lediglich um Fallmitteilungen handelt. Dies wird z.B. aus Abb. 34 deutlich, in der das Auftreten anaphylaktoider Reaktionen nach Dextraninfusion an den Kliniken der Ludwig-Maximilians-Universität in München in den Jahren 1973 - 1975 dargestellt ist. Dabei sind die unterschiedlichen Schweregrade der Reaktionen durch die Höhe der Säulen angedeutet. Fälschlicherweise dem Kolloid zugeschriebene Reaktionen sind gestrichelt dargestellt. Die große Anzahl der gemeldeten Fälle im 1. Halbjahr 1973 entspricht keiner effektiv erhöhten Häufigkeit, wie

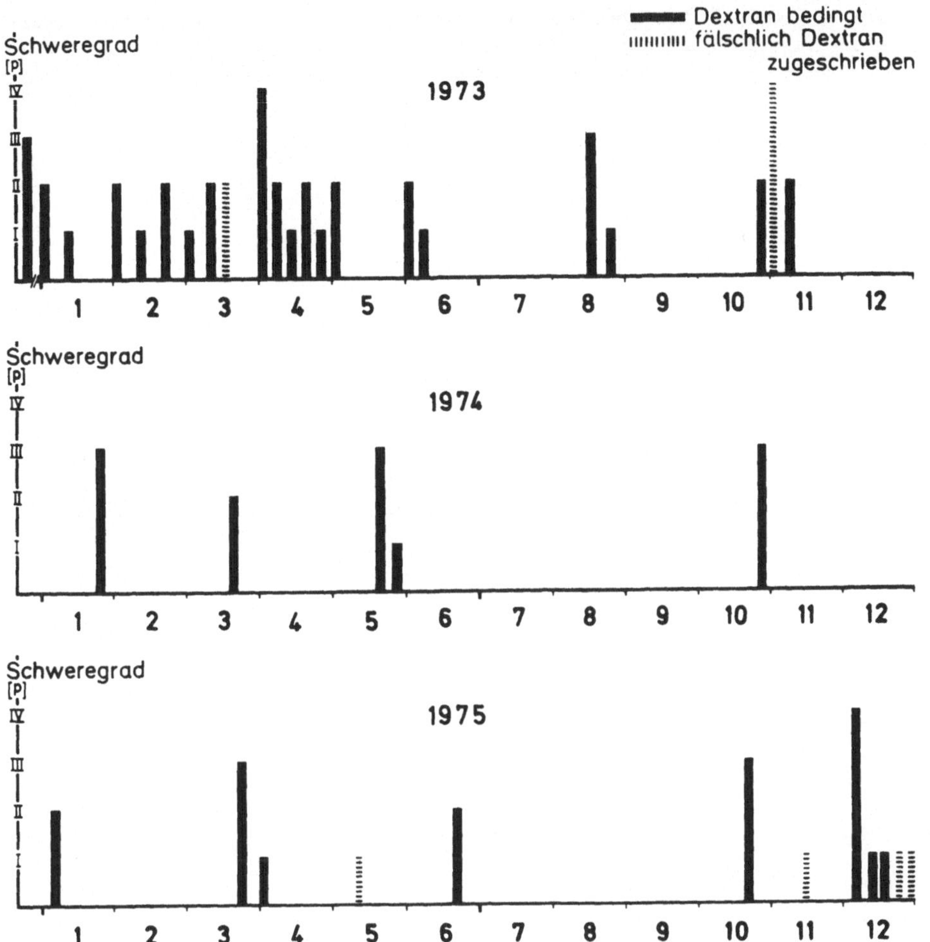


*Abb. 34. Anzahl der beobachteten anaphylaktoiden Reaktionen nach Dextraninfusion in den Kalenderjahren 1973 - 1975 an den Kliniken der Ludwig-Maximilians-Universität in München. Jede Säule entspricht einer Reaktion; die Ordinate gibt den Schweregrad an (s. Tabelle 25)*

sich durch den Bezug dieser Fallmeldungen auf die Verbrauchszahlen von Dextranlösungen zeigen ließ. An diesen Kliniken blieb die Häufigkeit der Dextranunverträglichkeit mit 0,03 % von 1973 - 1975 konstant. Wie Tabelle 30 zeigt, fanden sich keine jahreszeitlichen Schwankungen im Auftreten der Dextranunverträglichkeit.

Zur Ermittlung der tatsächlichen Frequenz anaphylaktoider Reaktionen nach Infusion kolloidaler Volumenersatzmittel - insbesondere bei einem Vergleich verschiedener Kolloide - bedarf es eines ausreichend großen Zahlenmaterials, das über den gleichen Beobachtungszeitraum hin ausgewertet werden muß. Darüber hinaus gilt

Tabelle 30. Anzahl der gemeldeten Reaktionen in Deutschland nach Dextraninfusion (n = 208) in den einzelnen Kalendermonaten der Jahre 1972 - 1975

| Januar | 20 | Juli | 18 |
|---|---|---|---|
| Februar | 20 | August | 17 |
| März | 24 | September | 15 |
| April | 20 | Oktober | 17 |
| Mai | 20 | November | 21 |
| Juni | 8 | Dezember | 8 |

Tabelle 31. Häufigkeit der Kolloidunverträglichkeit im Jahr 1975 (31
Krankenhäuser im Raum München-Sydbayern)

| Kolloid | Verbrauch (Inf. Einheiten) | Zahl der beob. Unverträglichkeiten | Häufigkeit (%) |
|---|---|---|---|
| Plasmaprotein | | | |
| Serumkonserven | 25582 | 5 | 0,019 |
| Humanalbumin | 60048 | 7 | 0,011 |
| Insgesamt | 85630 | 12 | 0,014 |
| Dextran | | | |
| Dextran 60/75 | 34621 | 24 | 0,069 |
| Dextran 40 | 51261 | 4 | 0,007 |
| Insgesamt | 85882 | 28 | 0,032 |
| Gelatine | | | |
| Harnstoffvernetzt | 6151 | 9 | 0,146 |
| Oxypolygelatine | 810 | 2 | 0,246 |
| Modifizierte G. | 6028 | 4 | 0,066 |
| Insgesamt | 12989 | 15 | 0,115 |
| Stärke | 16405 | 14 | 0,085 |
| Insgesamt | 200906 | 69 | 0,033 |

es, die Selektion bestimmter Patientengruppen, wie sie sich an
Universitätskliniken häufig findet, durch Einbeziehung von Grund-
krankenhäusern zu vermeiden. Deshalb wurden zur Ermittlung der
Frequenz anaphylaktoider Reaktionen nach Infusion kolloidaler
Volumenersatzmittel die an insgesamt 31 Krankenhäusern im Südbayerischen Raum (s. Kap. "Material und Methodik") beobachteten
Unverträglichkeitserscheinungen im Jahre 1975 zum Verbrauch der
entsprechenden Kolloide in demselben Zeitraum in Beziehung gesetzt.

Die Gesamtzahl der erfaßten Infusionen betrug 200.906. Tabelle
31 zeigt die Zahlen für die einzelnen Kolloidgruppen: Hierbei
ergab sich für Plasmaproteinlösungen bei einem Gesamtverbrauch
von 85.630 Infusionseinheiten und 12 beobachteten Zwischenfällen
eine Häufigkeit von insgesamt 0.014 %. Serumkonserven führten
etwas häufiger (0.019 %) zu anaphylaktoiden Reaktionen als Humanalbumin (0.011 %).

Für Dextran errechnete sich die Häufigkeit mit 28 anaphylaktoiden Reaktionen bei 85.882 erfaßten Infusionen als 0.031 %.
Niedermolekulares Dextran (Dextran 40) führte mit 0.007 % signifikant seltener zu Unverträglichkeiten als Dextran 60 mit
0.069 %.

Nach Infusion von insgesamt 12.989 Einheiten Gelatinelösung
wurden 15 anaphylaktoide Reaktionen beobachtet; dies ergibt
eine Häufigkeit von 0.115 %.

Tabelle 32. Häufigkeit der Kolloidunverträglichkeit im Jahr 1975 (31
Krankenhäuser im Raum München-Südbayern)

| Kolloid | Verbrauch (Inf. Einheit) | Zahl der beob. Unverträglichkeiten | Häufigkeit (%) |
|---|---|---|---|
| **Plasmaprotein** | | | |
| PPL | 8938 | - | -- |
| Biseko | 10725 | 3 | 0,027 |
| Seretin | 5508 | 1 | 0,018 |
| Humanalbumin | 411 | 1 | 0,243 |
| Humanalbumin 5 % | 10753 | 5 | 0,046 |
| Humanalbumin 20% | 49295 | 2 | 0,004 |
| **Dextran** | | | |
| Macrodex | 28561 | 14 | 0,049 |
| Longasteril 75 | 4050 | 5 | 0,123 |
| Schiwadex 60 | 1960 | 4 | 0,204 |
| Travenol D 60 | 50 | 1 | 2,00 |
| Rheomacrodex | 42130 | 3 | 0,007 |
| Longasteril 40 | 4077 | - | - |
| Schiwadex 40 | 327 | - | - |
| Rheomacr.-Sorbit | 4547 | 1 | 0,021 |
| Deltaplasmat | 180 | - | - |
| **Gelatine** | | | |
| Haemaccel | 6151 | 9 | 0,146 |
| Gelifundol | 810 | 2 | 0,246 |
| Neoplasmagel | 3268 | 3 | 0,091 |
| Physiogel | 2760 | 1 | 0,036 |
| **Stärke** | | | |
| Plasmasteril | 16405 | 14 | 0,085 |

Für Hydroxyäthylstärke fand sich bei 14 Unverträglichkeiten unter 16.405 Infusionen eine Frequenz von 0.085 %. Damit ergibt sich folgende Reihenfolge in der Häufigkeit anaphylaktoider Reaktionen: Plasmaproteinlösungen sind am besten verträglich. Nach Infusion von Dextran, Stärke und Gelatine werden in zunehmender Frequenz anaphylaktoide Reaktionen beobachtet.

Tabelle 32 zeigt eine Aufschlüsselung der Befunde nach den einzelnen verwendeten Firmenprodukten. Aus diesen Zahlen ergeben sich über die eben beschriebenen Befunde hinaus keine Auffälligkeiten, da die einzelnen Kollektive zahlenmäßig zu stark streuen.

Aus dem gleichen Grund erscheint es wenig sinnvoll, einzelne Krankenhäuser miteinander zu vergleichen. Auf keinen Fall ergaben sich augenfällige Differenzen zwischen Großstadtkliniken und Landkrankenhäusern oder zwischen unterschiedlichen geographischen Gruppierungen.

Die bisherigen Häufigkeitsangaben bezogen sich auf die Anzahl aller beobachteten anaphylaktoiden Reaktionen, unabhängig von deren klinischem Schweregrad. Tabelle 33 schlüsselt deshalb die einzelnen Fälle nach ihrem Schweregrad - entsprechend der Schweregradskala (s. Kap. "Material und Methodik") - auf. Reaktionen vom Schweregrad IV, d.i. Herz- und/oder Atemstillstand, wurden im Jahre 1975 in 31 Krankenhäusern nur nach Applikation von Humanalbumin bzw. Dextran beobachtet. Zu lebensbedrohlichen Reaktionen mit Schock kam es jedoch auch nach Applikation von Gela-

Tabelle 33. Intensität der im Jahr 1975 an 31 Krankenhäusern aus Südbayern beobachteten anaphylaktoiden Reaktionen nach Infusion kolloidaler Volumenersatzmittel (nach der in Tabelle 25 vorgestellten Schweregradskala)

| Kolloid | Schweregrad | | | | |
| | I | II | III | IV | III+IV |
| --- | --- | --- | --- | --- | --- |
| **Plasmaprotein** | | | | | |
| Humanalbumin | 2 | 3 | 1 | 1 | 2 |
| Serumkonserven | 1 | 3 | 1 | | 1 |
| **Dextran** | | | | | |
| Dextran 60/75 | 7 | 11 | 5 | 1 | 6 |
| Dextran 40 | 2 | 1 | – | 1 | 1 |
| **Gelatine** | | | | | |
| Harnstoff-G. | 4 | 2 | 3 | – | 3 |
| Oxypoly-G. | – | 1 | 1 | – | 1 |
| Modifiz.G. | 1 | 2 | 1 | – | 1 |
| **Stärke** | | | | | |
| Hydroxyäthyl-Stärke | 5 | 8 | 1 | – | 1 |

tine- und Stärkepräparaten. Die nach Gabe von Dextran 40 beobachtete Reaktion vom Schweregrad IV führte zum Exitus letalis. Allerdings handelte es sich hier um eine 92jährige Patientin mit Zustand nach apoplektischem Insult mit stark vorgeschädigtem Myokard, die nach Ausbildung des anaphylaktischen Schockgeschehens zunächst erfolgreich reanimiert werden konnte, jedoch eine Stunde später unter dem klinischen Bild eines irreversiblen Kammerflimmerns verstarb.

Während in der Häufigkeit der leichten Reaktionen (Schweregrad I) Stärke nach Gelatine jedoch vor Dextran und Plasmaproteinlösungen rangiert, verschiebt sich diese Zahl bei Betrachtung der lebensbedrohlichen Reaktionen (siehe Tabelle 34): Schwere anaphylaktoide Symptome wurden am häufigsten nach Gabe von Gelatine (0.038 %) und von Dextran (0.008 %) beobachtet, gefolgt von Stärke (0.006 %) und Plasmaproteinlösungen (0.003 %). Der Unterschied zwischen der Häufigkeit anaphylaktoider Reaktionen nach Infusion von Dextran bzw. Stärke war nicht signifikant.

Der Zeitpunkt des Auftretens der anaphylaktoiden Reaktionen ergibt sich aus Tabelle 59 (Kapitel E. III. 1): Es fällt auf, daß die meisten Dextran-Unverträglichkeiten dann auftraten, wenn das Kolloid dem wachen Patienten - und hier insbesondere in der präoperativen Phase - infundiert wurde.

Tabelle 34. Häufigkeit und Schweregrad von Unverträglichkeitsreaktionen nach Kolloidinfusion im Jahr 1975 (Gesamtverbrauch: 200 906 Infusionseinheiten)

| Kolloid | Schweregrad | | | | |
|---|---|---|---|---|---|
| | I | II | III | IV | III+IV |
| **Plasmaprotein** | | | | | |
| Serumkonserven | 0,003 | 0,011 | 0,003 | – | 0,003 |
| Humanalbumin | 0,003 | 0,004 | 0,001 | 0,001 | 0,003 |
| insgesamt | 0,003 | 0,007 | 0,002 | 0,001 | 0,003 |
| **Dextran** | | | | | |
| Dextran 60/75 | 0,020 | 0,031 | 0,014 | 0,002 | 0,017 |
| Dextran 40 | 0,003 | 0,001 | – | 0,001 | 0,001 |
| insgesamt | 0,010 | 0,013 | 0,005 | 0,002 | 0,008 |
| **Gelatine** | | | | | |
| Harnstoff-G. | 0,064 | 0,032 | 0,048 | – | 0,048 |
| Oxypoly-G. | – | 0,123 | 0,123 | – | 0,123 |
| Modifizierte G. | 0,016 | 0,033 | 0,016 | – | 0,016 |
| insgesamt | 0,038 | 0,038 | 0,038 | – | 0,038 |
| **Stärke** | | | | | |
| Hydroxyäthyl-Stärke | 0,030 | 0,048 | 0,006 | – | 0,006 |
| insgesamt | 0,010 | 0,015 | 0,006 | 0,001 | 0,007 |

*Folgerung:*

*Die Häufigkeit von anaphylaktoiden Reaktionen nach Infusion kolloidaler Volumenersatzmittel betrug im Jahre 1975 insgesamt 0.033 %. Lebensbedrohliche Reaktionen wurden in folgender Häufigkeit beobachtet: Gelatine (0.038 %), Dextran (0.008 %), Stärke (0.006 %), Plasmaprotein (0.003 %). Die meisten Dextranunverträglichkeitsreaktionen wurden am wachen Patienten in der präoperativen Phase beobachtet.*

# D. Immunologische Veränderungen nach Infusion Kolloidaler Volumenersatzmittel bei Kontrollpatienten ohne Zeichen von Unverträglichkeit

## 1. KLINISCHE DATEN VON KONTROLLPATIENTEN IM VERGLEICH ZU PATIENTEN MIT ANAPHYLAKTOIDEN REAKTIONEN NACH KOLLOIDINFUSION

Bevor die Ergebnisse der klinisch-immunologischen Untersuchungen bei Patienten mit anaphylaktoiden Reaktionen nach Kolloidinfusion interpretiert werden können, müssen die Basiswerte von Kontrollpatienten, die unter ähnlichen klinischen Bedingungen kolloidale Volumenersatzmittel erhalten, bekannt sein. Abgesehen von einigen Berichten über das Verhalten der Immunglobuline (85) fehlen jedoch derartige Kontrollwerte für beinahe alle im Zusammenhang mit dieser Arbeit interessanten unspezifischen und spezifischen immunologischen Parameter.

Deshalb wurden bei insgesamt 553 Patienten, denen aus verschiedensten Indikationen (Tabelle 35) kolloidale Volumenersatzmittel infundiert wurden, die Veränderungen verschiedener immunologischer Faktoren untersucht. Dabei zeigte das zufällig ausgewählte Kontrollkollektiv im großen und ganzen eine zufriedenstellende Übereinstimmung mit der Gruppe der Patienten mit Unverträglichkeitsreaktionen: Die Patienten wurden unter ähnlichen Diagnosen stationär aufgenommen und erhielten aus vergleichbaren Indikationen kolloidale Lösungen.

Alters- und Geschlechtsverteilung entsprachen sich bei beiden Gruppen (Tabelle 36). Unterschiede fanden sich im Zeitpunkt der Kolloidinfusion: Während bei der Mehrzahl (über 80 %) der Kontrollpatienten die Kolloidinfusion intraoperativ und in Narkose begonnen wurde, waren 78 % der Patienten mit Anaphylaktoidie zum Zeitpunkt des Infusionsbeginnes wach; lediglich 18 % der Reaktionen ereigneten sich intraoperativ. Dies entspricht den im Kap. C. 3 beschriebenen Befunden.

In der Anamnese unterschieden sich die Kontrollen von reagierenden Patienten in der Häufigkeit bekannter Allergien: Bei 40 % der Patienten mit anaphylaktoiden Reaktionen, jedoch nur bei 8 % der Kontrollpatienten waren Allergien in der Anamnese bekannt.

Von besonderem Interesse war der Einfluß sonstiger im Zusammenhang mit der Kolloidinfusion verabreichter Medikamente (Tabelle 37): Auch hier zeigten sich jedoch keine großen Unterschiede; sowohl die Prämedikation als auch die zur Narkose verwendeten Drogen entsprachen sich in beiden Gruppen, wenn man die eben beschriebenen Daten zum Infusionsbeginn berücksichtigt, wonach die anaphylaktoide Reaktion besonders häufig beim wachen Patienten beobachtet wurde. Bei einer Reihe von Patienten wurde aller-

Tabelle 35. Diagnosen und Indikationen zur Infusion kolloidaler Volumen-ersatzmittel bei 553 Kontrollpatienten im Vergleich zu 248 Patienten mit anaphylaktoiden Reaktionen

| | Kontrollpatienten | Patienten mit Anaphylaktoidie |
|---|---|---|
| **Diagnose** | | |
| Degeneratives Leiden | 35 % | 16 % |
| Entzündung | 18 % | 23 % |
| Trauma | 6 % | 8 % |
| Benigner Tumor | 10 % | 13 % |
| Maligner Tumor | 19 % | 13 % |
| Gefäßerkrankung | 4 % | 19 % |
| Sonstiges | 8 % | 8 % |
| **Fachgebiet** | | |
| Allgemeinchirurgie | 33 % | 36 % |
| Gefäßchirurgie | 2 % | 5 % |
| Herz/Thoraxchirurgie | 2 % | 4 % |
| Unfallchirurgie | 5 % | 4 % |
| Neurochirurgie | 11 % | 2 % |
| Orthopädie | 33 % | 4 % |
| Urologie | 2 % | 13 % |
| Gynäkologie | 2 % | 7 % |
| Innere Medizin | 8 % | 21 % |
| Sonstiges | 2 % | 4 % |
| **Indikation** | | |
| Großer abdom. Eingriff | 12 % | 12 % |
| Kleiner    "       " | 15 % | 13 % |
| Cholecystektomie | 11 % | 8 % |
| Struma | 6 % | 3 % |
| Plastische u. KnochenOP | 39 % | 12 % |
| Gefäßchirurg. Eingriff | 8 % | 9 % |
| Urologischer Eingriff | 2 % | 12 % |
| Blutverlust ohne OP | 1 % | 6 % |
| Internistische Indikation | 4 % | 17 % |
| Sonstiges (z.B. Diagnostik) | 2 % | 8 % |

Tabelle 36. Klinische Daten von 553 Kontrollpatienten im Vergleich zu 248 Patienten mit anaphylaktoider Reaktion nach Kolloidinfusion

|  | Kontrollpatienten | Patienten mit Anaphylaktoidie |
|---|---|---|
| __Alter__ |  |  |
| 0   - 14 Jahre | 1 % | 0,4 % |
| 15  - 44 Jahre | 33 % | 38 % |
| 45  - 64 Jahre | 34 % | 29 % |
| 65 und älter | 32 % | 32,6 % |
| __Geschlecht__ |  |  |
| männlich | 52 % | 52 % |
| weiblich | 48 % | 48 % |
| __Bewußtseinszustand bei Infusion__ |  |  |
| wach | 15 % | 78 % |
| anaesthesiert | 85 % | 22 % |
| __Infusionsbeginn und operativer Eingriff__ |  |  |
| präoperativ | 4 % | 60 % |
| intraoperativ | 87 % | 18 % |
| postoperativ | 1 % | 7 % |
| keine Operation | 8 % | 15 % |
| __Anamnese__ |  |  |
| Frühere Applikation desselben Kolloids | 11 % | 5 % |
| Diabetes mellitus | 6 % | 10 % |
| Allergien bekannt | 8 % | 40 % |
| Chronische Entzündung | 23 % | 30 % |

Tabelle 37. Praemedikation und Anaesthesie bei 553 Kontrollpatienten und bei 248 Patienten mit anaphylaktoider Reaktion nach Kolloidinfusion

| | Kontrollpatienten | Patienten mit Anaphylaktoidie |
|---|---|---|
| **Praemedikation** | | |
| Atropin | 92 % | 78 % |
| Promethazin | 45 % | 51 % |
| Pethidin | 44 % | 50 % |
| Thalamonal | 43 % | 19 % |
| Keine Praemedikation | 8 % | 15 % |
| **Anaesthesie** | | |
| Halothan | 57 % | 33 % |
| Barbiturate | 64 % | 52 % |
| Neuroleptanalgesie | 36 % | 15 % |
| Lokalanaesthesie | 1 % | 3 % |
| Sonstiges | 2 % | 1 % |
| Muskelrelaxans | 83 % | 41 % |
| **Sonstige Medikation** | | |
| Steroide | 9 % | 13 % |
| Antihistaminica | 2 % | 5 % |
| Antikoagulantien | 1 % | – |

dings das Kolloid in unmittelbar zeitlichem Zusammenhang mit bestimmten Anaesthetica (z.B. Barbiturate bzw. Relaxantien) verabreicht, so daß hier nicht scharf getrennt werden konnte.

Therapeutica, die möglicherwiese das Immunsystem beeinflussen konnten - wie z.B. Steroide - wurden in beiden Gruppen ungefähr gleich häufig verabreicht.

---

*Folgerung:*

*Das zur Ermittlung der immunologischen Basiswerte erstellte Kontrollkollektiv von 553 Patienten zeigte hinsichtlich der klinischen und anamnestischen Daten eine befriedigende Übereinstimmung mit der Gruppe der reagierenden Patienten.*

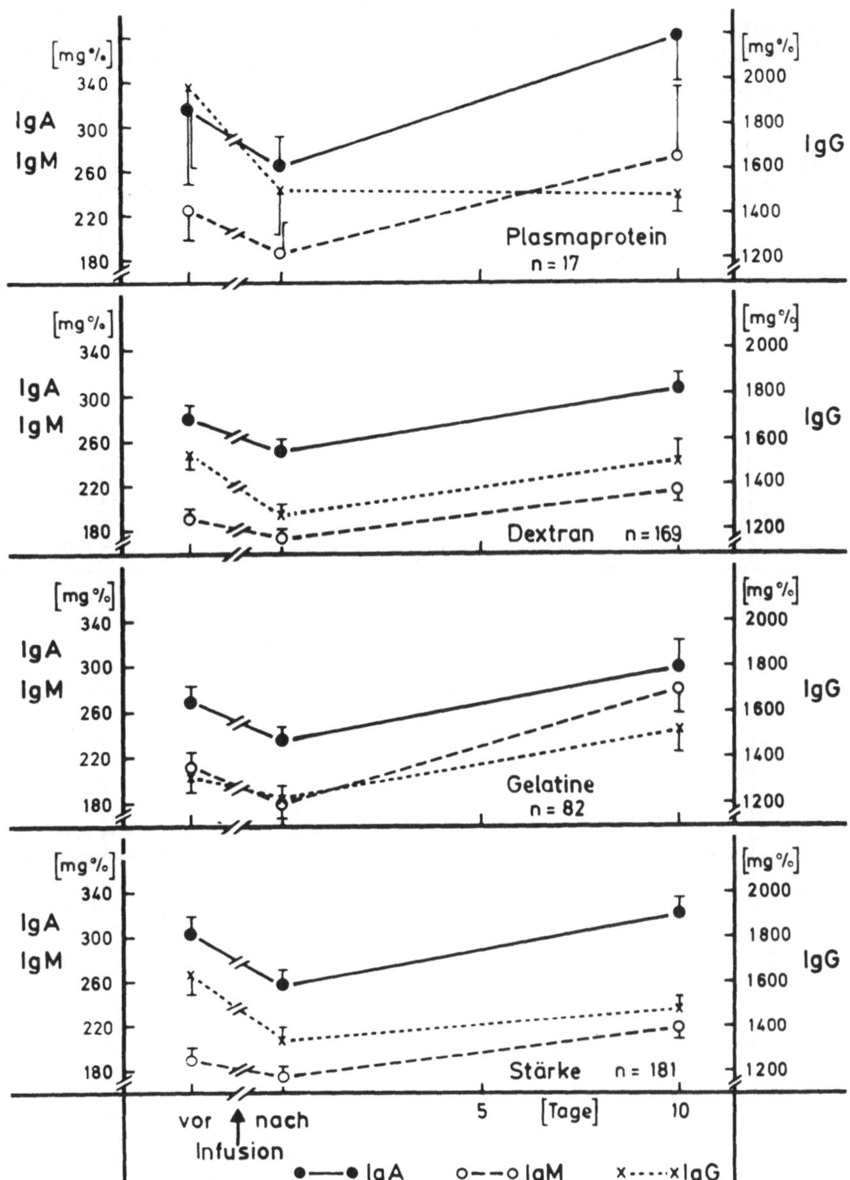



Abb. 35. Verhalten der Serumimmunglobulin-Konzentrationen unter Kolloidinfusion bei Kontrollpatienten

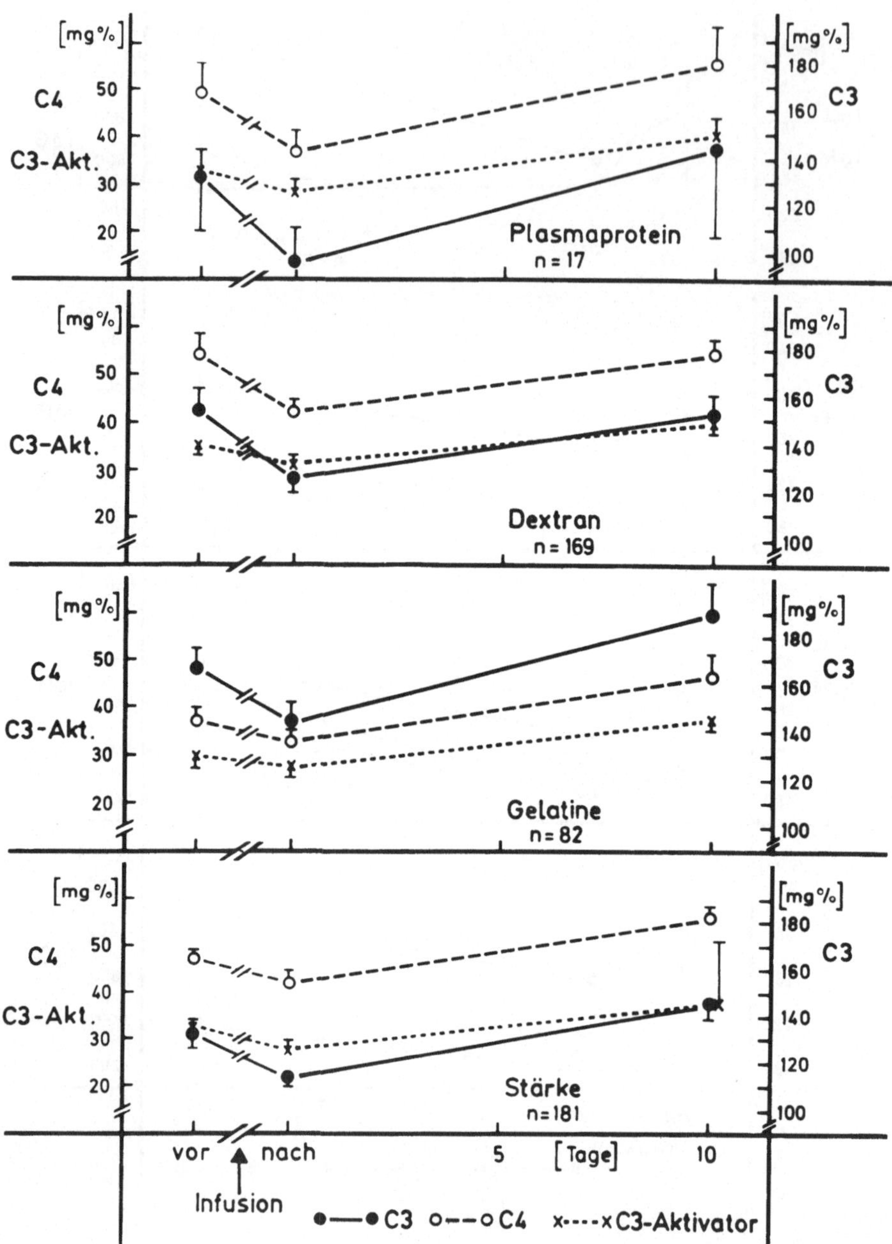



*Abb. 36. Verhalten der Serum-Komplementfaktoren C 3, C 4 und C 3-Aktivator bei Kontrollpatienten unter Kolloidinfusion*

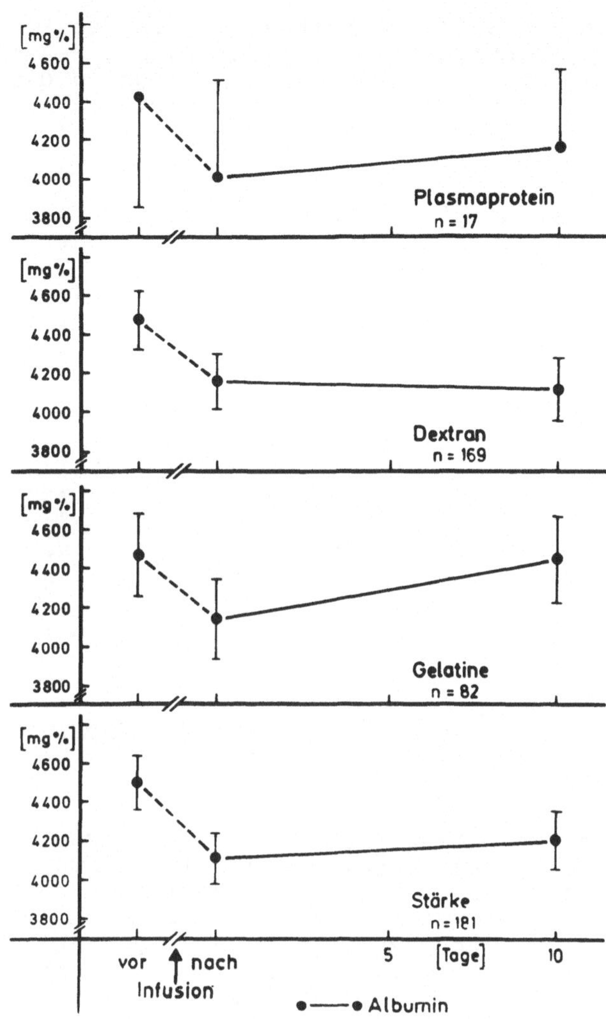



*Abb. 37. Verhalten der Serumalbumin-Konzentration bei Kontroll-patienten unter Kolloidinfusion*

## 2. VERÄNDERUNGEN VON IMMUNGLOBULINEN UND KOMPLEMENTFAKTOREN IM SERUM VON KONTROLLPATIENTEN UNTER KOLLOIDINFUSION

Zur Bestimmung der Veränderungen immunologischer Faktoren nach Kolloidinfusion wurden Serumproben der Patienten zu drei Zeitpunkten untersucht: Vor der Infusion, nach der Infusion und 10 Tage nach der Infusion.
Bei normalen Ausgangswerten fielen die Konzentrationen der Serumimmunglobuline G, M und A nach Infusion aller natürlichen und künstlichen Kolloide ab (Abb. 35). Nach 10 Tagen waren die Ausgangswerte im Durchschnitt wieder erreicht.

Ein ähnliches Verhalten zeigten die Serumkonzentrationen der
Komplementfaktoren C 3, C 4 und C 3-Aktivator (= Faktor B): Wie
Abb. 36 zeigt, kam es nach Infusion der vier Kolloidgruppen zu
leichten Konzentrationserniedrigungen von C 3, C 4 und C 3-Akti-
vator, die sich in den darauffolgenden 10 Tagen wieder normalisierten.

Die beobachtete Konzentrationsänderung verschiedener immunologischer Parameter ist jedoch nicht die Folge spezifischer
Immunreaktionen, sondern - wie aus den Konzentrationen eines
inerten Parameters, des Serumalbumins, hervorgeht - Ausdruck
eines Verdünnungseffektes (Abb. 37).

---

*Folgerung:*

*Unter der Infusion kolloidaler Volumenersatzmittel sinken die
Serumkonzentrationen von Immunglobulinen und Komplementfaktoren
ab, was einem Verdünnungseffekt entspricht und keine Bedeutung
für eventuell auftretende Unverträglichkeitsreaktionen hat. Aus
erniedrigten Konzentrationen einzelner Parameter nach Kolloidinfusion kann deshalb kein zwingender Schluß auf die Pathogenese
der Erscheinungen gezogen werden.*

---

## 3. VERHALTEN SPEZIFISCHER ANTIKÖRPER IM SERUM VON KONTROLL-PATIENTEN UNTER KOLLOIDINFUSION

Eines der Hauptprobleme jeder Therapie mit kolloidalen Lösungen
stellte seit jeher die mögliche Immunogenität der applizierten
Kolloide dar. Die bisher vorliegenden Untersuchungen beschränk-
ten sich meist auf einen tierexperimentellen Ansatz zur Klärung
des Problems (296, 301); die wenigen klinischen Studien zum
Nachweis spezifischer Antikörper gegen kolloidale Volumenersatzmittel verwendeten möglicherweise zu unempfindliche Antikörper-
Nachweis-Methoden, wie z.B. Ouchterlony's Agargel-Test (50, 240).

Präzipitierende Antikörper konnten jedoch in den Seren der eben
beschriebenen Kontrollpatienten weder gegen Plasmaprotein noch
gegen Dextran, Hydroxyäthylstärke oder Gelatine gefunden werden.
Die Untersuchungen wurden wie die unspezifischen Teste zu drei
verschiedenen Zeitpunkten vor und nach der Kolloidinfusion durchgeführt.

Es war deshalb eines der vordringlichsten Ziele dieser Kontrollstudie, mit Hilfe empfindlicherer Teste (passive Hämagglutination) das Verhalten spezifischer Antikörper unter der Kolloidinfusion bei klinischer Verträglichkeit zu untersuchen.

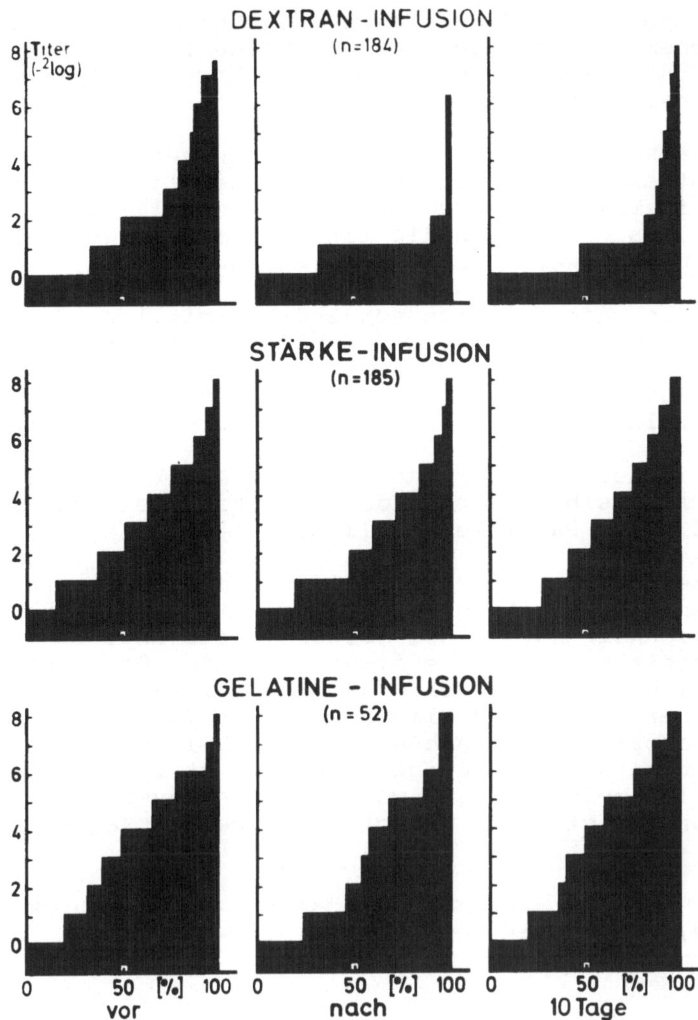



*Abb. 38. Verhalten der in der passiven Hämagglutination nach-
weisbaren Antikörper gegen Dextran unter Infusion verschiedener
kolloidaler Volumenersatzmittel. Die Patienten sind entsprechend
der Antikörpertiter (Ordinate) kumulativ aufgetragen (Abszisse).
Nach Dextraninfusion ist ein deutlicher Neutralisationseffekt
sichtbar: Die hohen Titerstufen sind verschwunden. [s. HEDIN et
al. (135)]*

## a) Anti-Dextran-Antikörper bei Kontrollpatienten unter Kolloidinfusion

Die Seren von insgesamt 421 Kontrollpatienten wurden <u>vor</u>, <u>nach</u>
und <u>10 Tage nach</u> der Infusion dreier verschiedener künstlicher
Kolloide auf Antikörper gegen lösliches Dextran untersucht. Die
Ergebnisse sind in Abb. 38 dargestellt. Die Antikörpertiter (Ordinate) sind kumulativ (Abszisse) aufgetragen. Die Titer waren

spezifisch; dies konnte in jedem Fall durch Hemmung mit löslichem Dextran nachgewiesen werden. Über 70 % der untersuchten Kontrollpatienten wiesen Antikörper unterschiedlicher Konzentration gegen lösliches Dextran auf.

Nach Dextraninfusion war ein ausgeprägter Neutralisations-Effekt zu beobachten (obere Reihe): Insbesondere die höheren Titerstufen verschwanden nahezu völlig. 10 Tage nach der Dextraninfusion stiegen die Titer wieder langsam an, ohne jedoch den Ausgangswert erreicht zu haben.

Durch die Infusion von Stärke (mittlere Reihe) oder Gelatine (untere Reihe) wird die Häufigkeitsverteilung der Antikörper gegen lösliches Dextran nicht beeinflußt. Der nach Dextraninfusion beobachtete Titerabfall ist demnach ein spezifischer Neutralisationseffekt und nicht durch Verdünnung bedingt.

Die Herkunft der Anti-Dextran-Antikörper bleibt unklar; eine Präsensibilisierung durch frühere Dextraninfusionen war nur bei 2 % der Patienten möglich.

Besonders interessant sind natürlich die Patienten mit hohen Antikörpertitern, wie sie sich bevorzugt bei Dextranunverträglichkeit nachweisen lassen (siehe Kap. E. III). Allerdings erhielten nicht alle diese Patienten Dextraninfusionen, so daß sich der Prozentsatz der Kontrollpatienten mit Antikörpertitern über 1 : 16 und klinischer Verträglichkeit von Dextran auf 11 % reduziert. Abgesehen von zwei Fällen erhielten alle diese Patienten die Dextraninfusion zum intraoperativen Zeitpunkt und in Allgemein-Narkose, wodurch eine Unverträglichkeit - wie oben angezeigt - u.U. unterdrückt werden kann.


Tabelle 38. Klinische Daten von Kontrollpatienten mit Antikörpertitern gegen Dextran > 1 : 16 (n = 93)

**Alter:**

| | |
|---|---|
| 0  - 14 Jahre | 1 |
| 15 - 44    " | 41 |
| 45 - 64    " | 36 |
| 65 und älter | 15 |

**Geschlecht:**    männlich    50,    weiblich    43

**Frühere Dextraninfusion:**    2

**Allergie in Anamnese:**    6

**Diagnosen:**

| | |
|---|---|
| Degeneratives Leiden | 26 |
| Entzündung | 25 |
| Trauma | 5 |
| Maligner Tumor | 12 |
| Benigner Tumor | 20 |
| Gefäßerkrankung | 5 |

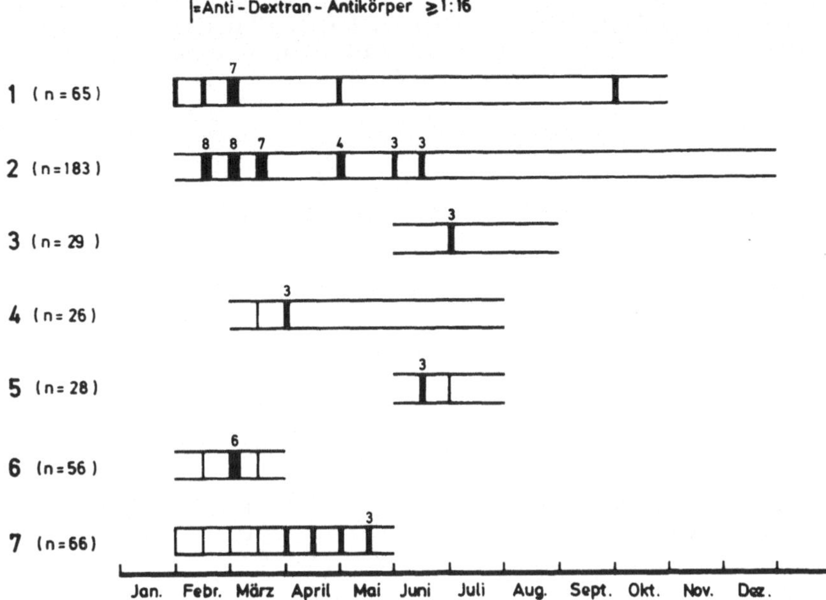


*Abb. 39. Zeitlich gehäuftes Auftreten von hohen Antikörpertitern gegen Dextran (≥ 1 : 16) an 7 Kliniken (1 = Großhadern, 2 = Klinikum r.d. Isar, 3 = Fürstenfeldbruck, 4 = Traunstein, 5 = Augsburg, 6 = Krankenhaus des 3. Ordens in München, 7 = Krankenhaus München-Schwabing; Kalenderjahr 1975)*

Wegen ihrer besonderen Bedeutung für die Pathogenese der Dextranunverträglichkeit soll die Gruppe der Kontrollpatienten mit hohen Antikörpertitern gegen Dextran kurz klinisch vorgestellt werden (Tabelle 38): Weder in der Alters- noch in der Geschlechtsverteilung zeigten sich Unterschiede zu den übrigen Kontrollpatienten. Die Diagnosen waren ähnlich verteilt; der Anteil der entzündlichen Erkrankungen war etwas überdurchschnittlich.

Auffällig war das zeitliche Auftreten hoher Antikörpertiter gegen Dextran (Abb. 39): Die Antikörpertiter über 1 : 16 fanden sich meist gehäuft innerhalb von 14 Tagen - 3 Wochen, oft mehrmals an einem Tag. Danach waren Monate lang wieder keine hohen Antikörper gegen Dextran nachweisbar. Diese Häufung legt den Gedanken an eine Art "Hospitalismus", fußend auf kreuzreagierenden Antikörpern gegen bakterielle Antigene, nahe (s. Diskussion).

---

*Folgerung:*

*Anti-Dextran-Antikörper finden sich bei ca. 70 % der Kontrollpatienten ohne Zusammenhang mit klinischen Unverträglichkeitsreaktionen. 11 % der Patienten mit Antikörpertitern über 1 : 16 vertrugen eine Dextraninfusion, die in Allgemein-Narkose intraoperativ begonnen wurde, reaktionslos. Nach der Dextraninfusion*

*sind im Serum der Patienten nahezu keine erhöhten Antikörper-
titer mehr nachweisbar. Dieser Neutralisationseffekt normalisiert sich im Verlauf von 10 Tagen nur langsam. Die Infusion
von Stärke oder Gelatine beeinflußt die Verteilung der Anti-
Dextran-Antikörper im Serum der Kontrollpatienten nicht.*

---

## b) Anti-Gelatine- und Anti-Stärke-Antikörper bei Kontrollpatienten unter Kolloidinfusion

In der Immundiffusion konnten bei keinem der untersuchten Kontrollpatienten präzipitierende Antikörper gegen lösliche Gelatine verschiedener Hersteller nachgewiesen werden.

Ebensowenig fanden sich mit dem Rast-Test unter Verwendung von
sepharosegekoppelter Gelatine spezifische, gegen Gelatine gerichtete Reagine bei 20 untersuchten Kontrollpatienten.

Mit der passiven Hämagglutination wurden die Seren von fünf
Patienten vor, nach und 10 Tage nach Gelatineinfusion untersucht: Alle fünf untersuchten Patienten zeigten vor der Infusion Antikörpertiter zwischen 1 : 40 und 1 : 80 (s. Tabelle 63,
Kap. E. IV), die nach der Infusion nicht mehr nachweisbar waren
und 10 Tage nach der Infusion langsam wieder anstiegen. Die
Anti-Gelatine-Antikörper zeigten bei den Kontrollpatienten demnach ein ähnliches Verhalten wie die Anti-Dextran-Antikörper.

Nachdem von einigen Autoren (50, 384) die Meinung vertreten
wurde, Stärke sei infolge seiner Verwandtschaft zum Glykogen
immunologisch inert, d.h. eine Antikörperbildung gegen Stärke
sei ausgeschlossen, stellte sich die Frage, ob diese Behauptung
auch für Hydroxyäthylstärke gilt.

Deshalb wurden insgesamt 235 Seren von Kontrollpatienten auf
Antikörper gegen Hydroxyäthylstärke untersucht. Präzipitierende
Antikörper waren in der Immundiffusion nicht nachweisbar.

Mit der passiven Hämagglutination fanden sich jedoch bei 37
Patienten spezifische Antikörperaktivitäten (Tabelle 39) geringer
Titerhöhe. Die Spezifität konnte durch selektive Hemmung mit
Hydroxyäthylstärke sichergestellt werden.

Tabelle 39. Nachweis von Antikörpern gegen Hydroxyäthylstärke bei 37
von 235 untersuchten Kontrollpatienten (passive Hämagglutination
nach W. RICHTER)

| Titerstufe | Anzahl der Patientenseren |
|---|---|
| Titer 0 (= unverdünnt negativ) | 198 |
| Titer 1 (= unverdünnt positiv) | 34 |
| Titer 2 (= 1 : 2) | 3 |

Spezifische Antikörper gegen Plasmaproteine konnten bei den untersuchten Kontrollpatienten nicht nachgewiesen werden.

*Folgerung:*

*Mit der passiven Hämagglutination lassen sich bei Kontrollpatienten Antikörper gegen Gelatine nachweisen, die durch Gelatineinfusion neutralisiert werden und nach 10 Tagen wieder nachweisbar sind.*
*37 von 235 untersuchten Patienten zeigten Antikörper gegen Hydroxyäthylstärke in der passiven Hämagglutination. Obschon die Titerstufen niedrig waren (bis 1 : 2), erscheint dieser Befund von erheblicher Bedeutung: Die Behauptung, Hydroxyäthylstärke sei nicht immunogen, kann nicht länger aufrechterhalten werden.*

## 4. IMMUNOLOGISCHE VERÄNDERUNGEN NACH KOLLOIDINFUSION BEI GESUNDEN FREIWILLIGEN UNTER ISOVOLÄMISCHEM BLUTERSATZ

Neben der Erstellung eines Kollektivs von Kontrollpatienten sollten an gesunden Freiwilligen unter standardisierten Bedingungen die immunologischen Veränderungen unter der Infusion verschiedener kolloidaler Lösungen untersucht werden.

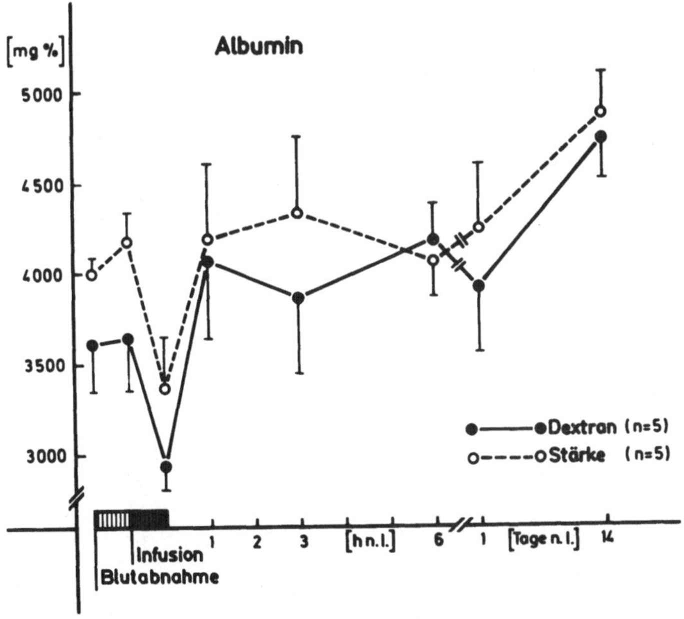


*Abb. 40. Verhalten der Serumalbumin-Konzentration bei gesunden Freiwilligen unter Blutentnahme und isovolämischem Ersatz durch Dextran (n = 5) und Hydroxyäthylstärke (n = 5)*

Tabelle 40. Veränderungen von Serumimmunglobulin-, Albumin- und Komplement-Konzentrationen bei gesunden Freiwilligen nach Blutentnahme (7 ml/kg) und Kolloidinfusion (7 ml/kg).
a = vor Blutentnahme,
b = nach Blutentnahme, vor Kolloidinfusion,
c = nach Kolloidinfusion,
d = 1 Tag nach Kolloidinfusion,
e = 14 Tage nach Kolloidinfusion

|  |  | a) | b) | c) | d) | e) |
|---|---|---|---|---|---|---|
| **Dextran (n = 5) (Macrodex)** | | | | | | |
| Ig G | (mg%) | 1126 ± 167 | 1086 ± 105 | 864 ± 107 | 957 ± 37 | 1300 ± 160 |
| Ig A | (mg%) | 280 ± 47 | 313 ± 42 | 214 ± 33 | 187 ± 41 | 227 ± 38 |
| Ig M | (mg%) | 257 ± 45 | 260 ± 56 | 166 ± 38 | 178 ± 61 | 200 ± 57 |
| Albumin | (mg%) | 3616 ± 205 | 3644 ± 295 | 2940 ± 130 | 3915 ± 357 | 4720 ± 218 |
| C 3 | (mg%) | 122 ± 15 | 100 ± 13 | 88 ± 8 | 102 ± 5 | 91 ± 13 |
| C 4 | (mg%) | 57 ± 4 | 54 ± 3 | 44 ± 4 | 39 ± 5 | 41 ± 3 |
| C 3-Akt. | (mg%) | 21 ± 3 | 21 ± 2 | 15 ± 1 | 15 ± 2 | 22 ± 1 |
| **Stärke (n = 5) (Plasmasteril)** | | | | | | |
| Ig G | (mg%) | 1166 ± 206 | 1024 ± 101 | 906 ± 125 | 864 ± 61 | 1206 ± 110 |
| Ig A | (mg%) | 306 ± 57 | 284 ± 51 | 192 ± 18 | 197 ± 21 | 200 ± 41 |
| Ig M | (mg%) | 220 ± 31 | 214 ± 14 | 142 ± 17 | 118 ± 12 | 140 ± 11 |
| Albumin | (mg%) | 4006 ± 82 | 4180 ± 156 | 3360 ± 282 | 4232 ± 45 | 4856 ± 221 |
| C 3 | (mg%) | 97 ± 8 | 93 ± 8 | 74 ± 7 | 91 ± 8 | 86 ± 5 |
| C 4 | (mg%) | 42 ± 5 | 41 ± 5 | 36 ± 7 | 35 ± 7 | 35 ± 6 |
| C 3-Akt. | (mg%) | 18 ± 3 | 15 ± 2 | 13 ± 1 | 14 ± 2 | 19 ± 4 |
| **Gelatine (n = 3) (Gelifundol)** | | | | | | |
| Ig G | (mg%) | 2080 ± 319 | 2000 ± 454 | 1626 ± 275 | 2413 ± 104 | 2300 ± 459 |
| Ig A | (mg%) | 283 ± 84 | 310 ± 75 | 242 ± 63 | 294 ± 68 | 435 ± 35 |
| Ig M | (mg%) | 151 ± 19 | 158 ± 14 | 120 ± 5 | 153 ± 12 | 186 ± 5 |
| Albumin | (mg%) | 4566 ± 193 | 3380 ± 360 | 3466 ± 265 | 4400 ± 357 | 4560 ± 150 |
| C 3 | (mg%) | 73 ± 9 | 95 ± 12 | 51 ± 2 | 77 ± 19 | 71 ± 15 |
| C 4 | (mg%) | 49 ± 7 | 59 ± 18 | 29 ± 6 | 48 ± 13 | 42 ± 13 |
| C 3-Akt. | (mg%) | 15 ± 1 | 24 ± 3 | 13 ± 2 | 17 ± 1 | 16 ± 2 |
| **Humanalbumin (n = 3) (5 %, Biotest)** | | | | | | |
| Ig G | (mg%) | 2106 ± 458 | 1526 ± 373 | 1453 ± 462 | 2180 ± 764 | 1526 ± 384 |
| Ig A | (mg%) | 197 ± 73 | 238 ± 107 | 172 ± 48 | 203 ± 83 | 234 ± 106 |
| Ig M | (mg%) | 213 ± 37 | 266 ± 93 | 243 ± 69 | 202 ± 46 | 312 ± 104 |
| Albumin | (mg%) | 4253 ± 476 | 3800 ± 394 | 4113 ± 394 | 3980 ± 100 | 4480 ± 560 |
| C 3 | (mg%) | 103 ± 32 | 127 ± 32 | 108 ± 2 | 103 ± 12 | 70 ± 8 |
| C 4 | (mg%) | 63 ± 11 | 60 ± 14 | 61 ± 18 | 49 ± 10 | 50 ± 13 |
| C 3-Akt. | (mg%) | 23 ± 6 | 23 ± 5 | 19 ± 5 | 21 ± 6 | 23 ± 5 |

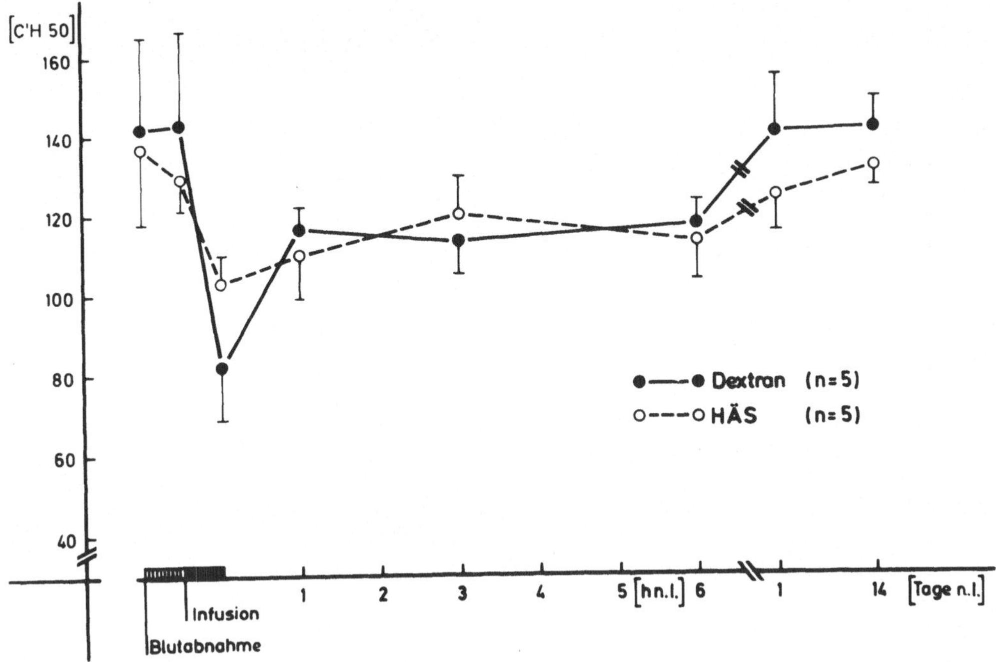



*Abb. 41. Verhalten der Serum-Komplementaktivität (C'H 50), gemessen mit der Diffusionsplattenmethode Quantiplate K, bei gesunden Freiwilligen unter Blutentnahme und Kolloidinfusion*

Insgesamt 16 gesunde freiwillige Versuchspersonen erhielten nach dem Entzug von 7 ml/kg Blut die gleiche Menge eines kolloidalen Volumenersatzmittels (Dextran: n = 5, Stärke: n = 5, Gelatine: n = 3, Humanalbumin 5 %: n = 3) infundiert.

Während die Blutabnahme als solche zu keinen nennenswerten Konzentrationsänderungen immunologischer Parameter führte, traten nach der Infusion deutliche Erniedrigungen der Serumspiegel auf, die sich in den folgenden Tagen wieder normalisierten. Die Veränderungen entsprachen einem Verdünnungseffekt, wie in Abb. 40 an Hand der Serumalbuminkonzentration deutlich wird. Die einzelnen Meßwerte für die Immunglobuline G, A und M sowie für die Komplementfaktoren C 3, C 4 und C 3-Proaktivator (= Faktor B) sind in Tabelle 40 festgehalten.

Neben den immunchemischen Untersuchungen wurde auch die funktionelle Aktivität des Komplementsystems unter Verwendung von Diffusionsplatten Quantiplate K bei den Freiwilligen der Dextran- und der Stärkegruppe gemessen (Abb. 41); die hämolytische Aktivität des Serumkomplements zeigte ein ähnliches Verhalten wie der immunchemisch gemessene Faktor C 3 (Abb. 42), nämlich einen Abfall unter der Infusion, der sich in den darauffolgenden 24 h wieder normalisierte. Die große Streuung und der etwas steilere Abfall bei der Dextrangruppe ist auf einen Probanden zurückzu-

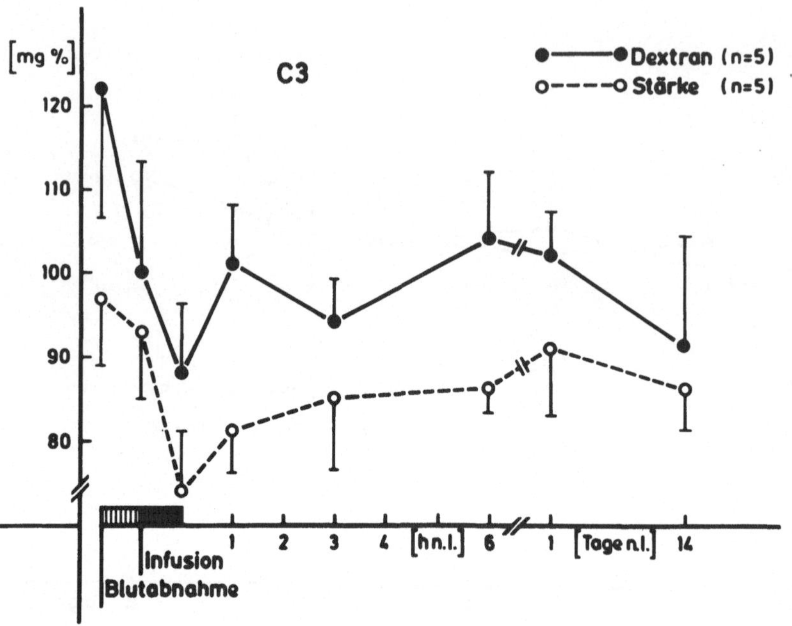



*Abb. 42. Verhalten des mit der Mancini-Technik gemessenen Komplementfaktors C 3 im Serum von gesunden Freiwilligen unter Blutentnahme und Kolloidinfusion*

führen, der bei stark erhöhtem Ausgangswert (220 C'H 50) im Zusammenhang mit einer leichten subjektiven Unverträglichkeitserscheinung (Nausea, Flimmern vor den Augen) einen starken Komplementabfall (50 C'H 50) zeigte.

*Folgerung:*

*Nach der Entnahme von 7 ml Blut/kg Körpergewicht verändern sich die Konzentrationen von Immunglobulinen und Komplementfaktoren im Serum nur wenig. Unter der Infusion kolloidaler Volumenersatzmittel finden sich deutliche Konzentrationserniedrigungen, die sich in den folgenden Tagen wieder normalisieren. Die hämolytische Aktivität des Serumkomplements verhält sich entsprechend.*

# E. Klinisch-Immunologische Untersuchungen zur Pathogenese Anaphylaktoider Reaktionen nach Kolloidinfusion

## I. XENOGENE PROTEINLÖSUNGEN (BEISPIEL: PFERDE-ANTI-HUMAN-LYMPHOCYTENGLOBULIN = ALG)

Die klinisch-immunologische Untersuchung von Patienten unter ALG-Therapie, wobei eine große Menge (bis zu 50 mg pro kg) eines xenogenen Eiweißes intravenös appliziert wird, bietet die seltene Gelegenheit, die verschiedenen Entstehungsmechanismen einer anaphylaktoiden Reaktion und deren Vermeidung zu studieren. Das immunologisch definierte xenogene System erleichtert die Unterscheidung von immunologisch induzierten und durch andere Mechanismen hervorgerufenen anaphylaktoiden Reaktionen. Selbstverständlich steht die immunologisch bedingte Reaktion im Vordergrund des Interesses.

### 1. Häufigkeit der Präsensibilisierung gegen Pferde-IgG bei verschiedenen Patientengruppen

Grundprinzip jeder klinischen Anwendung von ALG muß der gesicherte Ausschluß einer möglichen Präsensibilisierung gegen das betreffende xenogene Protein (hier: Pferde-IgG) vor Beginn der Behandlung sein. Nur so kann das große Risiko anaphylaktoider Reaktionen unter ALG-Therapie auf ein vertretbares Maß reduziert werden. Zur Erfassung der Häufigkeit einer möglichen Präsensibilisierung gegen Pferde-IgG bei verschiedenen Patientengruppen wurden insgesamt 186 Personen immunologisch untersucht. Im einzelnen handelte es sich um vier Gruppen: 68 Patienten mit Autoimmunerkrankungen, 30 Patienten mit Nierentransplantaten, 38 Kontrollpatienten einer allgemein chirurgischen Abteilung sowie 50 gesunde Freiwillige.

Neben serologischen Untersuchungen wurden Intracutanteste durchgeführt. Dabei stellte sich die Frage nach der Wahl der Testlösung. Deshalb wurden an den gesunden Freiwilligen drei Pferde-Immunglobuline im Hauttest verglichen: Normal-IgG, IgG(T)-angereichertes Pferde-IgG und Antilymphocytenglobulin. Die Normal-Pferde-Immunglobuline wurden in einer 0.5g%igen Verdünnung, ALG wurde wegen der besonderen Intensität der beobachteten Hautreaktionen als 0.05g%ige Lösung appliziert. Wie Tabelle 41 zeigt, ergab die intradermale Applikation von IgG(T)-haltigem sowie von antilymphocytärem Pferde-Immunglobulin in allen Fällen positive Reaktionen vom Soforttyp. Lediglich zehn Probanden reagierten auf Normal-Pferde-Immunglobulin G, bei diesen Personen war eine frühere Applikation von Pferdeserum in der Anamnese bekannt.

Tabelle 41. Ergebnisse des Intracutantestes mit verschiedenen Pferde-
IgG-Lösungen (0.05 ml i.c.) bei gesunden Freiwilligen. Alle untersuchten Lösungen wurden von der Fa. Behringwerke, Marburg, fraktioniert

| Testlösung (0,5 g%) | Zahl der positiven Teste (Sofort-Typ) |
|---|---|
| Normal-Pferde-IgG | 10* / 50 |
| Normal-Pferde-IgG(T) | 49 / 50 |
| Pferde-anti-Human-Lymphocyten-IgG | 50 / 50 |

*(9x Pferdeserum-Applikation in Anamnese)


Aufgrund dieser Befunde wurde bei dem großen Screening an verschiedenen Patienten der Intracutantest lediglich mit Normal-
Pferde-IgG in einer Verdünnung von 0.5 g% durchgeführt.

Tabelle 42 zeigt die Häufigkeit der Sensibilisierung im Intracutantest bei den verschiedenen Patientengruppen: Der höchste
Prozentsatz positiver Reaktionen lag mit 31 % bei der Gruppe der
Autoimmunopathien, während Nierentransplantatempfänger mit 3 %
die niedrigste Sensibilisierungsrate aufwiesen.


Tabelle 42. Anzahl positiver Intracutanteste vom Sofort-Typ gegen Pferde-
IgG bei verschiedenen Patientengruppen mit und ohne frühere Pferdeserum-
applikation in der Anamnese

| Patientengruppe | Anzahl der sensibilisierten Patienten | | |
|---|---|---|---|
| | insgesamt | Vorbehandlung mit Pferdeserum | "unspezifisch" sensibilisiert |
| Autoimmunopathien | 21 / 68 | 4 / 6 | 17 / 62 |
| Nierenempfänger | 1 / 30 | 0 / 6 | 1 / 24 |
| Chir. Kontrollen | 7 / 38 | 7 / 12 | 0 / 26 |
| Gesunde Freiwillige | 10 / 50 | 9 / 15 | 1 / 35 |


Bei Betrachtung der Ergebnisse der einzelnen immunologischen
Teste erwies sich der einfache Intracutantest als besonders
aussagekräftig, während die Immundiffusion nach OUCHTERLONY und
die passive Hämagglutination nur in etwa der Hälfte der Fälle
mit positivem Hauttest eine Sensibilisierung anzuzeigen vermochten. Bei keinem der untersuchten Patienten war mit dem Rast-Test
spezifisches IgE gegen Pferde-Protein nachweisbar.

Betrachtet man die Anamnese der untersuchten Personen hinsichtlich früherer Applikationen von Pferde-Serum, so fanden sich
bei 39 Patienten frühere Gaben von Pferde-anti-Tetanus-Toxin.
Das zeitliche Intervall zwischen der früheren Pferde-Serum-In-
jektion und der immunologischen Untersuchung bewegte sich

zwischen 5 und 31 Jahren. Bei ungefähr 60 % der Patienten war
noch Jahre nach einer früheren Pferde-Serum-Applikation eine
Sensibilisierung gegen Pferde-IgG nachweisbar, ausgenommen die
Gruppe der Nierentransplantat-Empfänger, die sämtlich negativ
waren.

Deutliche Unterschiede wurden jedoch erfaßbar, wenn man die
Personen betrachtete, die nachweislich noch keinen Kontakt mit
Pferde-Serum gehabt hatten. 27 % der Patienten mit Autoimmunerkrankungen zeigten immunologische Zeichen einer Sensibilisierung
gegen Pferde-IgG, ohne je früher mit Pferde-Protein behandelt
worden zu sein. Dieser Befund wurde lediglich bei zwei von insgesamt 79 Patienten der anderen Gruppen erhoben; der Unterschied
war im Chi$^2$-Test signifikant (p < 0.01).

---

*Folgerung:*
*Zum Ausschluß einer Sensibilisierung gegen Pferde-Gamma-Globulin*
*vor ALG-Behandlung empfiehlt sich der Intracutantest mit Normal-*
*Pferde-IgG; ALG bzw. IgG(T)-haltiges Pferde-Globulin führen in*
*100 % der untersuchten Individuen zu falsch positiven Ergeb-*
*nissen.*
*Patienten mit Autoimmunerkrankungen sind häufiger (27 %) gegen*
*Pferde-IgG sensibilisiert als Kontrollpersonen (0 - 3 %).*

---

## 2. Sensibilisierung gegen Pferde-IgG unter ALG-Therapie

Nach Ausschluß einer Präsensibilisierung gegen das xenogene
Protein besteht das größte Problem der ALG-Therapie in der möglichen Entwicklung einer Sensibilisierung mit den klinischen
Folgen einer Serumkrankheit. Die klinischen Beobachtungen wurden
bereits im Kap. C "Häufigkeit und klinische Symptomatik" beschrieben. Im folgenden sollen die immunologischen Befunde wiedergegeben werden. An dieser Stelle muß betont werden, daß nicht
jeder immunologische Nachweis einer Sensibilisierung zwingend
zur klinischen Unverträglichkeit führte. Gerade durch rechtzei-
tige Erkennung gelang es in vielen Fällen, die klinische Manifestation einer Unverträglichkeit zu vermeiden. Auf der anderen
Seite war das Fehlen des immunologischen Nachweises einer Sensibilisierung nicht gleichbedeutend mit "klinischer Verträglichkeit". Auch bei negativem Antikörpernachweis (Tabelle 43) wurden
anaphylaktoide Reaktionen beobachtet. Darauf soll im nächsten
Kapitel näher eingegangen werden.

Die ALG-bedingte Sensibilisierung konnte durch die oben beschriebene Modifikation der Applikation mit Induktion immunologischer
Toleranz in ihrer Häufigkeit deutlich gesenkt werden (Tabelle
44). Während unter ALG-Behandlung ohne Vorbehandlung mit Normal-
Pferde-IgG alle untersuchten Patienten irgendwelche Zeichen der
Sensibilisierung in einem der durchgeführten Teste boten, waren
in Gruppe II mehr als die Hälfte der Patienten durch eine ähnlich
hoch dosierte ALG-Therapie nicht sensibilisiert worden. In Gruppe
III zeigte einer von 22 Patienten Zeichen einer Sensibilisierung
gegen Pferde-Immun-Globulin.

Tabelle 43. Immunologische Befunde bei ALG-Unverträglichkeit. (Anzahl positiver Teste/durchgeführte Teste)

| Test | Anaphylaktoide Reaktion vom Grad | | | Serumkrankheit (Nephritis, Arthritis) |
| | I (n = 27) | II (n = 70) | III/IV (n = 4) | (n = 19) |
|---|---|---|---|---|
| Hauttest (Pferde-IgG) | 5 / 16 | 12 / 29 | 4 / 4 | 9 / 15 |
| OUCHTER-LONY | 1 / 20 | 2 / 34 | 3 / 4 | 8 / 17 |
| Passive Hämaggl. | 2 / 10 | 17 / 34 | 4 / 4 | 10 / 16 |
| R A S T* | 0 / 5 | 0 / 10 | – | 0 / 4 |
| Immuneli-mination | 1 / 1 | 3 / 3 | – | – |

*Radioallergosorbent-Test

Tabelle 44. Immunologische Befunde bei 64 Patienten nach ALG-Behandlung zum Nachweis einer Sensibilisierung gegen Pferde-IgG. (Anzahl positiver Teste/durchgeführte Teste)

| Test | Gruppe I (ALG ohne Toleranzin-duktion,n=10) | Gruppe II (ALG mit Toleranzin-duktion,n=30) | Gruppe III (ALG mit Toleranzin-duktion und deaggregiert, n=22) |
|---|---|---|---|
| Hauttest: Pferde-IgG (0,5%) | 8 / 10 | 5 / 30 | 1 / 22 |
| ALG (0,005%) | 10 / 10 | 30 / 30 | 22 / 22 |
| OUCHTERLONY | 5 / 10 | 1 / 30 | 0 / 22 |
| Passive Hämagglu-tination | 7 / 10 | 2 / 30 | 1 / 22 |
| R A S T* | – | 0 / 4 | 0 / 15 |
| Immunelimination | – | 8 / 15 | – |

*Radioallergosorbent-Test

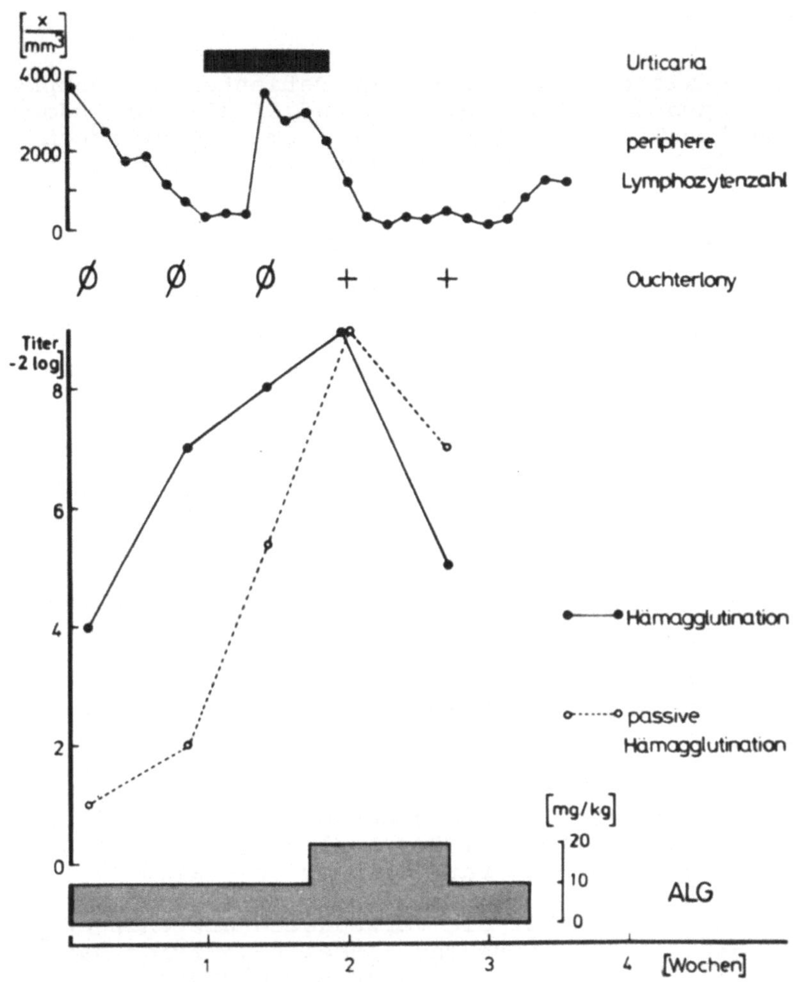


*Abb. 43. Gleichzeitiges Auftreten von Antikörpern gegen Pferde-IgG (aktive und passive Hämagglutination, Immundiffusion) und klinischen Unverträglichkeitserscheinungen unter ALG-Therapie bei einem Patienten mit sympathischer Ophthalmie (D.K., 12 Jahre)*

Abb. 43 zeigt den speziellen Fall eines 12jährigen Patienten, der wegen sympathischer Ophthalmie einer ALG-Behandlung unterzogen wurde und in der 2. Woche der Behandlung eine massive Urticaria entwickelte. Gleichzeitig mit dem Anstieg aktiv und passiv hämagglutinierender Antikörper kam es zu einer Vermehrung der zuvor stark abgefallenen Lymphocytenzahlen im Blut. Auf die Beziehung zwischen Lymphocytenzahl und Sensibilisierung wird im Kap. E.I.4 näher eingegangen.

Die Ergebnisse der immunologischen Untersuchungen bei Patienten mit klinisch manifester anaphylaktoider Reaktion nach ALG-Infusion sind in Tabelle 44 zusammengefaßt. Bei schweren anaphylaktoiden Reaktionen (III und IV) sowie bei Vorliegen von klinischen Symptomen im Sinne einer Serumkrankheit waren in der Regel Zeichen einer Sensibilisierung gegen Pferde-IgG nachweisbar. Bei

einem gewissen Prozentsatz von Patienten mit anaphylaktoiden
Reaktionen der Schweregrade I und II blieben jedoch die immunologischen Teste negativ. Bei keinem der untersuchten Patienten
fand sich im Rast-Test ein spezifisches Immunglobulin E.

---

*Folgerung:*

*Das hohe Risiko einer Sensibilisierung gegen Pferde-IgG im Ver-
lauf einer ALG-Therapie kann durch Vorbehandlung mit Normal-
Pferde-IgG zur Induktion immunologischer Toleranz sowie durch
Deaggregierung des zugeführten Globulins deutlich gesenkt werden. Schwere Unverträglichkeitsreaktionen gehen in der Regel mit
einer immunologischen faßbaren Sensibilisierung einher. Bei
einer Reihe von Patienten mit klinisch manifester anaphylaktoider Reaktion waren jedoch die immunologischen Untersuchungen
negativ.*

---

## 3. Globulin-Aggregate als auslösende Faktoren von anaphylaktoiden Reaktionen nach ALG-Infusion

Nachdem für einen Teil der Patienten mit klinisch manifester
Anaphylaktoidie nach Infusion mit ALG in den verschiedensten
immunologischen Testen keine Zeichen einer Sensibilisierung
nachgewiesen werden konnten, lag es nahe, insbesondere aufgrund
der oben beschriebenen tierexperimentellen Befunde (siehe Kap.
"Tierexperimentelle Untersuchungen") den Einfluß von Pferde-
Globulin-Aggregaten bei der Auslösung unspezifischer anaphylaktoider Reaktionen am Patienten zu untersuchen.

Dazu wurden zunächst die verwendeten ALG-Chargen auf ihren
Aggregat-Gehalt untersucht. Tabelle 45 zeigt das Ergebnis der
Sedimentationsanalyse von vier ALG-Chargen nach einer Lagerung
von 15 Monaten bei 4 °C. Zwischen 5 und 7,5 % des Proteins einer
ALG-Lösung lagen zu diesem Zeitpunkt in aggregierter Form vor.

Tabelle 45. Molekulargewichtsverteilung (Sedimentationsanalysen) verschiedener ALG-Chargen in der Sedimentationsanalyse nach 15 Monaten Lagerung
bei 4 °C. (Fa. Behringwerke, % Protein, nach F. SEILER).

| Charge | Spaltprodukte | 7 S IgG | Dimere | Polymere |
|--------|--------------|---------|--------|----------|
| 840982 | 4,0 | 87,5 | 6,5 | 2,0 |
| 070170 | 1,5 | 92,5 | 6,0 | - |
| 0288 | 4,5 | 88,0 | 5,0 | 2,5 |
| 817027 | 5,5 | 87,0 | 7,5 | - |

Abb. 44 zeigt die Zunahme der Aggregatbildung bei länger andau-
ernder Lagerung. Nach 50 Monaten betrug der Aggregatgehalt

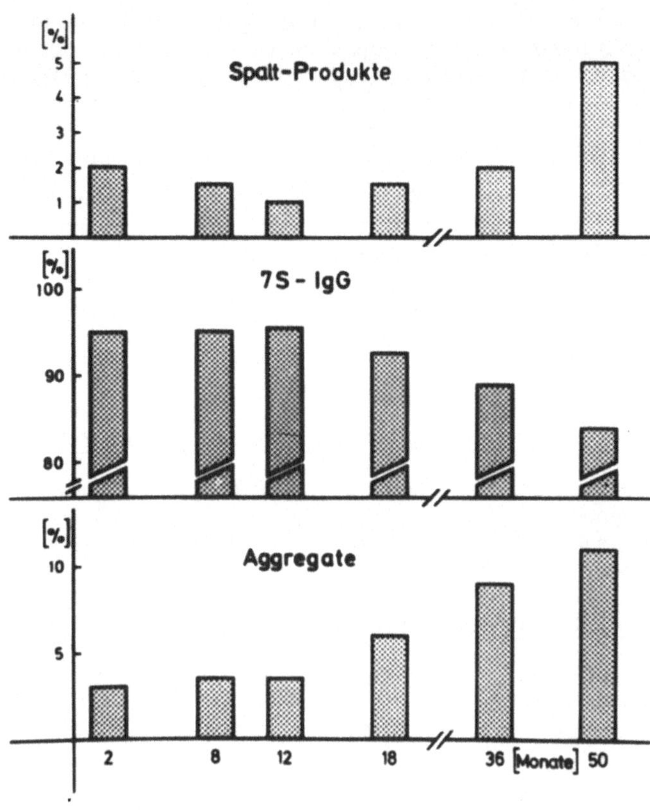



*Abb. 44. Änderungen der Molekulargewichtsverteilung in der
Sedimentationsanalyse mit zunehmender Lagerungsdauer. Die untersuchte ALG-Charge (Nr. 070170, Behringwerke, Marburg) wurde
bei 4 °C gelagert. Während der Anteil des aggregierten IgG und
der Spaltprodukte zunahm, zeigte die monomere IgG-Fraktion (7 S)
eine deutliche Abnahme (% Protein)*

bereits 11 %; nur noch 84 % des untersuchten Globulins lag in
der 7-S-Form vor.

Durch die Aggregatbildung wurde jedoch die biologische Wirkung,
also die immunsuppressive Potenz des Antilymphocytenglobulins
nicht beeinträchtigt, was anhand der Überlebenszeiten allogener
Hauttransplantate am Primaten gezeigt werden konnte (324).

Durch Ultrazentrifugation bei 100.000 g über 2 h ließen sich
die ALG-Lösungen deaggregieren, ähnlich wie in Abb. 16 (Seite
44) mit der Sedimentationsanalyse für Humangammaglobulin gezeigt wurde.

Bei besonders hohem Aggregatgehalt (Charge Nr. 071070 nach 50
Monaten Lagerung) waren nach der präparativen Ultrazentrifuga-
tion sogar makromolekulare Restbestände im indirekten Licht am
Boden des Zentrifugenröhrchens sichtbar.

Tabelle 46. Proteingehalt und lymphocytotoxische Aktivität verschiedener Fraktionen von Antilymphocytenglobulin (ALG, Charge Nr. 070170, Behringwerke, Marburg) nach Deaggregierung in der präparativen Ultrazentrifuge zu verschiedenen Zeitpunkten unterschiedlicher Lagerungsdauer

|  | Lagerungsdauer (Monate) | | | | |
|  | 2 | 8 | 19 | 38 | 50 |
|---|---|---|---|---|---|
| **ALG vor Ultrazentrifugation** | | | | | |
| Protein (g%) | 5,0 | 5,0 | 5,0 | 5,0 | 5,0 |
| Lymphocytotoxischer Titer | 1:2048 | 1:2048 | 1:2048 | 1:1024 | 1:1024 |
| **Nach Ultrazentrifugation: Aggregathaltiges Zentrifugat** | | | | | |
| Protein (g%) | 5,9 | 6,8 | 7,0 | 7,4 | 8,2 |
| Lymphocytotoxischer Titer | 1:4096 | 1:4096 | 1:4096 | 1:2048 | 1:2048 |
| **Nach Ultrazentrifugation: Deaggregierter Überstand** | | | | | |
| Protein (g%) | 5,0 | 5,0 | 4,9 | 4,9 | 4,9 |
| Lymphocytotoxischer Titer | 1:2048 | 1:2048 | 1:2048 | 1:1024 | 1:1024 |

Patient K.S.(32)

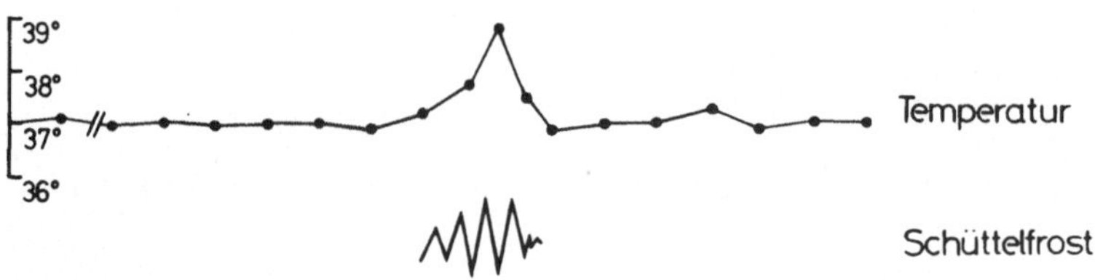


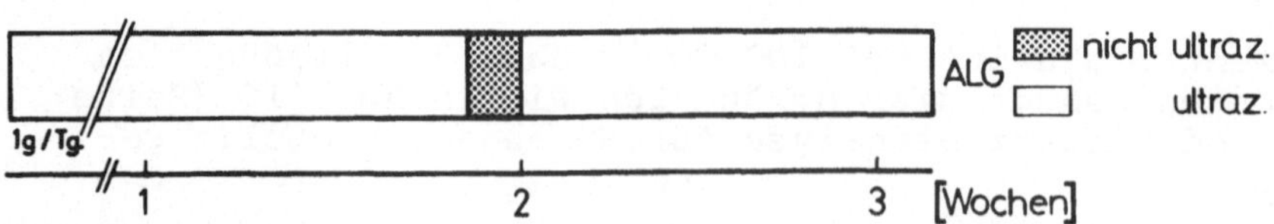


*Abb. 45. Klinischer Verlauf einer ALG-Therapie bei einem 32-jährigen Patienten (K.S., Zustand nach Corneatransplantation). Am 13. Tag wurde die Deaggregierung des ALG unterlassen. [s. RING et al. (311)]*

Der Proteingehalt, gemessen mit der Biuret-Methcde im 1-ml-
Pellet nach Ultrazentrifugation, nahm mit Dauer der Lagerung
zu, Tabelle 46. Der lymphocytotoxische Titer des deaggregierten
Überstandes entsprach dem Titer der unveränderten Ausgangslö-
sung. Die Titerstufen im Pellet waren jedoch durchwegs eine
Stufe höher. Die Bedeutung der Deaggregierung von ALG vor der
klinischen Anwendung sei im folgenden an einem kasuistischen
Beispiel demonstriert (Abb. 45). Der 32jährige Patient vertrug
12 Tage lang die tägliche Infusion von deaggregiertem ALG reaktionslos. Am 13. Tag wurde die Deaggregierung versäumt, da-
raufhin traten anaphylaktoide Symptome in Form von Fieber und
Urticaria sowie ein leichter Blutdruckabfall auf, die innerhalb von 24 h wieder abklangen. Die nachfolgenden Applikationen
von deaggregiertem Pferde-Globulin wurden wieder reaktionslos
toleriert.

Tatsächlich gelang es durch Deaggregierung des Antilymphocytenglobulins bei insgesamt 22 Patienten nicht nur die Häufigkeit
der Sensibilisierung gegen Pferde-Protein (siehe Tabelle 44) zu
senken, sondern auch "unspezifische" anaphylaktoide Reaktionen
nach ALG-Infusion weitgehend zu vermeiden (s. Kap. "Häufigkeit
und klinische Symptomatik", Tabelle 26).

---

*Folgerung:*
*Die in den kommerziellen ALG-Präparaten enthaltenen Globulin-*
*aggregate können anaphylaktoide Reaktionen am nicht-sensibili-*
*sierten Patienten auslösen. Durch Deaggregierung des ALG vor*
*der klinischen Applikation läßt sich die Verträglichkeit einer*
*ALG-Behandlung weiter verbessern.*

---

## 4. Die antilymphocytäre Eigenschaft von ALG und die Entstehung anaphylaktoider Reaktionen nach ALG-Infusion

Neben den immunologisch verursachten und den aggregat-induzier-
ten Unverträglichkeitsreaktionen kann durch die Applikation des
antilymphocytären Antikörpers per se eine anaphylaktoide Reaktion ausgelöst werden, insbesondere bei zu schneller Infusion
am Beginn der Therapie (s. Tabelle 26). Durch die Injektion von
Antilymphocytenglobulin kommt es zu einer Zerstörung von peripheren Lymphocyten. Dies wird aus den Tagesprofilen des Differen-
tialblutbildes (Abb. 46) deutlich.

Die unmittelbar anaphylaktoidogene Potenz von Antilymphocytenglobulin wird auch aus dem in Kap. E. I. 1 (Tabelle 41) geschilderten Ergebnissen der Intracutanteste, die bei allen untersuchten Individuen positiv waren, deutlich.

Verfolgt man täglich das Verhalten der peripheren Lymphocyten
nach ALG-Applikation über die Dauer der ALG-Behandlung hin, so
ergeben sich darauf wertvolle Informationen über eine mögliche
beginnende Sensibilisierung. Abb. 47 zeigt dies exemplarisch an
zwei Patienten: Bei einer Patientin ohne klinische Zeichen von
Unverträglichkeit beobachtete man über die gesamte Dauer der

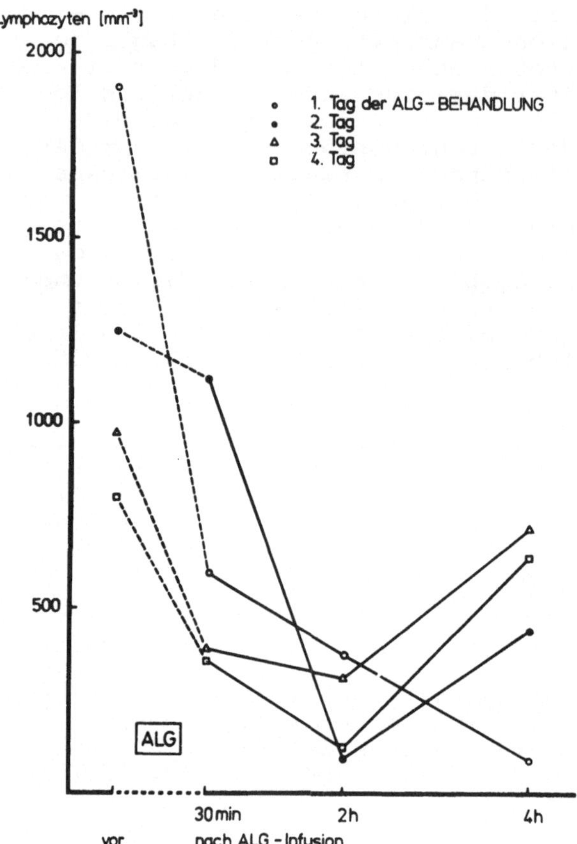



*Abb. 46. Typisches Verhalten der peripheren Lymphocytenzahlen nach Infusion von Antilymphocytenglobulin (ALG) in den ersten Tagen der Behandlung (Pat. J.N., 35 Jahre, multiple Sklerose). Die niedrigsten Werte wurden meist ein bis zwei h nach Infusionsende gemessen [s. COULIN (69)]*

ALG-Behandlung hinweg den oben beschriebenen Abfall der Lymphocyten nach Ende der ALG-Infusion. Anders bei einem Patienten mit beginnender Sensibilisierung (obere Bildhälfte): Hier stiegen nicht nur die morgendlichen Lymphocytenwerte vor Anlegen der ALG-Infusion stark an, sondern es fand sich darüber hinaus eine Umkehr des normalerweise beobachteten Abfalls: Nach ALG-Infusion stieg die Zahl der peripheren Lymphocyten an.

Das Verhalten der peripheren Lymphocyten unter der ALG-Therapie zeigte aber nicht nur bei klinischen Unverträglichkeitserscheinungen Auffälligkeiten, sonder erwies sich darüber hinaus als sehr empfindlicher Parameter einer Sensibilisierung gegen das zugeführte Fremdeiweiß. In Tabelle 47 ist dies an einem Kollektiv von 16 Patienten mit multipler Sklerose gezeigt, die einer vierwöchigen ALG-Therapie unterzogen wurden. Neben den minimalen peripheren Lymphocytenkonzentrationen (niedrigster Wert während

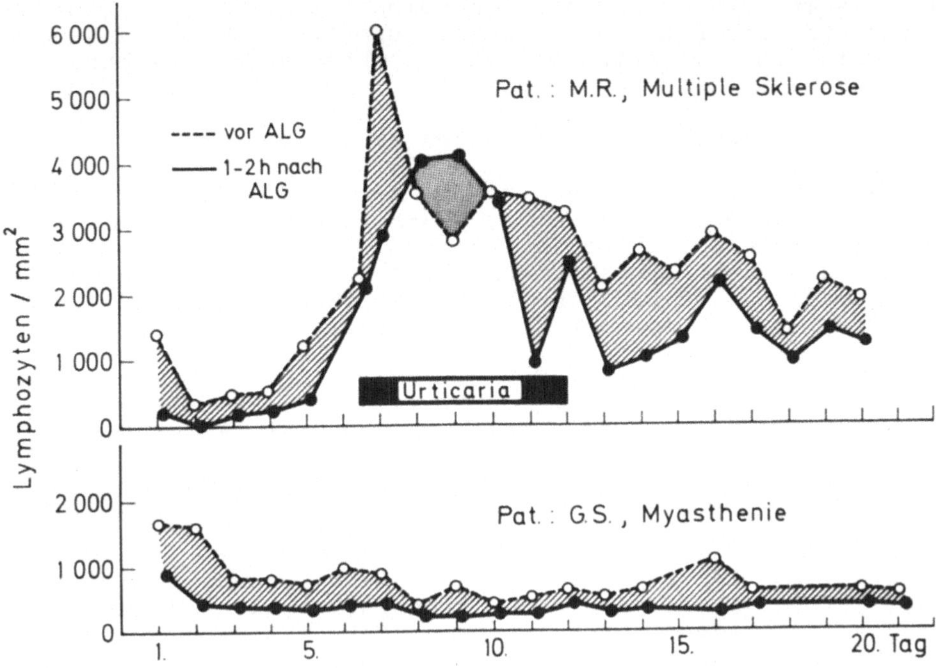



*Abb. 47. Verhalten der Lymphocytenzahlen im peripheren Blut vor und nach ALG-Infusion im Verlauf einer mehrwöchigen Behandlung. Die schraffierten Zonen geben die infusionsbedingten täglichen Veränderungen wieder. Bei Auftreten einer Sensibilisierung (obere Bildhälfte) nimmt der lymphodepressive Effekt von ALG stark ab; es kann sogar zu einem Anstieg der Lymphocyten nach ALG-Infusion kommen*

Tabelle 47. Verhalten der peripheren Lymphocyten nach ALG-Infusion bei 16 Patienten mit multipler Sklerose unter ALG-Therapie (Gruppe I = immunologische Zeichen von Sensibilisierung gegen Pferde-IgG nachweisbar; Gruppe II = keine Sensibilisierung)

| | Minimale Lymphopenie $(x/mm^3)$ | | Mittlere tägliche Lymphopenie nach ALG-Infusion $(x/mm^3)$ |
|---|---|---|---|
| Gruppe I | 237 ± 102 | n.s. | 752 ± 125 |
| Gruppe II | 114 ± 41 | p < 0,01 | 309 ± 63 |

der gesamten Dauer der ALG-Behandlung) wurden die durchschnittlichen täglichen Lymphocytenwerte unmittelbar nach Ende der
ALG-Infusion bei Patienten mit und ohne immunologische Zeichen
einer Sensibilisierung verglichen. In den minimalen Lymphocy-
tenwerten zeigten sich keine signifikanten Unterschiede zwischen
"toleranten" und sensibilisierten Patienten.

Diese Werte wurden bei den später sensibilisierten Patienten
meist in den ersten Tagen der ALG-Behandlung gemessen, während
bei den "toleranten" Patienten auch noch nach mehrwöchiger ALG-
Zufuhr deutliche Lymphocytenabfälle zu verzeichnen waren. Der
durchschnittliche tägliche Lymphocytenwert nach Ende der ALG-
Infusion, berechnet über die Gesamtdauer der Therapie, erwies
sich deshalb als empfindlichster Parameter. Er betrug bei den
nicht-sensibilisierten Patienten $309 \pm 63$, während Patienten
mit immunologisch nachgewiesener Immunantwort gegen Pferde-IgG
nach der ALG-Infusion mit $752 \pm 125$ signifikant höhere Werte
aufwiesen ($p < 0,01$).

---

*Folgerung:*

*Bei zu schneller Infusion von ALG können anaphylaktoide Reakti-
onen auftreten, die durch den antilymphocytären Antikörper hervorgerufen werden. Bei beginnender Sensibilisierung nimmt der
lymphodepressive Effekt von ALG ab.*

---

## II. ALLOGENE PROTEIN-LÖSUNGEN (BEISPIEL: HUMANALBUMIN)

### 1. Anamnese der Patienten mit Humanalbuminunverträglichkeit

Die sorgfältig erhobene Anamnese der Patienten mit klinischen
Zeichen einer anaphylaktoiden Reaktion nach Infusion von Humanalbumin ergab Hinweise auf das mögliche Vorliegen einer Disposition: Über 90 % der Patienten waren Allergiker oder litten an
Autoimmunerkrankungen (Tabelle 48). Sechs der neun Patienten
mit anaphylaktoiden Reaktionen vom "Früh"-Typ hatten bereits zu
einem früheren Zeitpunkt Humanalbumininfusionen erhalten. Eine
Patientin mit anaphylaktoider Reaktion vom Schweregrad III litt
seit ihrer Kindheit an einer ausgeprägten Nahrungsmitteleiweiß-
Überempfindlichkeit.

Zwei Patienten reagierten nach Applikation einer anderen Albu-
minpräparation veränderter Konzentration bzw. eines anderen
Herstellers erneut mit anaphylaktoiden Symptomen (Pat. Nr. 2001
und 2003).

---

*Folgerung:*

*Patienten mit anaphylaktoider Reaktion nach Humanalbumininfusion
wiesen anamnestisch in über 90 % allergische oder Autoimmunerkrankungen auf.*

---

Tabelle 48. Klinische Daten von 25 Patienten mit Humanalbumin-Unverträglichkeit (m. = männlich, w. = weiblich, MS = multiple Sklerose, AML =
amyotrophe Lateralsklerose, S = Sofortreaktion, Sp = Spätreaktion, HA =
Humanalbumin)

| Nr. | Alter | Geschlecht | Diagnose | Präparat | Reaktion | Allergie in Anamnese |
|---|---|---|---|---|---|---|
| 2001 | 30 | m | M S | H A 20 % | Sp | + |
| 2002 | 35 | w | Encephalitis diffusa | H A 20 % | Sp | + |
| 2003 | 40 | w | M S | H A 20 % | S | + |
| 2004 | 44 | m | A M L | H A 5 % | Sp | + |
| 2005 | 49 | m | M S | H A 5 % | Sp | − |
| 2006 | 38 | m | M S | H A 5 % | Sp | + |
| 2007 | 41 | m | A M L | H A 20 % | S | + |
| 2008 | 35 | w | M S | H A 5 % | Sp | + |
| 2009 | 33 | m | Keratotransp. | H A 5 % | Sp | + |
| 2010 | 55 | m | Myelitis | H A 5 % | Sp | + |
| 2011 | 26 | m | Tetraplegie | H A 5 % | S | + |
| 2012 | 71 | m | Magen-Ca | H A 5 % | Sp | − |
| 2013 | 67 | m | Ulcus duodeni | H A 5 % | Sp | + |
| 2014 | 43 | w | M. Hodgkin | H A 5 % | S | + |
| 2015 | 60 | m | Magen-Ca | H A 20 % | Sp | + |
| 2016 | 75 | m | Magen-Ca | Biseko | Sp | + |
| 2017 | 37 | w | Herzvitium | H A 5 % | S | + |
| 2018 | 67 | w | Diverticulosis | H.Albin | Sp | + |
| 2019 | 37 | w | Lymphoedem | H A 5 % | Sp | − |
| 2020 | 36 | m | Sinusitis | Seretin | S | + |
| 2021 | 53 | w | Rectum-Ca | H A 5 % | S | + |
| 2022 | 50 | w | AV-Block | Biseko | S | + |
| 2023 | 66 | m | Herzinfarkt | Biseko | S | + |
| 2024 | 47 | w | Stenokardie | Biseko | Sp | + |
| 2025 | 23 | m | Polytrauma | H.Albin | Sp | + |

## 2. Serum-Immunglobuline und -Komplementfaktoren

Ein großer Teil der hier erfaßten anaphylaktoiden Reaktionen
nach Humanalbumininfusion ereignete sich zu einem Zeitpunkt (in
den Jahren 1970 - 1971), in dem die eingangs beschriebenen immunologischen Methoden noch nicht routinemäßig durchgeführt
wurden. Daraus erklären sich die unterschiedlichen Kollektiv-
größen bei den im folgenden besprochenen Ergebnissen der einzelnen immunologischen Untersuchungen.

Tabelle 49 zeigt die Serumkonzentrationen verschiedener Immunglobuline und Komplementfaktoren nach anaphylaktoiden Reaktionen. Die Werte bewegten sich fast durchwegs im Normbereich. 10
Tage nach der Reaktion waren die Konzentrationen der einzelnen
Faktoren höher als unmittelbar nach der Anaphylaktoidie. Im
Vergleich zu den im Kap. D beschriebenen Kontrollwerten fanden
sich bei entsprechend kleinen Fallzahlen keine Unterschiede.

Tabelle 49. Veränderungen von Serum-Immunglobulin- und Komplementkonzentrationen bei Patienten mit anaphylaktoider Reaktion nach Humanalbumin-Infu-
sion und bei Kontrollpatienten (a = vor, b = nach, c = 10 Tage nach Humanalbumininfusion)

| | | Patienten mit anaphylaktoider Reaktion (a: n = 3) b: n = 4) c: n = 8) | Kontrollpatienten (a: n = 15) b: n = 17 c: n = 17 |
|---|---|---|---|
| Ig G (mg%) | a) | 1113 ± 220 | 1974 ± 432 |
| | b) | 893 ± 120 | 1515 ± 192 |
| | c) | 1230 ± 141 | 1486 ± 72 |
| Ig A (mg%) | a) | 220 ± 57 | 316 ± 51 |
| | b) | 206 ± 45 | 264 ± 26 |
| | c) | 284 ± 42 | 377 ± 42 |
| Ig M (mg%) | a) | 146 ± 15 | 224 ± 36 |
| | b) | 154 ± 56 | 186 ± 28 |
| | c) | 117 ± 26 | 272 ± 58 |
| Albumin (mg%) | a) | 5316 ± 1511 | 4096 ± 489 |
| | b) | 2555 ± 452 | 4014 ± 512 |
| | c) | 4033 ± 823 | 4163 ± 324 |
| C 3 (mg%) | a) | 82 ± 12 | 133 ± 21 |
| | b) | 74 ± 6 | 97 ± 25 |
| | c) | 68 ± 8 | 144 ± 42 |
| C 4 (mg%) | a) | 32 ± 6 | 49 ± 12 |
| | b) | 37 ± 4 | 37 ± 4 |
| | c) | 48 ± 5 | 55 ± 6 |
| C 3 - Aktivator (mg%) | a) | 17 ± 3 | 32 ± 4 |
| | b) | 32 ± 7 | 28 ± 3 |
| | c) | 30 ± 6 | 40 ± 4 |

Tabelle 50. Immunglobuline und Komplementfaktoren im Serum einer Patientin (Nr. 2021) mit anaphylaktoider Reaktion nach Humanalbumininfusion

| | Serumkonzentration (mg%) | | |
| --- | --- | --- | --- |
| | vor | nach | 10 Tage nach |
| | | anaphylaktoider Reaktion | |
| Ig G | 1000 | 480 | 920 |
| Ig A | 320 | 210 | 268 |
| Ig M | 165 | 122 | 186 |
| C 3 | 104 | 81 | 98 |
| C 4 | 47 | 30 | 67 |
| C 3-Aktivator | 22 | 45 | 43 |
| Albumin | 4900 | 1880 | 3920 |

Bei einer Patientin, deren klinische Symptomatik in Kapitel C "Häufigkeit und klinische Symptomatik" geschildert wurde, sollen die Werte exemplarisch in Tabelle 50 aufgeführt werden: Abgesehen von dem C-3 Proaktivator fielen alle untersuchten Faktoren nach der anaphylaktoiden Reaktion deutlich ab. Bei Betrachtung der ebenfalls stark abfallenden Albumin-Konzentration muß man einen Verdünnungseffekt als erklärende Ursache dieser Befunde ansehen. Tatsächlich wurden der Patientin im Verlauf der Reanimation mehrere 1 Flüssigkeit zugeführt. 10 Tage danach zeigten die Werte eine deutlich ansteigende Tendenz.

*Folgerung:*

*Die Untersuchung der Serum-Immunglobulin- und Komplement-Konzentrationen bei Patienten mit anaphylaktoiden Reaktionen nach Humanalbumin ergab keine Auffälligkeiten.*

## 3. Spezifische immunologische Untersuchungen

In der Immundiffusion nach OUCHTERLONY konnten bei zwei Patienten mit schwerer anaphylaktoider Sofortreaktion präzipitierende Antikörper gegen Humanalbumin der jeweils verwendeten Lösung nachgewiesen werden. Gegen Albuminaggregate waren bei einem höheren Prozentsatz von Patienten Präzipitationslinien sichtbar; dies fand sich jedoch auch bei gesunden freiwilligen Kontrollpersonen, so daß diese Linien nicht als spezifische Antikörper betrachtet werden konnten.

Die Ergebnisse des Intracutantestes sind in Tabelle 51 zusammengefaßt. Die in den Tierexperimenten verwendeten unterschiedlichen Humanalbuminfraktionen mit und ohne Stabilisatorzusatz standen erst gegen Ende der vorliegenden Arbeit zur Verfügung, so daß die Zahl der mit diesen Lösungen untersuchten Patienten

Tabelle 51. Ergebnisse des Intracutantestes mit verschiedenen Humanalbumin-Lösungen bei Patienten mit anaphylaktoider Reaktion nach Humanalbumininfusion (HSA = Humanalbumin)

| Testsubstanz (0,5 g%) | Anzahl der positiven Teste (Sofort-Typ) |
|---|---|
| Monomeres HSA | 2 / 12 |
| Caprylat-HSA | 4 / 8 |
| Carpylat+Acetyl-Tryptophan-HSA | 1 / 8 |
| Albumin-Aggregate | 9 / 12 |
| kommerzielle HSA-Lösung | 5 / 12 |
| Humangammaglobulin | 1 / 12 |

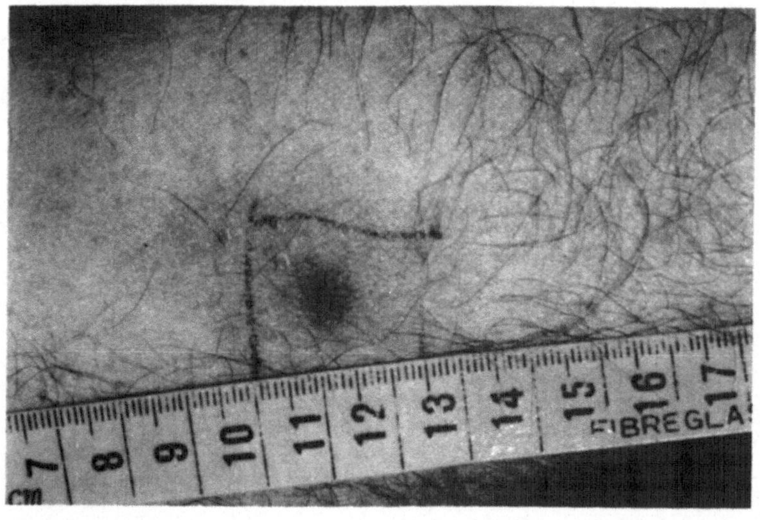


*Abb. 48. Positiver Intracutantest mit 0,5 g%-iger Humanalbumin-Lösung (Fa. Biotest) bei einem Patienten mit anaphylaktoider Reaktion nach Humanalbumininfusion (30 min nach i.c. Applikation)*

noch vergleichsweise gering ist. Dennoch scheint sich das im Tierexperiment beobachtete Verhalten auch am Patienten zu bestätigen: Die meisten positiven Reaktionen wurden nach Testung mit aggregathaltigem Albumin bzw. mit dem monomeren Albumin + Caprylat-Stabilisator beobachtet. Lediglich zwei Patienten reagierten gegen das monomere Albumin (HSA 1), einer der beiden auch gegen die Misch-Stabilisator-behandelte Fraktion (HSA 3). In beiden Fällen handelte es sich dabei um eine Sofortreaktion. Abb. 48 und 49 zeigt einen positiven Intracutantest nach Testung mit kommerziellem HSA.

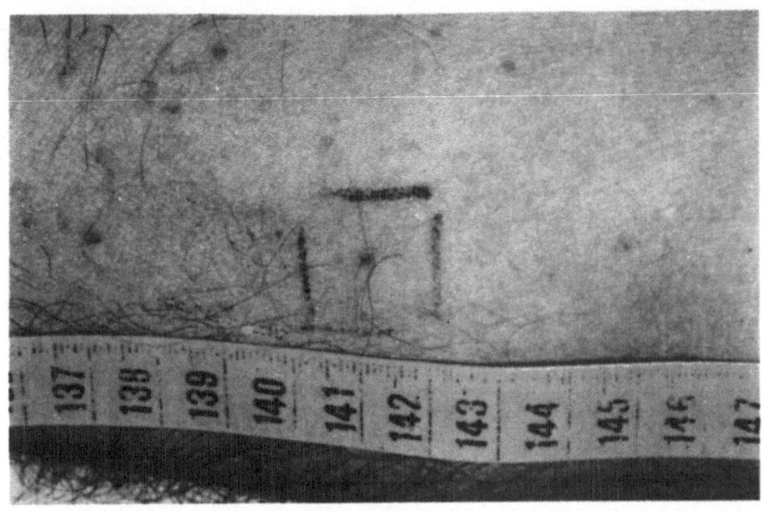

*Abb. 49. Negativer Kontrolltest (physiologische Kochsalzlösung) am kontralateralen Unterarm desselben Patienten (s. Abb. 48)*

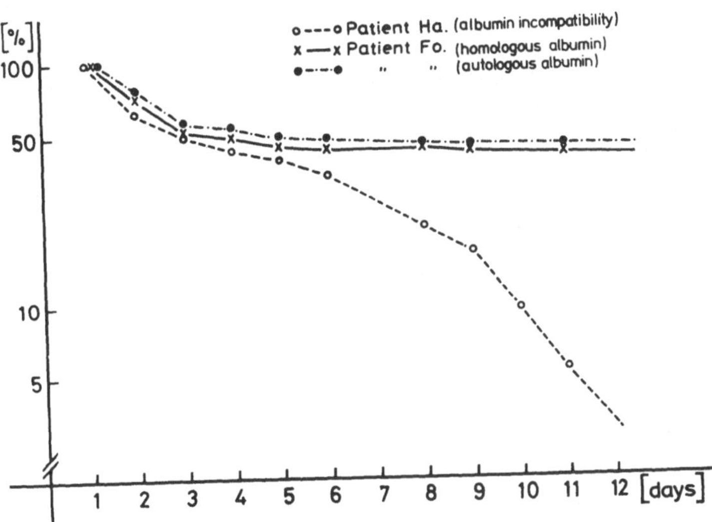


*Abb. 50. Immunelimination von 131-J-Humanalbumin bei einer Patientin mit anaphylaktoider Reaktion nach Humanalbumininfusi- on im Vergleich zur normalen Elimination von homologem und auto- logem Humanalbumin bei einer Kontrollperson*

Mit Hilfe der Immunelimination gelang es, bei einer Patientin
mit anaphylaktoider Reaktion nach Humanalbumininfusion (Schweregrad III) eine Sensibilisierung nachzuweisen. Die Eliminati-
onskurve zeigte den deutlichen steilen Verlauf vom "Immuntyp"
(Abb. 50), während die normale Elimination bei einer Kontrollperson den bekannten (33, 64) langsameren Verlauf nahm (obere
Kurve).

---

*Folgerung:*

*Der Nachweis einer spezifischen Sensibilisierung gegen Humanal-
bumin gelang nur bei einem Teil der Patienten mit anaphylaktoiden Reaktionen, insbesondere bei Reaktionen vom "Sofort"-Typ*

---

## 4. Lymphocytentransformationstest

Die Untersuchung der zellulären Immunität war insbesondere bei
den Patienten mit "Spät"-Reaktion von theoretischem Interesse.
Darüber hinaus stellt der Lymphocytentransformationstest nach
Angaben einer Reihe von Autoren (131, 218, 288) eine empfind-
liche Testmethode zum in vitro-Nachweis von Allergien dar. In
der unspezifischen Lymphocytenstimulation mit Phytohämagglutinin und Pokeweed-Mitogen fanden sich keine Auffälligkeiten.

Zur Durchführung einer spezifischen Stimulation mit dem untersuchten Antigen, in diesem Fall Humanalbumin, wurde zunächst
in einer Dosiswirkungskurve die optimale Konzentration des zugeführten Antigens mit 2,5 mg% in der Kultur vermittelt.

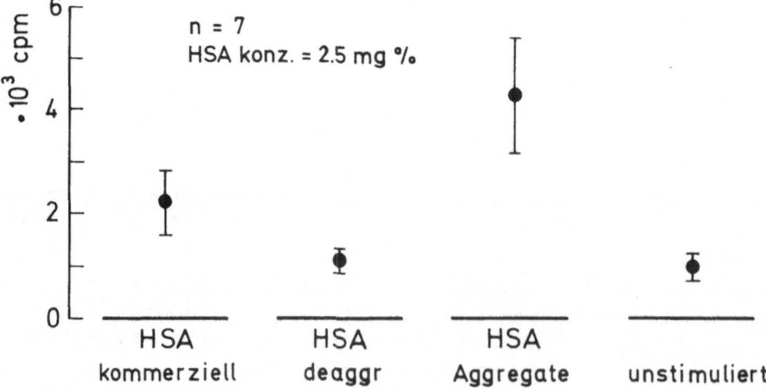


*Abb. 51. Lymphocytentransformationstest mit verschiedenen Human-
albuminfraktionen bei sieben Patienten mit anaphylaktoider Reaktion nach Humanalbumin*

Der Lymphocytentransformationstest bei insgesamt sieben Patienten mit Humanalbuminunverträglichkeit ergab: Drei Patienten zeigten erhöhte Stimulationsraten (> 2,8), jedoch lediglich mit der kommerziell verwendeten Lösung; mit deaggregiertem Humanalbumin waren alle Teste negativ, ebenso bei gesunden Kontrollpersonen.

In einem weiteren Versuchsansatz wurde die besondere Wirkung von Albuminaggregaten auf Lymphocyten von Patienten mit klinischer Unverträglichkeit geprüft (Abb. 51): Die höchsten Einbauraten fanden sich nach Stimulation mit der aggregathaltigen Albuminfraktion; die Stimulation mit der kommerziellen Lösung führte ebenfalls zu signifikant erhöhten Werten, während die deaggregierten Humanalbumin-(HSA)-Fraktionen gegenüber den autologen Kontrollkulturen keinen gesteigerten 3-H-Thymidin-Einbau (cpm) zu induzieren vermochten.

---

*Folgerung:*
*Lymphocyten von Patienten mit anaphylaktoiden Reaktionen nach Humanalbumininfusion konnten in vitro durch Humanalbumin spezifisch stimuliert werden, wobei den Albumin-Aggregaten besondere Bedeutung zukam; deaggregierte Humanalbuminfraktionen stimulierten nicht.*

---

## III. DEXTRAN

### 1. Anamnese der Patienten mit anaphylaktoider Reaktion nach Dextraninfusion

Aus den Diagnosen von 84 untersuchten Patienten mit anaphylaktoider Reaktion nach Dextraninfusion ergab sich, wie Tabelle 52 zeigt, keine auffällige Häufung einer bestimmten Erkrankungsgruppe. Die meisten Reaktionen ereigneten sich im Zusammenhang mit chirurgischen Eingriffen; doch auch in der inneren Medizin - insbesondere in der Behandlung ischämischer Gefäßerkrankungen - kam es zu Unverträglichkeitserscheinungen (Tabelle 53).

In nahezu 2/3 der Fälle trat die Unverträglichkeit bereits nach Infusion ganz geringer Mengen (0 - 10 ml) auf. Alters- oder Geschlechtsprävalenzen wurden nicht beobachtet.

Die Mehrzahl der Patienten war zum Zeitpunkt der Reaktion wach, nur 43 von 208 Patienten waren anaesthesiert; lediglich 33mal ereignete sich die Unverträglichkeit in der intraoperativen Phase (Tabelle 54).

Die in Tabelle 55 aufgeführten unterschiedlichen Prämedikationen und Anaesthetica wichen nicht wesentlich von den allgemein üblichen (s. Kontrollpatienten, Kap. D) ab.

Tabelle 52. Klinische Daten von 84 Patienten mit anaphylaktoider Reaktion nach Dextraninfusion.
m = männlich, w = weiblich, D 60 = Dextran 60, D 40 = Dextran 40,
M = Macrodex, Rh = Rheomacrodex, Sch = Schiwadex, L = Longasteril,
Trav = Travenol, chr. E. = chronische Entzündung.
Die Schweregrade sind nach der in Tabelle 25 dargestellten Skala quantifiziert

| Nr. | Alter (Jahre) | Geschlecht | Diagnose | Präparat (Schweregrad) | Anamnese chr.E. | Allergie |
|---|---|---|---|---|---|---|
| 3001 | 40 | m | Polyglobulie | Rheo (IV) | + | − |
| 3002 | 45 | m | Magen-Ca | Mac (II) | + | − |
| 3003 | 51 | w | Osteomyelitis | Mac (IV) | + | + |
| 3004 | 25 | w | Extrauteringrav. | Mac (II) | + | + |
| 3005 | 41 | m | Cholecystitis | Mac (II) | + | − |
| 3006 | 32 | w | Cholecystitis | Mac (II) | + | − |
| 3007 | 69 | w | Oesophagus-Ca | Mac (I) | + | − |
| 3008 | 56 | w | Cholecystitis | Mac (II) | + | + |
| 3009 | 57 | m | Sigma-Ca | Mac (I) | − | + |
| 3010 | 51 | m | Hämorrhoiden | Mac (II) | + | − |
| 3011 | 65 | w | Oesophagus-Ätzung | Mac (II) | + | − |
| 3012 | 56 | w | Sigma-Ca | Mac (I) | − | − |
| 3013 | 63 | w | Struma | Mac (II) | − | + |
| 3014 | 69 | m | Prostata-Adenom | Mac (IV) | + | − |
| 3015 | 21 | w | Appendicitis | Mac (II) | − | + |
| 3016 | 31 | w | Bronchus-Adenom | Mac (I) | + | − |
| 3017 | 28 | w | Extrauteringrav. | Mac (II) | − | − |
| 3018 | 25 | m | Bronchus-Adenom | Mac (I) | + | − |
| 3019 | 50 | w | M. Brill-Symmers | Mac (II) | − | + |
| 3020 | 51 | m | Sigma-Ca | Mac (II) | + | − |
| 3021 | 37 | m | Hiatushernie | Mac (I) | − | + |
| 3022 | 73 | m | Ulcus Ventriculi | Mac (III) | + | − |
| 3023 | 34 | w | Varicen | Mac (II) | + | − |
| 3024 | 70 | m | Rectum-Ca | Mac (IV) | + | − |
| 3025 | 51 | w | NNR-Adenom | Mac (I) | − | + |
| 3026 | 62 | m | Prostata-Adenom | Mac (II) | + | + |
| 3027 | 69 | m | Carotis-Sklerose | Rheo (IV) | + | − |
| 3028 | 42 | w | Endometriose | Mac (II) | + | − |
| 3029 | 43 | m | Leistenhernie | Mac (III) | + | − |
| 3030 | 71 | m | Prostata-Ca | Rheo (II) | + | − |
| 3031 | 32 | w | Stenose A.renalis | Rheo (III) | + | + |
| 3032 | 80 | w | AV-Block | Rheo (II) | − | − |
| 3033 | 35 | w | Sectio caesarea | Mac (III) | − | − |
| 3034 | 36 | w | Dermoidzyste | Mac (II) | − | + |
| 3035 | 73 | m | Prostata-Ca | Mac (III) | + | − |
| 3036 | 74 | w | Cerebrale Ischämie | Rheo (IV) | − | + |
| 3037 | 62 | m | Septum-Deviation | Mac (II) | − | − |
| 3038 | 46 | m | Diskusprolaps | Long (II) | − | − |
| 3039 | 71 | m | Cholecystitis | Long (II) | + | − |
| 3040 | 42 | w | Mamma-Ca | D60Trav (II) | − | − |
| 3041 | 27 | w | Tympanoplastik | Mac (II) | − | − |
| 3042 | 53 | m | Ulcus duodeni | Mac (III) | + | − |
| 3043 | 21 | w | Diskusprolaps | Long (II) | − | + |

Tabelle 52. (Fortsetzung)

| Nr. | Alter (Jahre) | Ge-schlecht | Diagnose | Präparat (Schwere-grad) | Anamnese | |
|---|---|---|---|---|---|---|
| | | | | | chr.E. | Allergie |
| 3044 | 27 | m | Diskusprolaps | Mac (II) | – | + |
| 3045 | 50 | m | Cholelithiasis | Mac (III) | + | – |
| 3046 | 55 | m | Cholecystitis | Mac (II) | + | – |
| 3047 | 34 | w | Cholecystitis | Long (I) | + | – |
| 3048 | 26 | w | Cholecystitis | Schi (III) | + | – |
| 3049 | 44 | m | Lupus erythematodes | Mac (IV) | + | + |
| 3050 | 39 | w | Cholecystitis | Schi (III) | + | – |
| 3051 | 54 | m | Prostata-Adenom | Mac (III) | + | – |
| 3052 | 71 | m | Prostata-Adenom | Mac (I) | – | – |
| 3053 | 38 | w | Struma | Long (II) | – | – |
| 3054 | 51 | w | Appendicitis | Schi (II) | + | + |
| 3055 | 67 | w | Struma | Schi (II) | – | + |
| 3056 | 49 | m | Magen-Ca | Mac (I) | – | – |
| 3057 | 56 | w | Blasen-Ca | Mac (I) | – | + |
| 3058 | 92 | w | Cerebrale Ischämie | Rheo (IV+) | + | – |
| 3059 | 19 | w | Ileus | Mac (I) | – | + |
| 3060 | 20 | m | Struma | Mac (II) | – | + |
| 3061 | 77 | m | Prostata-Adenom | Mac (IV+) | + | – |
| 3062 | 54 | w | Thrombose | Rheo (I) | + | + |
| 3063 | 23 | m | Hydronephrose | Mac (I) | + | – |
| 3064 | 66 | m | Subdurale Blutung | Long (II) | – | – |
| 3065 | 31 | w | Struma | Schi (I) | + | – |
| 3066 | 80 | m | Magen-Ca | Schi (I) | – | – |
| 3067 | 51 | w | Struma | Schi (I) | – | + |
| 3068 | 47 | m | Dupuytren | Rheo (III) | + | + |
| 3069 | 34 | m | Blutverlust | Mac (II) | – | + |
| 3070 | 20 | w | Trauma | Mac (I) | – | – |
| 3071 | 43 | m | Malignes Melanom | Mac (III) | – | + |
| 3072 | 72 | m | Prostata-Adenom | Schi (IV+) | + | – |
| 3073 | 78 | m | Prostata-Adenom | Mac (II) | + | – |
| 3074 | 39 | m | Pankreatitis | Mac (IV) | + | – |
| 3075 | 60 | m | Prostata-Ca | Mac (III) | + | – |
| 3076 | 32 | w | Abortus | Mac (III) | + | + |
| 3077 | 55 | m | Cholecystitis | Long (II) | + | – |
| 3078 | 56 | w | Cholecystitis | Mac (III) | + | – |
| 3079 | 28 | m | Carotis-Stenose | Rheo (IV) | – | – |
| 3080 | 80 | m | Aorten-Stenose | Rheo (III) | – | – |
| 3081 | 17 | m | Hodentorsion | Long (II) | – | + |
| 3082 | 72 | w | Discusprolaps | Rheo (III) | + | + |
| 3083 | 40 | m | Appendicitis | Mac (II) | + | + |
| 3084 | 57 | m | Angiopathie | Long (III) | – | – |

Tabelle 53. Diagnosen und Indikationen zur Dextrangabe von 208 Patienten mit anaphylaktoiden Reaktionen nach Dextraninfusion

| | Eigene Beobachtungen (n = 84) | Fa. Knoll (n = 124) | Insgesamt (n = 208) |
|---|---|---|---|
| **Diagnose** | | | |
| Degeneratives Leiden | 9,8 % | 14,5 % | 12,3 % |
| Entzündung | 27,3 % | 22,5 % | 24,5 % |
| Trauma | 7,1 % | 7,2 % | 7,2 % |
| Benigner Tumor | 20,2 % | 11,2 % | 14,9 % |
| Maligner Tumor | 16,6 % | 10,4 % | 12,9 % |
| Gefäßerkrankung | 9,5 % | 28,2 % | 20,6 % |
| Sonstiges | 9,5 % | 6,0 % | 7,6 % |
| **Fachgebiet** | | | |
| Allgemeinchirurgie | 48,8 % | 29,8 % | 37,5 % |
| Gefäßchirurgie | 4,7 % | 7,2 % | 6,2 % |
| Herz/Thoraxchirurgie | 2,3 % | 3,2 % | 2,8 % |
| Unfallchirurgie | 2,3 % | 3,2 % | 2,8 % |
| Neurochirurgie | 2,3 % | 2,4 % | 2,4 % |
| Orthopaedie | 3,5 % | 4,0 % | 3,8 % |
| Urologie | 16,6 % | 11,2 % | 13,4 % |
| Gynaekologie | 7,1 % | 8,8 % | 8,1 % |
| Innere Medizin | 13,0 % | 25,4 % | 20,2 % |
| Sonstiges | – | 4,8 % | 2,8 % |
| **Indikation** | | | |
| Großer abd. Eingriff | 15,4 % | 8,8 % | 11,5 % |
| Kleiner " " | 15,4 % | 12,9 % | 13,9 % |
| Cholecystektomie | 13,6 % | 7,2 % | 10,0 % |
| Struma-Entfernung | 7,1 % | 0,8 % | 3,3 % |
| Plastische u. KnochenOP | 8,3 % | 11,2 % | 10,1 % |
| Gefäßchir. Eingriff | 5,9 % | 11,2 % | 9,1 % |
| Urologischer Eingriff | 17,8 % | 10,4 % | 12,9 % |
| Blutverlust ohne OP | 4,7 % | 8,0 % | 6,7 % |
| Internistische Ind. | 8,3 % | 20,9 % | 15,8 % |
| Sonstiges (Diagnostik) | 3,5 % | 8,6 % | 6,7 % |

Tabelle 54. Klinische Daten von 208 Patienten mit anaphylaktoider Reaktion nach Dextraninfusion

|  | Eigene Beobachtungen (n = 84) | Fa. Knoll (n = 124) | Insgesamt (n = 208) |
|---|---|---|---|
| **Alter** | | | |
| 0 - 14 Jahre | - | 1,3 % | 0,6 % |
| 15- 44 Jahre | 41,4 % | 26,6 % | 34,3 % |
| 45-64 Jahre | 32,9 % | 28,1 % | 30,6 % |
| 65 und mehr | 25,7 % | 44,0 % | 34,3 % |
| **Geschlecht** | | | |
| männlich | 54,7 % | 45,4 % | 50,0 % |
| weiblich | 45,3 % | 54,6 % | 50,0 % |
| **Infundierte Menge** | | | |
| 0 - 20 ml | 52,4 % | 57,2 % | 55,3 % |
| 20 - 100 ml | 25,0 % | 33,8 % | 30,2 % |
| 100 ml und mehr | 22,6 % | 8,8 % | 14,5 % |
| **Bewußtseinszustand** | | | |
| wach | 76,2 % | 81,4 % | 79,3 % |
| anaesthesiert | 23,8 % | 18,6 % | 20,7 % |
| **Infusionsbeginn und operativer Eingriff** | | | |
| praeoperativ | 61,9 % | 57,2 % | 59,1 % |
| intraoperativ | 19,1 % | 13,7 % | 15,9 % |
| postoperativ | 7,1 % | 0,8 % | 3,4 % |
| keine Operation | 11,9 % | 28,3 % | 21,6 % |

Tabelle 55. Übersicht über andere, im zeitlichen Zusammenhang mit der anaphylaktoiden Reaktion verabreichte Pharmaka bei Patienten mit Dextran-unverträglichkeit

|  | Eigene Beobachtungen (n = 84) | Fa. Knoll (n = 102) | Insgesamt (n = 186) |
|---|---|---|---|
| **Praemedikation** | | | |
| Atropin | 58 | 70 | 128 |
| Promethazin | 36 | 15 | 51 |
| Pethidin | 37 | 17 | 54 |
| Thalamonal | 14 | 36 | 50 |
| Sonstiges | 3 | 22 | 25 |
| Keine Praemedikation | 14 | 34 | 48 |
| **Anaesthesie** | | | |
| Halothan | 12 | 10 | 22 |
| Barbiturat | 17 | 11 | 28 |
| Relaxans | 17 | 8 | 25 |
| Neuroleptanalgesie | 6 | 2 | 8 |
| Lokalanaesthesie | 3 | 8 | 11 |
| Sonstiges | - | 2 | 2 |

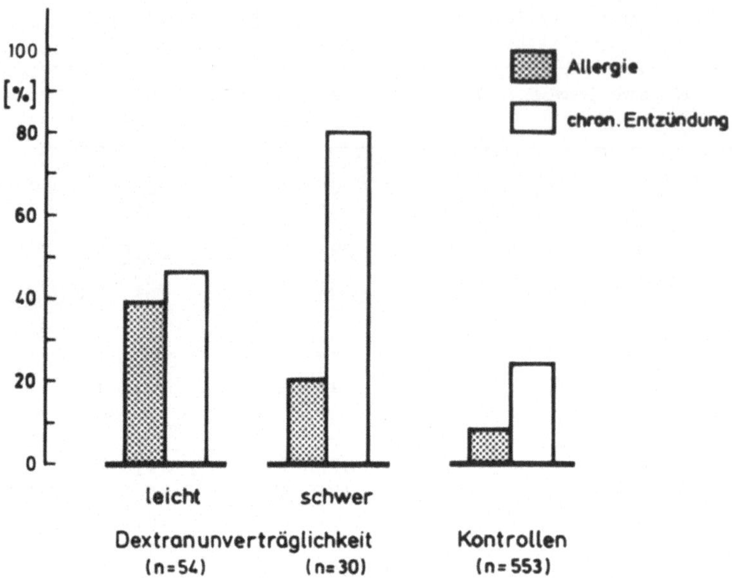



*Abb. 52. Allergien und chronische Entzündungen in der Anamnese von Patienten mit anaphylaktoider Reaktion nach Dextraninfusion (n = 84) und von Kontrollpatienten (n = 553). Allergien sind besonders häufig bei Patienten mit leichter Unverträglichkeits- reaktion (Schweregrad I und II, Tabelle 25) bekannt*

Tabelle 56. Nachweis bakterieller Infektionen bei 28 Patienten zum Zeit- punkt der Dextranunverträglichkeit

| Keimnachweis | Zahl der infizierten Patienten |
|---|---|
| Staphyloccoccus aureus | 9 |
| Streptokokken | 5 |
| E. Coli | 7 |
| Pneumokokken | 1 |
| Enterokokken | 1 |
| Sonstige | 5 |

Die Anamnese der Patienten mit Dextranunverträglichkeit zeigt zwei Auffälligkeiten: Nur 4,8 % der Patienten hatten zu einem früheren Zeitpunkt Dextraninfusionen erhalten. Allergische Er- krankungen und chronische Entzündungen waren häufiger vertreten als bei dem Kontrollkollektiv. Besonders interessant erscheint in diesem Zusammenhang, daß die allergische Anamnese vor allen Dingen bei Patienten mit Reaktionen der Schweregrade I und II - also den leichten Unverträglichkeiten - nachweisbar waren, wäh- rend die schwere Dextranunverträglichkeit (Grad III und IV) offenbar keine allergische Disposition benötigt (Abb. 52).

Tabelle 57. Ergebnisse der anamnestischen Befragung von Patienten mit anaphylaktoider Reaktion nach Dextraninfusion bezüglich bestimmter Ernährungsgewohnheiten oder Nahrungsmittelallergien, die eine Sensibilisierung gegen Dextran begünstigen könnten

| | | |
|---|---|---|
| Nahrungsmittelallergie (Erdbeeren, Rhabarber, Obst) | 4 / | 84 |
| Unverträglichkeit saurer Speisen | 5 / | 84 |
| Neigung zu Meteorismus | 32 / | 84 |
| Pat. ißt gerne Sauerkraut | 38 / | 84 |
| Pat. trinkt regelmäßig Bier | 56 / | 84 |

Bei insgesamt 28 Patienten wurden zum Zeitpunkt der anaphylaktoiden Reaktion bakteriologische Untersuchungen durchgeführt, deren Ergebnis in der Tabelle 56 zusammengefaßt ist:

9mal fand sich Staphylococcus aureus, 5mal Klebsiellen und 7mal E. Coli. Diese Zahlen sind für die Theorie einer möglichken Kreuzreaktion zwischen antibakteriellen Antikörpern und Dextran von Interesse.

Neben kreuzreagierenden Antikörpern gegen bakterielle Antigene könnte auch eine Immunisierung auf oralem Weg eine ursächliche Rolle spielen. Das Bacterium Leuconostoc ist ein Gasbildner und bevorzugt in sauren Speisen enthalten (z.B. Sauerkraut). Ebenso könnten Hefebestandteile des Bieres als antigener Reiz eine Sensibilisierung gegen Dextran auslösung (s. Kap. E. III. 4). Tabelle 57 zeigt die gastroenterologischen Gewohnheiten von Patienten mit Dextranunverträglichkeit, die möglicherweise für eine Sensibilisierung gegen das Bacterium Leuconostoc, aus dem Dextran hergestellt wird, verantworlich sein könnten. Es fanden sich jedoch keine überzeugenden Hinweise für Nahrungsmittelallergien oder Unverträglichkeit saurer Speisen, in denen besonders häufig B. Leuconostoc enthalten ist.

---

*Folgerung:*

*Die Grunderkrankungen der Patienten mit Dextranunverträglichkeit zeigten wenig Auffälligkeiten. Es ergaben sich keine Geschlechts- oder Altersprävalenzen. Patienten mit leichten anaphylaktoiden Reaktionen (Schweregrad I und II) boten Hinweise für eine allergische Disposition, während bei schweren Unverträglichkeitsreaktionen (Schweregrad III und IV) in der Anamnese besonders häufig chronische Entzündungen bekannt waren. Nur 4,8 % der Patienten hatten zu einem früheren Zeitpunkt Dextraninfusionen erhalten; eine Sensibilisierung durch lösliches Dextran kann deshalb ursächlich ausgeschlossen werden.*

## 2. Untersuchungen zur unspezifischen Immunitätslage von Patienten mit anaphylaktoider Reaktion nach Dextraninfusion

a) Hämatologische Untersuchungen. Die hämatologischen Untersuchungen bei Patienten mit anaphylaktoider Reaktion nach Dextraninfusion ergaben wenig Auffälliges. Die Werte des roten und des weißen Blutbildes bewegten sich im Normbereich, insbesondere waren die eosinophilen Granulocyten nicht erhöht.

Allerdings zeigten Patienten mit Dextranunverträglichkeit vor der anaphylaktoiden Reaktion im Durchschnitt erhöhte Blutkörperchen-Senkungsgeschwindigkeiten mit Mittelwerten von 27 + 6/37 + 7 (n = 41). Diese Befunde müssen im Zusammenhang mit den oben beschriebenen Grunderkrankungen, insbesondere den chronischen Entzündungen, gesehen werden.

Tabelle 58. Veränderungen der Serum-Immunglobulin-, Albumin-, und Komplementkonzentrationen bei Patienten mit anaphylaktoider Reaktion nach Dextran-Infusion und bei Kontrollpatienten (a = vor, b = nach, c = 10 Tage nach Dextran-Infusion)

| | | Patienten mit anaphylaktoider Reaktion (a: n = 14, b: n = 35, c: n = 18) | Kontrollpatienten (a: n = 162, b: n = 169, c: n = 132) |
|---|---|---|---|
| Ig G (mg%) | a) | 1845 ± 171 | 1539 ± 60 |
| | b) | 1330 ± 135 | 1270 ± 54 |
| | c) | 1364 ± 124 | 1450 ± 62 |
| Ig A (mg%) | a) | 335 ± 36 | 279 ± 12 |
| | b) | 254 ± 23 | 251 ± 11 |
| | c) | 281 ± 28 | 303 ± 12 |
| Ig M (mg%) | a) | 281 ± 28 | 190 ± 9 |
| | b) | 198 ± 21 | 174 ± 8 |
| | c) | 199 ± 20 | 216 ± 10 |
| Albumin (mg%) | a) | 4535 ± 312 | 4307 ± 130 |
| | b) | 3814 ± 211 | 4094 ± 129 |
| | c) | 3950 ± 359 | 4079 ± 132 |
| C 3 (mg%) | a) | 100 ± 17 | 150 ± 7 |
| | b) | 101 ± 9 | 126 ± 6 |
| | c) | 122 ± 11 | 152 ± 7 |
| C 4 (mg%) | a) | 47 ± 10 | 54 ± 6 |
| | b) | 39 ± 6 | 42 ± 3 |
| | c) | 56 ± 8 | 54 ± 7 |
| C 3 - Aktivator (mg%) | a) | 31 ± 5 | 34 ± 3 |
| | b) | 29 ± 3 | 31 ± 3 |
| | c) | 38 ± 4 | 40 ± 4 |

b) <u>Verhalten der Immunglobuline</u>. Bei insgesamt 51 Patienten mit Dextranunverträglichkeiten wurde zu verschiedenen Zeitpunkten die Serumimmunglobulin-Konzentration bestimmt und mit der Serum-Albumin-Konzentration verglichen (Tabelle 58). Eine Gegenüberstellung mit den Immunglobulin-Konzentrationen, die nach Dextraninfusion bei den Kontrollpatienten gemessen wurden (s. Kap. D.) ergab bei leicht erhöhten Ausgangswerten von IgG und Berücksichtigung der Serum-Albumin-Konzentration keine Unterschiede zwischen Kontrollpatienten und Patienten mit klinischen Zeichen einer Unverträglichkeit.

c) <u>Verhalten der Serum-Komplementfaktoren</u>. Tabelle 58 zeigt die Konzentrationen der Faktoren C 3, C 4 und C 3-Aktivator (= Faktor B) vor und nach Dextranunverträglichkeit. Die Werte bewegten sich im Normbereich, abgesehen von den erhöhten Werten von Faktor B, die sich aber auch bei den Kontrollen fanden und deshalb nicht überinterpretiert werden dürfen. Die in Tabelle 58 aufgelisteten Mittelwerte sprechen jedenfalls nicht für eine Nebenschlußaktivierung des Komplementsystems bei der Mehrzahl der Dextran-empfindlichen Patienten. Allerdings fanden sich bei Betrachtung der Einzelwerte Hinweise für diesen Aktivierungsmechanismus bei drei Patienten mit einer deutlichen Abnahme der Serumkonzentration vom Faktor B nach der Unverträglichkeit. Die Befunde sind jedoch noch sehr vorläufigen Charakters und müssen weiter abgeklärt werden.

In den Seren einiger Patienten mit Dextranunverträglichkeit wurde die Konzentration des sogenannten Anaphylatoxin-Inaktivators (Carboxy-Peptidase B) (<u>38</u>, <u>136</u>) bestimmt. Auch hier ergaben sich keine Auffälligkeiten, wenn man von einer leichten Erhöhung des Inaktivators bei einigen Patienten absieht. Die erwarteten Erniedrigungen in der Serumkonzentration wurden nicht gefunden. Auch hierbei handelt es sich jedoch um sehr vorläufige Ergebnisse, die erst durch Vergleich mit einem größeren Kontrollkollektiv abgesichert werden müssen.

---

*Folgerung:*

*Das Blutbild von Patienten mit Dextranunverträglichkeit war unauffällig (keine Eosinophilie!); vor der Dextraninfusion waren die Blutkörperchensenkung und die Serum-IgG-Konzentration im Durchschnitt erhöht. Unter der Infusion zeigten die unspezifischen immunologischen Parameter kein anderes Verhalten als bei Kontrollpatienten. Aus den Befunden der untersuchten Komplementfaktoren geht hervor, daß die direkte Aktivierung des Komplementsystems (Nebenschluß-Aktivierung) nicht der auslösende Mechanismus sein kann.*

---

## 3. Nachweis von spezifischen Antikörpern gegen Dextran

a) <u>Präzipitierende Antikörper</u>. Gegen die löslichen Dextrane, die die Unverträglichkeitsreaktionen hervorriefen, waren bei keinem der untersuchten Patienten präzipitierende Antikörper in der Immundiffusion nachweisbar.

Mit Regelmäßigkeit fanden sich dagegen Präzipitate gegen Aufschwemmungen des Bacterium Leuconostoc B 512. Diese Präzipitationslinien waren jedoch bei gesunden Kontrollpersonen sowie bei Kontrollpatienten zu finden.

*Folgerung:*

*Präzipitierende Antikörper gegen Dextran konnten für die anaphylaktoiden Reaktionen nach Dextraninfusion nicht verantwortlich gemacht werden.*

**b) Reagine.** Die Bestimmung des Serum-IgE mit Hilfe des Rist-Testes ergab bei nur zwei Patienten erhöhte Werte.

Deshalb wurden mit Hilfe der passiven cutanen Anaphylaxie am Affen sowie des Tast-Testes spezifische, gegen Dextran gerichtete Antikörper der Klasse IgE nachzuweisen gesucht [s. HEDIN et al. (135)].

75 % der untersuchten Patienten mit anaphylaktoider Reaktion nach Dextraninfusion zeigten im Rast-Test Werte innerhalb des Kontrollbereiches; bei 25 % der Patienten waren schwache Anstiege der spezifischen IgE-Konzentration zu verzeichnen (Radioaktivitäten der 1,8-bis 3,4fachen Kontrollwerte). Ein Vergleich mit einer positiven Pollen-Kontrolle, die das 200fache der Hintergrundradioaktivität aufwies, zeigt klar, daß sich die gemessenen Werte im Grenzbereich des Normalen bewegten.

Mit der passiven cutanen Anaphylaxie am Affen waren in keinem Fall zytotrope Antikörper gegen Dextran nachzuweisen.

*Folgerung:*

*Eine typische allergische Reaktion, d.h. hervorgerufen durch Anti-Dextran-Antikörper der Klasse IgE, konnte bei keinem der untersuchten Patienten mit Dextranunverträglichkeit mit Sicherheit nachgewiesen werden.*

**c) Nachweis von Antikörpern gegen Dextran mit Hilfe der passiven Hämagglutination.** Aus dem im Kapitel D beschriebenen Verhalten der gegen Dextran gerichteten Antikörper unter Dextraninfusion geht hervor, daß der Zeitpunkt der Serumabnahme für den Nachweis von Anti-Dextran-Antikörpern eine entscheidende Rolle spielt. Leider war bei der Untersuchung der Dextran-empfindlichen Patienten ein exakter Zeitplan der Serumabnahme, wie er bei den Kontrollpatienten durchgeführt wurde, nicht in allen Fällen einzuhalten. Nur bei 13 Patienten gelang es, Serumproben vom Zeitpunkt vor der anaphylaktoiden Reaktion, die sich zufällig noch im klinisch-chemischen Labor befanden, zu untersuchen.

Abb. 53 zeigt die Ergebnisse der Antikörperbestimmung in diesen Seren: Mit zunehmender Intensität der klinischen Symptomatik stiegen auch die gegen Dextran gerichteten Antikörper an. Patienten mit lebensbedrohlichen Unverträglichkeitsreaktionen

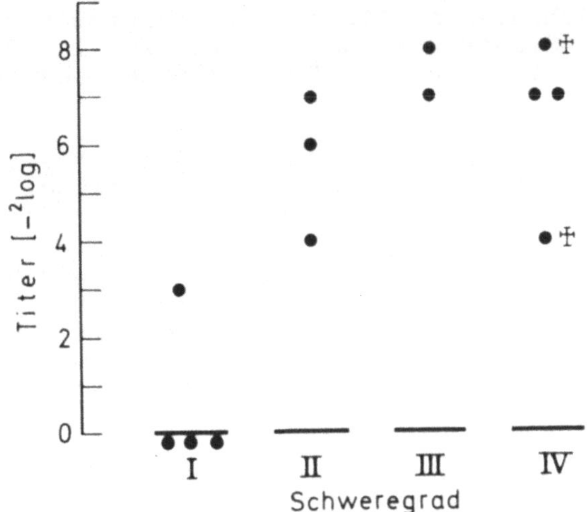

*Abb. 53. Antikörper gegen Dextran in der passiven Hämagglutina-
tion zum Zeitpunkt vor der anaphylaktoiden Reaktion im Patientenserum. Die Reaktionen sind nach Schweregraden (Tabelle 25)
geordnet. (+ = exitus letalis; das Patientenserum mit dem Titer
4 war bereits eine Woche vor der Unverträglichkeit abgenommen
und möglicherweise nicht immer bei 4 °C gelagert worden)*

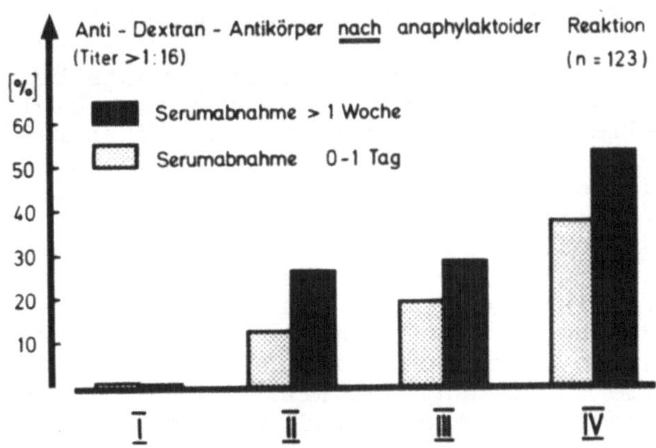


*Abb. 54. Häufigkeit hoher Antikörpertiter (> 1 : 16) gegen
Dextran bei Serumabnahme zu verschiedenen Zeitpunkten nach Auftreten anaphylaktoider Reaktionen unterschiedlichen Schweregrades (s. Tabelle 25).
Ordinate: % Patienten mit Antikörpertitern über 1 : 16. Abszisse:
Schweregrad. In diesem Kollektiv (n = 123) sind schwedische Patienten mit Dextranunverträglichkeit mit eingeschlossen [HEDIN
(136)]*

(Schweregrad III und IV) zeigten vor der Unverträglichkeit Antikörpertiter von 1 : 128 bzw. 1 : 256. Vergleichbare Antikörpertiter waren bei nur 3 % der Kontrollpatienten nachweisbar.

Die Untersuchung von Serumproben <u>nach</u> der anaphylaktoiden Reaktion ergab das in Abb. 54 gezeigte Bild; auch hier fanden sich die hohen Antikörpertiter bevorzugt bei den Patienten mit den schweren Unverträglichkeitsreaktionen.

Außerdem geht aus dieser Abbildung hervor, daß unmittelbar nach der anaphylaktoiden Reaktion die Antikörpertiter durchwegs niedriger waren als zu einem späteren Zeitpunkt. Patienten mit schweren anaphylaktoiden Reaktionen wiesen in einem wesentlich höheren Prozentsatz hohe Anti-Dextran-Antikörper-Titer auf als Kontrollpatienten (s. Kap. D).

---

*Folgerung:*

*Bei Patienten mit anaphylaktoider Reaktion nach Dextraninfusion fand sich in der passiven Hämagglutination eine direkte positive Korrelation zwischen den Antikörpertitern gegen Dextran und dem klinischen Schweregrad der Unverträglichkeit. Am aussagekräftigsten waren Serumproben vom Zeitpunkt vor der Anaphylaktoidie: In allen Fällen mit Kreislaufbeteiligung (Schweregrad II, III und IV) waren hohe Anti-Dextran-Antikörper ($\geq$ 1 : 16) nachweisbar.*

---

## 4. Ergebnisse des Intracutantestes

Die Ergebnisse der Intracutanteste bei insgesamt 37 Patienten mit anaphylaktoider Reaktion nach Dextraninfusion sind in Tabelle 59 zusammengefaßt. Auch hier bestätigte sich die bei den serologischen Untersuchungen beobachtete Tendenz: Unmittelbar nach der Unverträglichkeit waren positive Testergebnisse wesentlich seltener als zu einem späteren Zeitpunkt. Allerdings konnten positive Hautteste auch wieder negativ werden: So fand sich bei fünf Patienten, die vier Wochen nach der Unverträglichkeit mit einem positiven Intracutantest reagiert hatten, bei einer Testung nach zwei Jahren ein negatives Ergebnis. In all diesen Fällen hatte zum Zeitpunkt der Unverträglichkeit eine bakterielle Entzündung das Krankheitsbild bestimmt (z.B. Cholecystitis, Osteomyelitis etc.), die durch den chirurgischen Eingriff erfolgreich beseitigt worden war.

Tabelle 59. Ergebnisse des Intracutantestes mit Dextran (0,05 ml der verwendeten Lösung  i.c., n = 37) bei Patienten mit Dextranunverträglichkeit

| Zeitpunkt des Testes | Zahl der positiven Teste (Sofort-Typ) | | |
|---|---|---|---|
| 0 - 7 Tage nach Reaktion | 4 / 36 | (11 %) |
| 1 Woche - 1 Jahr nach Reaktion | 10 / 31 | (32 %) |
| 1 - 3 Jahre nach Reaktion | 1 / 17 | ( 6 %) |

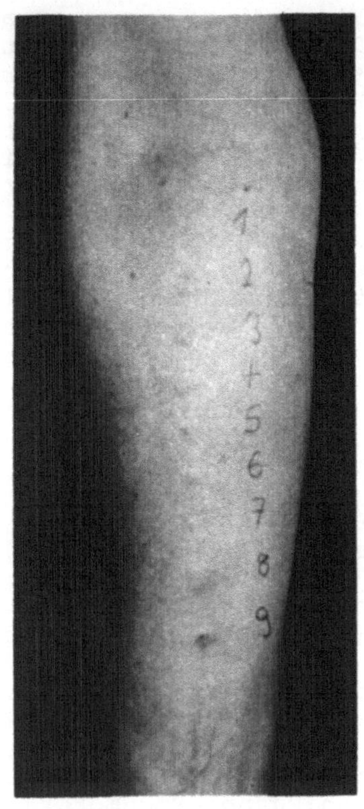

*Abb. 55. Intracutantest bei einer Patientin mit klinischer Dextran- und Atosil-Überempfindlichkeit (Pat. A.H., 49 Jahre). Aufnahme 30 min nach Testung.*
*Testreagentien:  1 = NaCl 0,9 %*
*2 = Dextran 40 Salvia 1 %*
*3 = Macrodex 0,6 %*
*4 = Macrodex 6 %*
*5 = Rheomacrodex 1 %*
*6 = Rheomacrodex 10 %*
*7 = Atosil 0,05 %*
*8 = Atosil 0,5 %*
*9 = Histaminkontrolle*

Aus Furcht vor Test-bedingten anaphylaktischen Reaktionen wurde das verwendete Antigen zunächst in aufsteigender Dosis, beginnend mit einer Verdünnung von 1 : 10 000, appliziert. Bei streng intracutaner Injektion kam es jedoch zu keinerlei überschießenden Reaktionen. Deshalb wurde in der Folgezeit die 1 : 10 verdünnte oder die unverdünnte kommerzielle Dextranlösung als Testsubstanz verwendet. Eine Komplikation der Intracutantestung trat lediglich einmal auf: Bei einem Patienten (Schweregrad IV, Nr. 3049) kam es 5 min nach intracutaner Applikation von 0.05 ml einer 1 : 10 verdünnten Macrodex-Lösung zu einem Anfall von Dyspnoe, der nach sofortiger Applikation von 250 mg Prednisolon abklang. Im Verlauf dieser Reaktion zeigte sich auf dem getesteten Hautareal jedoch keinerlei Rötung.

Ein weiterer interessanter Fall ist in Abb. 55 dargestellt:
Diese 49jährige Patientin, die wegen eines Lymphoblastoms
splenektomiert wurde und dabei eine ausgeprägte anaphylaktoide
Reaktion (Schweregrad II) nach Infusion von Macrodex entwickelte, bot im Intracutantest mit verschiedenen Testsubstanzen
folgendes Bild: Positive Reaktion gegen Dextran der verschiedenen Verdünnungen, aber auch eine stark positive Reaktion gegen
Promethazin (Atosil), das zur Prämedikation verwendet worden
war. Nach genauer anamnestischer Befragung erinnerte sich die
Patientin, bereits nach Applikation der Prämedikation ein flüch-
tiges Exanthem an Gesicht und oberen Extremitäten bemerkt zu
haben. In diesem Einzelfall potenzierten sich möglicherweise
zwei allergische Reaktionen.

Abgesehen von einem Fall mit typischer Spätreaktion (48 - 72 h)
handelte es sich bei allen beobachteten positiven Hauttesten
um Sofort-Reaktionen.

Bei den Patienten mit schwerer Unverträglichkeitsreaktion fand
sich eine befriedigende Übereinstimmung der Ergebnisse des
Hauttestes mit den Antikörperbestimmungen: Positive Testergebnisse waren bevorzugt bei Patienten mit hohen Antikörpertitern
in der passiven Hämagglutination nachweisbar.

Bei einigen Patienten wurden mit einer Reihe verschiedener Antigene Hautteste durchgeführt (Tabelle 60): Alle untersuchten Personen reagierten auf eine verdünnte Lösung von Leuconostoc B
512, einige Patienten zeigten Reaktionen nach Testung mit verschiedenen Pneumokokken-Polysacchariden. Hierüber stehen allerdings größere Screening-Untersuchungen an Normalpersonen noch
aus. Zwei Patienten waren im Prick-Test positiv gegen Bier-
Allergen. Bei einem Patienten war eine manifeste Bier-Allergie
der unmittelbare Anlaß des stationären Aufenthaltes (gemeinsame
Untersuchungen mit Priv.-Doz. Dr. H. WOLFF und Prof. Dr. O.
BRAUN-FALCO).

Tabelle 60. Ergebnisse des Intracutantestes mit verschiedenen bakteriellen
Antigenen bei Patienten mit Dextranunverträglichkeit

| Testsubstanz (0,5 mg%) | Zahl der positiven Teste (Sofort-Typ) |
|---|---|
| Homogenat: Leuconostoc B 512 | 9 / 10 |
| Pneumokokken-Polysaccharid II | 1 / 4 |
| Pneumokokken-Polysaccharid IX | 0 / 4 |
| Pneumokokken-Polysaccharid XX | 2 / 4 |
| Pneumokokken-Polysaccharid XXII | 0 / 4 |
| Bier (Prick-Test) | 2 / 7 |

·Durch Ultrazentrifugation der Testlösung ließen sich positive
Reaktionen im Hauttest nicht unterdrücken. Ebensowenig ließ
sich der Prozentsatz positiver Intracutanteste durch die Methode der Serum-Schienung erhöhen.

Eine Chargen-Abhängigkeit der Hauttestergebnisse fand sich bei
keinem der untersuchten Patienten. Personen, die im Intracutantest gegen die verwendete Dextranlösung positiv reagierten,
zeigten eine vergleichbare Reaktion nach Testung mit anderen
Dextranpräparaten verschiedener Hersteller.

---

*Folgerung:*

*30 % der Patienten mit Dextranunverträglichkeit zeigten positive
Intracutanteste vom Sofort-Typ, die chargenunabhängig waren und
durch Ultrazentrifugation der Testlösung nicht unterdrückt werden konnten.*

---

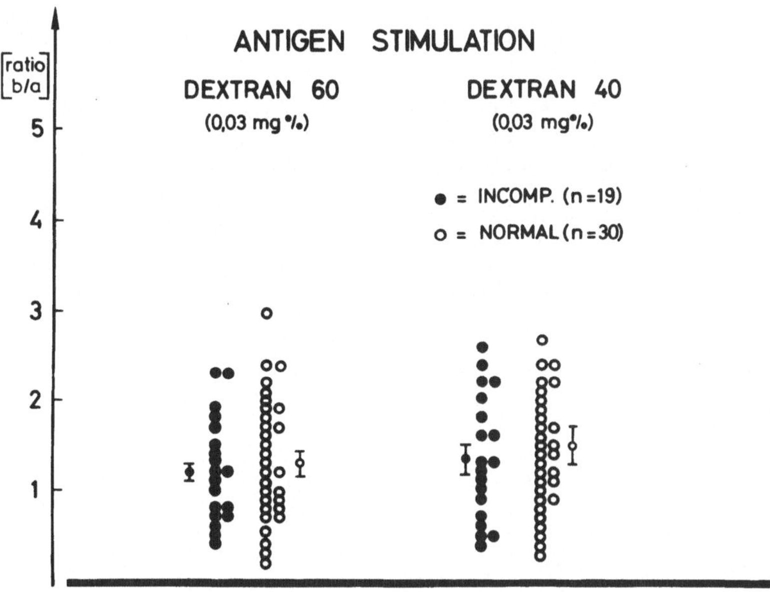



*Abb. 56. Lymphocytentransformationstest bei Patienten mit Dex-
tranunverträglichkeit: Spezifische Antigen-Stimulation mit Dextran 60 (0,03 mg%) und Dextran 40 (0,03 mg %). ratio b/a =
Thymidineinbau in stimulierte Kultur/Thymidineinbau in Kontroll-
kultur*

## 5. Lymphocytentransformationstest

Mit dem Lymphocytentransformationstest, der bei insgesamt 19
Patienten mit anaphylaktoider Reaktion nach Dextraninfusion
durchgeführt wurde, waren im Vergleich zu Kontrollpersonen
keine signifikant erhöhten Einbauraten nach spezifischer Stimulation mit Dextran 60 oder Dextran 40 nachweisbar (Abb. 56).

Auch die Stimulation mit den durch Ultrazentrifugation ange-
reicherten hochmolekularen Bestandteilen des löslichen Dextrans
führte zu keinen erhöhten Transformationsraten. Die Ergebnisse
der unspezifischen Stimulation mit Phytohämagglutinin sowie
Pokeweed-Mitogen deuteten auf eine normale T- bzw. B-Zellfunk-
tion hin.

*Folgerung:*

*Eine zelluläre Überempfindlichkeit gegen Dextran ließ sich nicht
nachweisen.*

## IV. GELATINE

## 1. Anamnese der Patienten mit anaphylaktoider Reaktion nach Gelatineinfusion

Die Gruppe der Patienten mit Gelatineunverträglichkeit stellte
im Rahmen der vorliegenden Arbeit die kleinste dar, da nur sieben Patienten einer genaueren Untersuchung zugänglich waren.

In Diagnose und Anamnese ergaben sich keine Auffälligkeiten.
Lediglich ein Patient war gegen Waschmittel allergisch. Drei
der Reaktionen wurden durch Haemaccel, drei durch Gelifundol
und eine Reaktion durch Neoplasmagel ausgelöst (Tabelle 61).

Tabelle 61. Klinische Daten von sieben Patienten mit anaphylaktoider
Reaktion nach Gelatineinfusion (Haem = Haemaccel, Neopl = Neoplasmagel,
Geli = Gelifundol)

|  | (Jahre) | Geschlecht | Diagnose | Präparat (Schweregrad) | | Allergie in Anamnese |
|---|---|---|---|---|---|---|
| 4001 | 51 | m | Magenblutung | Haem | (II) | - |
| 4002 | 34 | w | Geburt | Haem | (II) | - |
| 4003 | 42 | m | Discusprolaps | Haem | (III) | - |
| 4004 | 62 | m | Colon-Ca | Neopl | (II) | - |
| 4005 | 25 | m | Leistenhernie | Geli | (III) | + |
| 4006 | 37 | m | Tibia-Fraktur | Geli | (II) | - |
| 4007 | 23 | m | Blutverlust | Geli | (I) | - |

## 2. Serum-Immunglobuline und -Komplementfaktoren

Die Serumkonzentrationen der Immunglobuline IgG, IgA und IgM
zeigten das typische, auch bei Kontrollpatienten beobachtete
Verhalten mit einem Absinken der Konzentrationen nach der Infusion und einem Wiederanstieg in den darauffolgenden 10 Tagen
(siehe Tabelle 62).

Tabelle 62. Veränderungen der Serum-Immunglobulinkonzentrationen sowie des
Serum-Albumins bei Patienten mit anaphylaktoider Reaktion nach Gelatineinfusion und bei Kontrollpatienten (a = vor, b = nach, c = 10 Tage nach Gelatineinfusion)

| | | Patienten mit anaphylaktoider Reaktion<br>(a: n = 2<br> b: n = 4<br> c: n = 4) | Kontroll-patienten<br>(a: n = 82<br> b: n = 81<br> c: n = 62) |
|---|---|---|---|
| Ig G (mg%) | a) | 1213 ± 416 | 1322 ± 82 |
| | b) | 1086 ± 385 | 1210 ± 61 |
| | c) | 1480 ± 290 | 1522 ± 83 |
| Ig A (mg%) | a) | 209 ± 112 | 269 ± 15 |
| | b) | 137 ± 18 | 236 ± 12 |
| | c) | 350 ± 135 | 300 ± 23 |
| Ig M (mg%) | a) | 160 ± 138 | 191 ± 15 |
| | b) | 153 ± 25 | 179 ± 13 |
| | c) | 166 ± 55 | 280 ± 22 |
| Albumin (mg%) | a) | 4700 ± 1100 | 4330 ± 134 |
| | b) | 2970 ± 102 | 4082 ± 131 |
| | c) | 5535 ± 550 | 4451 ± 145 |
| C 3 (mg%) | a) | 94 ± 11 | 167 ± 9 |
| | b) | 114 ± 9 | 145 ± 7 |
| | c) | 109 ± 12 | 189 ± 11 |
| C 4 (mg%) | a) | 63 ± 15 | 37 ± 6 |
| | b) | 30 ± 9 | 33 ± 3 |
| | c) | 78 ± 13 | 47 ± 5 |
| C 3 -<br>Aktivator (mg%) | a) | 24 ± 8 | 30 ± 2 |
| | b) | 28 ± 2 | 28 ± 3 |
| | c) | 35 ± 7 | 38 ± 2 |

Anders verhielten sich die Komplementfaktoren C 3 und C 3 Aktivator, die keine Konzentrationsabfälle, sondern leichte Anstiege unter der Infusion zeigten, was bei der geringen Fallzahl und der großen Streuung jedoch auf keinen Fall überinterpretiert werden darf.

---

*Folgerung:*

*Die Serum-Immunglobulinkonzentrationen von Patienten mit Gelatineunverträglichkeit zeigten ähnliche Schwankungen wie die der entsprechenden Kontrollpatienten. Zwei Patienten zeigten nach Gelatine-Infusion einen Anstieg des Serum-Komplementfaktors C 3. Bei der geringen Fallzahl ergibt sich aus diesen Untersuchungen kein Hinweis für eine Komplement-bedingte Pathogenese der Gelatineunverträglichkeit.*

---

## 3. Spezifische immunologische Untersuchungen

<u>a) Nachweis von Anti-Gelatine-Antikörpern</u>. Mit Hilfe der Immundiffusion fanden sich bei keinem der untersuchten Patienten präzipitierende Antikörper gegen lösliche Gelatine verschiedener Hersteller.

Im Rast-Test unter Verwendung von Sepharose-gekoppelter Gelatine waren keine spezifischen, gegen Gelatine gerichteten Reagine nachweisbar.

In der passiven Hämagglutination fanden sich bei einem Patienten mit anaphylaktoider Reaktion nach Gelatineinfusion (Haemaccel, Nr. 4003) Anti-Gelatine-Antikörper der Titerstufe 1 : 320 (Serumabnahme <u>vor</u> Reaktion). Allerdings waren auch in den

Tabelle 63. Antikörper gegen Gelatine (Titerstufen der passiven Hämagglutination) im Serum von Kontrollpatienten und einem Patienten mit anaphylaktoider Reaktion nach Gelatine-Infusion

Kontrollpatienten

| Nr. | vor | nach | 10 Tage nach |
|---|---|---|---|
| | | Gelatine-Infusion | |
| 0760 | 1 : 40 | ∅ | 1 : 20 |
| 0739 | 1 : 40 | ∅ | 1 : 40 |
| 0725 | 1 : 40 | ∅ | 1 : 20 |
| 0375 | 1 : 40 | ∅ | 1 : 10 |
| 0399 | 1 : 80 | 1 : 10 | 1 : 40 |

Patient mit Gelatineunverträglichkeit

| 4003 | 1 : 320 | ∅ | 1 : 160 |
|---|---|---|---|

Tabelle 64. Ergebnisse des Intracutantestes bei Patienten mit Gelatineunverträglichkeit

| Testlösung | Verdünnung | Anzahl der positiven Teste (Sofort-Typ) |
|---|---|---|
| Haemaccel | unv. | 6 / 6 |
| " | 1 : 10 | 3 / 6 |
| " | 1 : 100 | 3 / 6 |
| Gelifundol | unv. | 6 / 6 |
| " | 1 : 10 | 3 / 6 |
| " | 1 : 100 | 3 / 6 |

Tabelle 65. Ergebnisse des Lymphocytentransformationstestes bei Patienten
mit anaphylaktoider Reaktion nach Gelatine-Infusion (cpm = absolute Thymidineinbaurate; SI = Stimulationsindex; komm. = kommerzielle Lösung, bei
Patient Nr. 4003 und 4004 Haemaccel, bei Patient 4005 und 4006 Gelifundol;
makro = makromolekularer Anteil nach Ultrazentrifugation)

| Patient | | Lymphocytentransformation nach Stimulation mit | | | |
|---|---|---|---|---|---|
| | | Phytohäm-agglutinin | Pokeweek Mitogen | Gelatine komm. | makro |
| 4003 | cpm | 15628 | 8730 | 683 | 836 |
| | SI | 22 | 12 | 0,9 | 1,1 |
| 4004 | cpm | 45172 | 3782 | 1180 | 1390 |
| | SI | 100 | 8 | 2,6 | 3,1 |
| 4005 | cpm | 31680 | 7130 | 1009 | 1269 |
| | SI | 20 | 5 | 0,6 | 0,8 |
| 4006 | cpm | 21762 | 4172 | 412 | 326 |
| | SI | 93 | 17 | 1,7 | 1,4 |

Seren von fünf Kontrollpatienten, die Gelatineinfusionen reaktionslos tolerierten, vor der Infusion Antikörpertiter von 1 :
40 bis 1 : 80 nachweisbar. Nach der Infusion waren die Antikörper bis auf einen Fall neutralisiert; 10 Tage nach der Infusion
zeigten die Titer wieder ansteigende Werte: 1 : 10 bis 1 : 40
(Tabelle 63). Das Zahlenmaterial ist sicherlich noch zu gering,
um endgültige Schlüsse zuzulassen; dennoch gibt der Befund,
daß die höchste Antikörperkonzentration bei einem Patienten mit
Unverträglichkeit gefunden wurde, Anlaß zu der Vermutung, daß
auch für die Gelatineunverträglichkeit immunologische Mechanismen von pathogenetischer Bedeutung sein könnten.

**b) Ergebnisse des Intracutantestes.** Tabelle 64 zeigt die Ergebnisse des Intracutantestes: Drei von sechs untersuchten Patienten zeigten positive Reaktionen vom Sofort-Typ nach Testung mit verschiedenen Gelatinelösungen in einer Verdünnung 1 : 10 bzw. 1 : 100. Mit der unverdünnten Gelatinelösung waren auch bei Kontrollpatienten positive unspezifische Intracutanreaktionen zu beobachten.

**c) Lymphocytentransformationstest.** Tabelle 65 zeigt die Ergebnisse des Lymphocytentransformationstestes nach spezifischer Stimulation mit Gelatine (vor und nach Ultrazentrifugation bei 100.000 g). Lediglich bei einem Patienten fand sich ein Stimulationsindex von 2.6, der jedoch bei Betrachtung der insgesamt niedrigen Kontrollaktivität nicht als Zeichen einer positiven Stimulation gewertet werden kann.

Die Stimulation mit den in der Ultrazentrifugation sedimentierten hochmolekularen Anteilen der Gelatinelösung führte zu keinen signifikanten Steigerungen der Thymidineinbauraten.

Die Ergebnisse der unspezifischen Stimulation mit Phytohämagglutinin und Pokeweed-Mitogen bewegten sich im Normbereich.

---

*Folgerung:*

*Drei von sechs untersuchten Patienten mit Gelatineunverträglichkeit zeigten positive Intracutanteste. Der Nachweis von spezifischen IgE gelang bei keinem der untersuchten Patienten. Der Lymphocytentransformationstest ergab keine Auffälligkeiten. In der passiven Hämagglutination fanden sich die höchsten Antikörpertiter bei einem Patienten mit anaphylaktoider Reaktion (1 : 320 vor Reaktion); allerdings waren auch bei Kontrollpatienten Antikörper gegen Gelatine nachweisbar. Immunologische Reaktionen könnten demnach auch bei der Gelatineunverträglichkeit eine auslösende Rolle spielen, sofern sich diese Befunde an einem größeren Patientengut bestätigen.*

---

## V. STÄRKE

### 1. Anamnese der Patienten mit anaphylaktoider Reaktion nach Stärkeinfusion

Acht Patienten mit anaphylaktoider Reaktion nach Infusion von Hydroxyäthylstärke (Plasmasteril) wurden untersucht; es handelte sich um vier männliche und vier weibliche Patienten im Alter von 25 - 66 Jahren. Vier der Patienten wiesen in ihrer Anamnese Allergien auf (Benzol, Pflaster, Primeln und Medikamente). Die Reaktionen ereigneten sich sechsmal in Anästesie, zweimal in der präoperativen Phase. Fünf Patienten waren mit der Dreifachmedikation Atropin, Atosil, Dolantin prämediziert, zwei Patienten hatten nur Atropin, ein Patient Fentanyl erhalten (Tabelle 66).

Tabelle 66. Klinische Daten von 8 Patienten mit anaphylaktoider Reaktion nach Infusion von Hydroxyäthylstärke

| Nr. | Alter (Jahre) | Geschlecht | Diagnose | Schweregrad | Allergie in Anamnese |
|-----|------|------------|----------|-------------|----------|
| 5001 | 66 | m | Prostata-Adenom | I | + |
| 5002 | 37 | m | Discusprolaps | II | - |
| 5003 | 48 | w | Discusprolaps | II | + |
| 5004 | 25 | w | Narbenkontraktur | II | - |
| 5005 | 36 | m | Discusprolaps | I | - |
| 5006 | 27 | w | Ureterstenose | III | + |
| 5007 | 29 | m | Ulcus duodeni | II | + |
| 5008 | 64 | w | Hirnturmor | II | - |

*Folgerung:*

*Vier von acht Patienten mit Stärkeunverträglichkeit wiesen in ihrer Anamnese Allergien auf.*


## 2. Serum-Immunglobuline und -Komplementfaktoren

Die Konzentrationen der Serumimmunglobuline IgG, IgA und IgM bewegten sich, abgesehen von einem Patienten (Nr. 5005), im Normbereich (s. Tabelle 67). In drei Fällen waren nach Stärke-infusion die IgG-Konzentrationen deutlich erniedrigt, während IgA und IgM diese Schwankungen nicht zeigten.

Ein Patient (Nr. 5001) zeigte erhöhte Werte des Serum-IgE (520 ng/ml). Bei den anderen Patienten waren die IgE-Werte im Normbereich.

Die Durchschnittswerte der Komplementfaktoren zeigten die typi-schen, auch bei den Kontrollen beobachteten Schwankungen. Aller-dings wiesen bereits zwei von vier Patienten vor der Stärkein-fusion erhöhte C 3-, und drei von vier Patienten erhöhte C 4-Konzentrationen auf. Bei zwei Patienten fanden sich nach der Stärkeinfusion besonders deutliche Erniedrigungen der Konzen-tration von C 3 und C 3-Aktivator (Patienten Nr. 5002 und 5007).

*Folgerung:*

*Bei drei Patienten mit Stärkeunverträglichkeit wurden unmittel-bar nach der Infusion Erniedrigungen der IgG-Konzentration beob-achtet, die über den bei den Kontrollen beobachteten Verlauf hinausgingen und sich weder für IgA noch für IgM nachweisen ließen. Bei zwei Patienten fanden sich starke Abnahmen der Kom-plementfaktoren C 3 und C 3-Aktivator, was auf eine mögliche Nebenschlußaktivierung des Komplementsystems hindeuten könnte.*

Tabelle 67. Veränderungen von Serum-Immunglobulin- und Komplementkonzentration bei Patienten mit anaphylaktoider Reaktion nach Stärkeinfusion und bei Kontrollpatienten (a = vor, b = nach, c = 10 Tage nach Stärkeinfusion)

| | | Patienten mit anaphylaktoider Reaktion (a: n = 4, b: n = 6, c: n = 8) | Kontrollpatienten (a: n = 180, b: n = 181, c: n = 153) |
|---|---|---|---|
| Ig G (mg%) | a) | 1445 $\pm$ 300 | 1593 $\pm$ 65 |
| | b) | 1080 $\pm$ 91 | 1370 $\pm$ 52 |
| | c) | 1216 $\pm$ 88 | 1480 $\pm$ 49 |
| Ig A (mg%) | a) | 307 $\pm$ 75 | 303 $\pm$ 16 |
| | b) | 250 $\pm$ 37 | 258 $\pm$ 11 |
| | c) | 305 $\pm$ 52 | 321 $\pm$ 13 |
| Ig M (mg%) | a) | 187 $\pm$ 33 | 189 $\pm$ 9 |
| | b) | 218 $\pm$ 46 | 174 $\pm$ 8 |
| | c) | 217 $\pm$ 26 | 220 $\pm$ 10 |
| Albumin (mg%) | a) | 4730 $\pm$ 30 | 4390 $\pm$ 16 |
| | b) | 4063 $\pm$ 325 | 4060 $\pm$ 112 |
| | c) | 4313 $\pm$ 518 | 4144 $\pm$ 103 |
| C 3 (mg%) | a) | 119 $\pm$ 13 | 132 $\pm$ 4 |
| | b) | 80 $\pm$ 9 | 114 $\pm$ 3 |
| | c) | 111 $\pm$ 8 | 114 $\pm$ 2 |
| C 4 (mg%) | a) | 86 $\pm$ 26 | 47 $\pm$ 2 |
| | b) | 55 $\pm$ 13 | 42 $\pm$ 2 |
| | c) | 72 $\pm$ 8 | 56 $\pm$ 3 |
| C 3 - Aktivator (mg%) | a) | 34 $\pm$ 4 | 32 $\pm$ 3 |
| | b) | 23 $\pm$ 3 | 28 $\pm$ 3 |
| | c) | 35 $\pm$ 3 | 45 $\pm$ 7 |

## 3. Spezifische immunologische Untersuchungen

**a) Nachweis von Anti-Stärke-Antikörpern.** In der Immundiffusion fanden sich bei keinem der untersuchten Patienten präzipitierende Antikörper gegen Hydroxyäthylstärke.

Die in der passiven Hämagglutination nachgewiesenen Antikörper waren bei den Patienten mit anaphylaktoider Reaktion nicht über die bei den Kontrollpatienten beobachteten Titerstufen erhöht. Allerdings konnten Serumproben vom Zeitpunkt vor der Unverträglichkeitsreaktion lediglich von Patienten mit anaphylaktoiden Symptomen der Schweregrade I und II untersucht werden.

Ein Rast-Test zum Nachweis von spezifischem IgE stand für Hydroxyäthylstärke leider nicht zur Verfügung.

**b) Ergebnisse des Intracutantestes.** Bei fünf von sieben untersuchten Patienten fanden sich positive Reaktionen vom Sofort-Typ nach Testung mit Plasmasteril in verschiedenen Verdünnungen (bis 1 : 100).

**c) Lymphocytentransformationstest.** Bei fünf Patienten wurde der Lymphocytentransformationstest durchgeführt. Die Ergebnisse der unspezifischen Stimulation mit Phytohämagglutinin und Pokeweed-Mitogen sind in Tabelle 68 dargestellt. Sie bewegten sich im Normbereich.

Tabelle 68. Ergebnisse des Lymphocytentransformationstestes bei Patienten mit anaphylaktoider Reaktion nach Infusion von Hydroxyäthylstärke (Plasmasteril) (cpm = absolute Thymidineinbaurate; SI = Stimulationsindex)

| Patient | | Lymphocytentransformation nach Stimulation mit | | |
| --- | --- | --- | --- | --- |
| | | Phytohämagglutinin | Pokeweed Mitogen | Plasmasteril |
| 5001 | cpm | 26960 | 2229 | 98 |
| | SI | 173 | 7 | 0,6 |
| 5002 | cpm | 18155 | 12013 | 903 |
| | SI | 25 | 16 | 1,2 |
| 5003 | cpm | 45830 | 4628 | 513 |
| | SI | 134 | 14 | 1,5 |
| 5004 | cpm | 30782 | 5698 | 1190 |
| | SI | 133 | 24 | 5,1 |
| 5006 | cpm | 16645 | 13181 | 887 |
| | SI | 19 | 14 | 1,0 |

Die spezifische Stimulation mit Hydroxyäthylstärke führte bei einem Patienten (Nr. 5004) zu einer Stimulationsrate von 5,1; die absolute Thymidin-Einbaurate war jedoch mit 1190 cpm nicht so stark erhöht, daß man auf eine positive spezifische Stimulation schließen dürfte.

Auch bei den übrigen Patienten fand sich kein Anhalt für eine Stärke-induzierte Lymphocytenstimulation.

Die Stimulation mit den in der Ultrazentrifuge bei 100 000 g sedimentieren makromolekulären Bestandteilen der Stärkelösung führte zwar zu etwas höheren Thymidin-Einbauraten; die Unterschiede waren jedoch nicht signifikant.

*Folgerung:*

*Die Bedeutung immunologischer Reaktionen bei der Auslösung der Stärkeunverträglichkeit kann aus den vorliegenden Befunden weder bewiesen noch ausgeschlossen werden. Bei zwei Patienten fanden sich Hinweise auf eine mögliche direkte Aktivierung des Komplementsystems.*

## VI. ZUSAMMENFASSENDE ÜBERSICHT ÜBER DIE PATHOMECHANISMEN ANAPHYLAKTOIDER REAKTIONEN NACH KOLLOIDINFUSION

### Antilymphocytenglobulin

Die Infusion von ALG kann aus verschiedenen Gründen zu anaphylaktoiden Reaktionen führen:
Bei nicht erkannter, bestehender Sensibilisierung gegen das artfremde Eiweiß löst die erste Infusion anaphylaktische Zustandbilder aus.

Sensibilisiert sich der Patient im Verlauf der ALG-Therapie, so treten die Unverträglichkeitserscheinungen unter dem Bild der Serumkrankheit auf. Diese immunologischen Kausalfaktoren können durch sorgfältige Diagnostik (Präsensibilisierung, Anaphylaxie) oder durch Induktion immunologischer Unresponsiveness (Serumkrankheit) ausgeschaltet werden.

Bei nicht sensibilisierten Patienten kann es durch Globulin-Aggregate in der ALG-Lösung zu anaphylaktoiden Reaktionen kommen. Deshalb empfiehlt sich die Applikation von deaggregiertem ALG. Darüber hinaus kann die antilymphocytäre Wirksamkeit von ALG über die Freisetzung von vasoaktiven Substanzen aus zerstörten Leukocyten zu anaphylaktoiden Reaktionen führen. Darum muß ALG als verdünnte Lösung und langsam infundiert werden.

### Kolloidale Volumenersatzmittel

Eine Zusammenfassung des derzeitigen Wissensstandes über den Pathomechanismus der anaphylaktoiden Reaktionen nach Kolloidinfusion ist in den Tabellen 69 und 70 gegeben. Dabei wurden neben den eigenen Befunden auch die Arbeiten anderer Autoren berücksichtigt.

Tabelle 69 zeigt die Bedeutung der verschiedenen immunologischen Teste für die Diagnostik solcher Komplikationen. Daraus geht klar hervor, daß keineswegs alle Probleme derzeit befriedigend gelöst sind. Eine ganze Reihe von Fragen steht noch offen; insbesondere die Rolle des Immunglobulins E bei der Humanalbumin- und bei der Stärkeunverträglichkeit ist noch nicht untersucht.

Es war eines der Ziele dieser Arbeit, die für den klinischen Routinebetrieb entscheidenden diagnostischen Teste zu ermitteln. Von einigen sehr aufwendigen Testen wissen wir nun, daß sie relativ wenig diagnostische Information bringen, wie z.B. die Bestimmung des Gesamt-Serum-IgE, die Immundiffusionstechnik nach OUCHTERLONY, die passive cutane Anaphylaxie am Affen und der Lymphocytentransformationstest, der zwar bei einigen Patienten mit Humanalbuminunverträglichkeit positive Befunde erbrachte, jedoch bei allen anderen Kolloid-Reaktionen negativ blieb. Mit der passiven Hämagglutination gelang der Nachweis von Antikörpern gegen Dextran, gegen Gelatine und gegen Hydroxyäthylstärke. Der Intracutantest sollte wegen seiner einfachen Handhabung immer durchgeführt werden, auch wenn die Ergebnisse bei über

Tabelle 69. Aussagekraft verschiedener diagnostischer Teste bei Kolloid-unverträglichkeit

| | Plasmaprotein | | Dextran | | Gelatine | Stärke |
| | Sofort | Spät | Leicht | Schwer | | |
|---|---|---|---|---|---|---|
| Allergische Anamnese | + | + | + | ∅ | ± | ± |
| Serum-Ig E (Gesamt) | + | ∅ | ∅ | ∅ | ∅ | ± |
| Rast (spezifisches Ig E) | – | – | ± | ∅ | ∅ | – |
| Immundiffusion (Ouchterlony) | ± | ∅ | ∅ | ∅ | ∅ | ∅ |
| Passive Hämagglutination | – | – | ∅ | + | ± | ± |
| Hauttest | + | ± | ± | ± | + | ± |
| Passive cutane Anaphylaxie | – | – | ∅ | ∅ | – | – |
| Komplement-Faktoren | ∅ | ∅ | ± | ± | ∅ | ± |
| Lymphocytentransformation | + | ± | ∅ | ∅ | ∅ | ∅ |

Tabelle 70. Pathomechanismen der Kolloidunverträglichkeit

Plasmaprotein:

| Sofort-Reaktion: | Eiweißallergie, Aggregate |
| Spät-Reaktion: | Sensibilisierung, Aggregate, (Stabilisatoren) |

Dextran:

| Leichte Reaktion: | Allergische Disposition |
| Schwere Reaktion: | Antikörper (IgG, IgM) (Komplement-Aktivierung) |

| Gelatine: | Histaminfreisetzung, (Antikörper) |

| Stärke: | (Komplement-Aktivierung), (Antikörper?) |

der Hälfte der Dextran- und Stärke-empfindlichen Patienten negativ ausfielen. Komplementstudien müssen aus wissenschaftlichem Interesse weitergeführt werden,; die praktische klinische Nutzanwendung ist derzeit jedoch noch gering.

In Tabelle 70 sind stichwortartig die wesentlichen Kausalfaktoren in der Entstehung anaphylaktoider Reaktionen nach Infusion der verschiedenen kolloidalen Volumenersatzmittel zusammengefaßt: Neben einer klassischen Eiweißallergie des Patienten können

<u>Protein-Aggregate</u> sowie <u>Stabilisatoren</u> (Caprylat-Stabilisator!),
die die Immunogenität des Proteins verändern, anaphylaktoide
Reaktionen nach Infusion natürlicher Kolloidlösungen induzieren.

Während sich bei Patienten mit klinisch <u>leichter Dextranunver-
träglichkeit</u> außer einer gewissen <u>allergischen Disposition</u> keine
Hinweise für immunologische Reaktionsabläufe fanden, kommt den
in der passiven Hämagglutination nachweisbaren <u>Anti-Dextran-
Antikörpern</u> bei den Fällen mit <u>schwerer Dextranunverträglichkeit</u>
<u>mit Sicherheit</u> eine entscheidende Rolle zu. Im Verlauf dieser
Immunkomplexreaktion wird das Komplementsystem über den klassischen Weg (<u>19</u>) aktiviert [HEDIN (<u>136</u>)].

Die Bedeutung der direkten <u>Histamin-Freisetzung</u> für die Entstehung anaphylaktoider Reaktionen nach Gelatineinfusion konnte
von MESSMER et al. (<u>247</u>) im Tierexperiment und von LORENZ et al.
am Patienten überzeugend nachgewiesen werden (<u>226</u>). Inwieweit
<u>Anti-Gelatine-Antikörper</u>, die mit der passiven Hämagglutination
nachweisbar sind, eine pathogene Rolle spielen, muß noch geklärt
werden. Spezifische Antikörper der Klasse IgE konnten bisher bei
keinem Patienten mit Gelatineunverträglichkeit nachgewiesen werden.

Über die Pathomechanismen der Stärkeunverträglichkeit ist noch
wenig bekannt. Neben einer direkten <u>Komplement-Aktivierung</u> über
den Nebenschluß, wofür sich bei zwei Patienten Hinweise fanden,
müssen jedoch auch hier <u>Antigen-Antikörper-Reaktionen</u> diskutiert
werden. Antikörper gegen <u>Hydroxyäthylstärke</u> wurden jedenfalls
mit der passiven Hämagglutination bei chirurgischen Kontrollpatienten in niedrigen Titerstufen nachgewiesen.

# DISKUSSION

Aufgrund der tierexperimentellen und klinisch-immunologischen
Ergebnisse der vorliegenden Arbeit lassen sich die eingangs ge-
stellten Fragen nach dem Risiko und den Pathomechanismen anaphylaktoider Reaktionen nach Kolloidinfusion weitgehend beantwor-
ten: Bei jeder Kolloidinfusion muß mit einem gewissen Risiko
einer anaphylaktoiden Reaktion gerechnet werden; es gibt keine
absolut "sicheren" Präparate. Zum ersten Mal konnte an einem
ausreichend großen und nicht selektierten Zahlenmaterial die
tatsächliche Häufigkeit und der klinische Schweregrad dieser
Komplikationen vergleichend für verschiedene Kolloide ermittelt
werden.

Bei der Aufklärung des Pathomechanismus bestand die Hauptarbeit
in einer - nicht nur für den Leser zuweilen ermüdenden - Samm-
lung des Basismaterials, das zur Interpretation aller spezifischen und unspezifischen immunologischen Untersuchungen unabdingbar ist. An 553 Kontrollpatienten, die die Infusion verschiedener kolloidaler Volumenersatzmittel reaktionslos tolerierten, wurden die normalerweise beobachteten Veränderungen
immunologischer Parameter ermittelt. Es zeigte sich, daß nach
jeder Kolloidinfusion Konzentrationserniedrigungen der Serum-
Immunglobulin- und -Komplementfaktoren gemessen werden, die jedoch keine Bedeutung für eine mögliche Unverträglichkeitsreaktion haben. Der Nachweis spezifischer Antikörper gelingt unmittelbar nach der Kolloidinfusion in den seltensten Fällen, da
durch die hochdosierte Antigenzufuhr ein Neutralisationseffekt
eintritt. Zur Diagnostik einer Kolloidunverträglichkeit sind
deshalb Serumproben vom Zeitpunkt vor der Reaktion oder von
einem späteren Zeitpunkt (10 Tage nachher und später) von ent-
scheidender Bedeutung.

Zwischen den einzelnen künstlichen Kolloiden bestehen keine
Kreuzreaktionen: Antikörper gegen lösliches Dextran werden durch
Stärke- oder Gelatineinfusion nicht neutralisiert und umgekehrt.

Die Pathomechanismen der anaphylaktoiden Reaktionen nach Infusion verschiedener Kolloide ließen sich nicht einheitlich erklären. Es konnte vielmehr gezeigt werden, daß selbst bei Applikation ein- und desselben Kolloids unterschiedliche Kausalfaktoren eine Rolle spielen: So sind keineswegs alle nach Applikation xenogener Serumproteine beobachteten Unverträglichkeitsreaktionen immunologisch bedingt; bisher ungeklärte Unverträglichkeitserscheinungen konnten durch Untersuchung der Proteinaggregate in den betreffenden Lösungen aufgeklärt werden. Umgekehrt konnten bei der lange Zeit als nicht-immunologisch-bedingt
betrachteten Dextranunverträglichkeit zum ersten Mal Antikörper

in klinischem Zusammenhang mit den beobachteten anaphylaktoiden
Reaktionen nachgewiesen werden.

Trotz der Unterschiede in den immunologischen bzw. nicht-immuno-
logischen Kausalfaktoren haben alle beschriebenen Erscheinungen
eines gemeinsam, die Morphologie: Es handelt sich im wesentlichen um eine ähnliche klinische Symptomatik, eben die der "anaphylaktoiden Reaktion". Dieser Terminus muß kurz beleuchtet
werden, bevor man die pathophysiologischen Grundlagen und Zusammenhänge diskutiert.


## 1. Der Begriff der "anaphylaktoiden Reaktion"


Anaphylaktoide Reaktionen sind Unverträglichkeitserscheinungen,
die in ihrer klinischen Symptomatik keine wesentliche Beziehung
zur pharmakologischen Wirkung des auslösenden Medikamentes zeigen, sondern relativ gleichförmig unter dem Bild der "Anaphylaxie", d.i. einer Antigen-Antikörper-bedingten Reaktion ablaufen.
Solche Erscheinungen müssen jedoch nicht immer durch eine klassische immunologische Reaktion vom Typ I nach COOMBS und GELL
(66a) hervorgerufen werden. Leider herrscht auf diesem Gebiet
eine nicht unerhebliche terminologische Konfusion. Vielleicht
kann ein kurzer Blick auf die historische Entwicklung der verwendeten Begriffe zur Klärung beitragen (s. Tabelle 71). Der
Begriff "Anaphylaxie" wurde erstmals 1904 von RICHET (294) verwendet und beschreibt die durch eine zu starke Abwehrreaktion
des Organismus hervorgerufene Unverträglichkeitserscheinung
(griechisch: ανα = hinauf, über; φυλαξ = Wächter, Schutz).
Im Jahre 1906 erwähnte der Wiener Pädiater Clemens von PIRQUET
in der Münchner Medizinischen Wochenschrift als erster den Begriff "Allergie" (286), worunter er jedoch eine allgemeine Änderung der Immunitätslage sowohl zur Hyperergie als auch zur Hy-
poergie hin verstand. Der Terminus "anaphylaktoid" wurde zum
ersten Mal von HANZLIK und KARSNER im Jahre 1920 (134) verwendet; er beschreibt alle die unerwünschten Reaktionen des Organismus, die unter dem klinischen Bild einer Anaphylaxie ablaufen,
unabhängig von ihrer pathogenetischen Entstehung. Später verwendete SELYE (360a, 361) das Wort "anaphylaktoid" für die Beschreibung des Ödems der Ratte nach Zufuhr bestimmter Substanzen, z.B.
Eiklar oder Dextran; aufgrund der umfangreichen Untersuchungen
verschiedener Gruppen auf diesem Gebiet schränkte sich der Terminus "anaphylaktoid" in der Folge bei einzelnen Autoren sogar
ganz auf diese "spezies-spezifische Überempfindlichkeit" (169,
213) ein.

Auch der Begriff der "Anaphylaxie" erfuhr im Verlauf seiner
zunehmenden pathophysiologischen Ergründung eine immer weiter
fortschreitende Einengung. Nachdem COCA und COOKE (62) die
"Reagine" als die für das Zustandekommen einer humoralen Überempfindlichkeit vom Sofort-Typ entscheidenden Serumbestandteile
erkannt, und PRAUSNITZ und KÜSTNER (287) deren Übertragbarkeit
entdeckt hatten, konnten COOMBS und GELL (66a) in ihrer Ein-
teilung der krankhaften Immunreaktionen die Anaphylaxie als
Typ I = "Sofortreaktion durch Reagine" definieren.

Tabelle 71. Historische Entwicklung der wichtigsten allergologischen Begriffe

| Begriff | Bedeutung | Autor | Jahr |
|---|---|---|---|
| Anaphylaxie | Schädliche Überempfindlichkeit | RICHET | 1904 |
| Allergie | Veränderte Immunitätslage | v. PIRQUET | 1906 |
| Anaphylaktoid | Unverträglichkeitserscheinung, die der Anaphylaxie gleicht | HANZLIK und KARSNER | 1920 |
| Humorale Überempfindlichkeit | Die Unverträglichkeit (gegen Fisch) ist mit Serum übertragbar | PRAUSNITZ und KÜSTNER | 1921 |
| Atopie | Angeborene Neigung zur Sensibilisierung | COCA COOKE | 1923 |
| Reagin | Serumfaktor, der die Überempfindlichkeit bedingt | COCA COOKE | 1925 |
| Anaphylaktoides Ödem | Entzündungsreaktion (Ratte) auf Eiklar, Dextran etc. | SELYE | 1949 |
| Allergen-Sensitogen | Chemische Aufklärung der Struktur eines Allergens (Pferde-Epithel) | STANWORTH | 1957 |
| Reaktion Typ I | Sofort-Reaktion | COOMBS und GELL | 1963 |
| Ig E | Immunglobulin, das für die übertragbare Überempfindlichkeit verantwortlich ist | ISHIZAKA et al. JOHANNSON | 1966 1967 |

Seit der strukturellen Aufklärung bestimmter Allergene einerseits [STANWORTH (370)] und des Immunglobulins E andererseits durch ISHIZAKA et al. (165) und JOHANSSON (171) behalten viele Autoren den Begriff "anaphylaktisch" nur noch der IgE-vermittelten Reaktion vor. Solange der gesicherte Nachweis eines spezifischen IgE aussteht, empfiehlt sich deshalb die Verwendung des weitergehenden Begriffes "anaphylaktoid", der sich an der beobachteten klinischen Symptomatik orientiert.

In einer Abhandlung über anaphylaktoide Reaktionen nach Kolloidinfusion erscheint es sinnvoll, diese Art der Unverträglichkeiten in den großen Rahmen des generellen Risikos jeder infusionstherapeutischen Maßnahme einzuordnen. Tabelle 72 faßt die

Tabelle 72. Mögliche Komplikationen der intravenösen Infusionstherapie

---

Intravenöse Injektion

1. Punktionstrauma:          Hämatom
                             Abszeßbildung
                             Pneumothorax
                             Luftembolie

2. Intravasaler Fremdkörper: Katheterembolie
                             Thrombophlebitis
                             Thrombose (Embolie)

3. Kontamination:            Infektion
                             Sepsis
                             (Spuren von Vinylchlorid)

Infundierte Lösung

1. Toxität

2. Biologischer Effekt (unerwünschte Wirkung)

3. pH-Schwankungen

4. Mischung mit anderen Pharmaka

5. Chemischer Reizeffekt

6. Kristallisation

7. Kontamination (Partikel, Bakterien, Pyrogene)

8. Idiosynkrasie

9. Anaphylaktoide Reaktion

---

wichtigsten, theoretisch denkbaren Komplikationen einer intravenösen Infusion zusammen. Zunächst ist das allgemeine Risiko, bedingt durch den intravenösen Zugang und das verwendete Material (Nadel, Katheter, Infusionsbesteck etc.) (54) zu bedenken: Ein Punktionstrauma, eine Katheterembolie, eine Sepsis (112) oder eine lokale Venenreaktion mit Thrombophlebitis und darauffolgender Thrombose oder Embolie. Bei der Entstehung dieser Venenreaktion spielen jedoch bereits spezifische Eigenschaften der verwendeten Lösungen möglicherweise eine Rolle (410). Die evtl. mögliche Freisetzung von Spuren von Vinylchlorid aus Plastikflaschen oder Infusionsbestecken muß als mögliches Risiko bei poly-infundierten Patienten diskutiert werden (175, 360). Fälle von Kontamination des verwendeten Materials - wie der in Großbritannien beobachtete Fall einer Ameise in einem Infusionsbesteck (26) - werden wohl seltene Ausnahmen darstellen.

Unter den lösungsspezifischen Unverträglichkeiten kommt der Toxizität einer Substanz vordringliche Bedeutung zu. Toxische Effekte sind dosisabhängig. Auch der gewünschte biologische Effekt kann u.U. zur unerwünschten Nebenwirkung werden: So stimuliert z.B. die Infusion von Glukose die Insulinproduktion des Pankreas. Wird eine Glukoseinfusion plötzlich abgebrochen, kann es u.U. zu einer Hypoglykämie kommen. Schwankungen des pH-Wertes

der infundierten Lösungen können Anlaß zu schweren Unverträglichkeitsreaktionen geben, insbesondere nach Zusatz anderer
Pharmaka in die Infusionslösung (199, 341). Hyperosmolare Lösungen können chemische Reizeffekte am Venenepithel auslösen.

Kristallisationen oder makroskopisch sichtbare Ausfälle ver-
bieten die Applikation einer Infusionslösung ohnehin (394).
Neben einer bakteriellen Kontamination durch unsterile Produktion können aber auch thermische Einflüsse bei der Lagerung
Anlaß zu Partikelbildungen geben. In vivo führt die Infusion
solcher Partikel zu schweren Lungenkomplikationen (233, 382).

Während die bisher besprochenen Unverträglichkeitsreaktionen
weitgehend unabhängig von den individuellen Eigenschaften des
behandelten Patienten auftreten, gilt dies nicht für die Punkte
8 und 9 "Idiosynkrasie" und "anaphylaktoide Reaktion". Unter
einer Idiosynkrasie versteht man eine durch einen genetischen
Defekt im Empfänger bedingte übersteigerte Wirkung einer Substanz.

Die in der vorliegenden Arbeit beschriebenen Erscheinungen
ließen sich jedoch in keinem Fall durch eine der in Tabelle
72 unter Punkt 1 - 8 genannten Ursachen erklären.


## 2. Die Häufigkeit anaphylaktoider Reaktionen nach Kolloidinfusion


Aus der Ära vor der Einführung der aktiven Diphtherie- und
Pertussis-Impfung, als diese Erkrankungen mit xenogenen Seren -
meist Pferdeserum - in einer Dosierung von bis zu 200 ml behandelt wurden, liegen Berichte über eine Häufigkeit der Serumkrankheit von 50 % der behandelten Patienten vor (72, 196, 367,
386, 392). Dabei war nach intravenöser Applikation des Fremdse-
rums die Häufigkeit der Serumkrankheit größer als nach intra-
muskulärer Applikation. Bei der Behandlung der Tollwut mit
Pferdeserum wurde die Serumkrankheit bei Erwachsenen häufiger
beobachtet als bei Kindern (183). Heute werden die höchsten Dosen von xenogenen Serumproteinen in der immunsuppressiven Therapie mit Antilymphocytenglobulin verabreicht (18).

Tabelle 73 zeigt die an verschiedenen Zentren beobachteten Häufigkeiten von Unverträglichkeitsreaktionen unter ALG-Therapie
(47, 185, 205, 228, 265, 284, 308, 373). Wie im Ergebnis-Teil
(Kap. C) gezeigt werden konnte, läßt sich durch bestimmte Modifikationen der Applikation die Häufigkeit solcher Unverträglichkeitsreaktionen deutlich senken. Klassische anaphylaktische
Reaktionen treten nur auf, wenn der Patient bereits gegen das
xenogene Protein sensibilisiert ist oder wenn eine sich entwickelnde Serumkrankheit nicht erkannt wird. Eine Präsensibilisierung kann aufgrund früherer Serumapplikationen erfolgen,
auch wenn diese über 30 Jahre (!) zurückliegen. Deshalb ist bei
jeder Behandlung mit xenogenen Proteinen eine sorgfältige Vortestung des Patienten unbedingt zu fordern, insbesondere bei

Tabelle 73. Häufigkeit anaphylaktoider Reaktionen unter ALG-Therapie

| Symptomatik | Häufigkeit | Kollektiv | Autoren |
|---|---|---|---|
| Letale Anaphylaxie | 0,4 % | 500 | STARZL et al.[373] |
| | - | 150 | RING[a] |
| Anaphylaktischer Schock | 6,0 % | 266 | STARZL et al.[373] |
| | 2,1 % | 150 | RING[a] |
| | 6,2 % | 16 | LANCE et al.[205] |
| Serumkrankheit | 7,5 % | 53 | STARZL[373], KASHIWAGI et al.[185] |
| | 5,0 % . | 150 | RING[a] |
| | 2,1 % | 144 | LUNDGREN[228] |
| Urticaria | 25,6 % | 144 | LUNDGREN[228] |
| | 33,9 % | 53 | STARZL[373], KASHIWAGI et al.[185] |
| | 29,2 % | 49 | RING[a] |
| | 20,0 % | 15 | PIROFSKY et al.[284] |
| Fieber | 52,8 % | 150 | RING[a] |
| | 87,5 % | 120 | NAJARIAN et al.[265] |
| | 100,0 % | 53 | STARZL[373], KASHIWAGI et al.[185] |

[a] Eigene Beobachtungen, teilweise veröffentlicht unter RING et al. (308) und BRENDEL et al. (47)

Patienten mit Autoimmunerkrankungen, die besonders häufig eine "unspezifische" - d.i. ohne vorhergehende Applikation des betreffenden Proteins - Sensibilisierung gegen xenogenes Eiweiß zeigen.

Leider liegen nur wenige vergleichende Studien über die Häufigkeit anaphylaktoider Reaktionen nach Infusion kolloidaler Volumenersatzmittel vor (350). Einer Reihe von allgemein gehaltenen Übersichten (9, 56, 140, 229, 231, 330, 348) steht eine Fülle von kasuistischen Berichten gegenüber, die anaphylaktoide Reaktionen nach Infusion aller derzeit erhältlichen Kolloide beschreiben (19, 22, 23, 31, 36, 40, 41, 51, 66, 70, 79, 87, 90, 103, 105, 114, 142, 144, 161, 172, 187, 195, 210, 212, 222, 226, 227, 235, 236, 242, 244, 245, 251, 253, 255, 257, 260, 261, 267, 272, 277, 314, 315, 321, 327, 328, 333, 342, 345, 346, 347, 348, 349, 362, 364, 366, 376, 380, 387, 388, 393, 397, 399, 405a, 409, 414).

Tabelle 74 zeigt einen Überblick über diese Literatur. Das größte Problem bei der Beurteilung der echten Inzidenz dieser Komplikationen ist darin zu sehen, daß aus den Mittelungen der einzelnen Autoren sowie der Arzneimittelkommissionen keine Häufigkeiten abgeleitet werden können, da hier in der Regel lediglich Fallzahlen berichtet werden, ohne daß diese auf ein

Tabelle 74. Übersicht über bisher veröffentlichte anaphylaktoide Reaktionen nach Infusion kolloidaler Lösungen [s. auch RING und MESSMER (324b)]

| Präparat | Anzahl | Gesamt kollektiv | Autor | Jahr |
|---|---|---|---|---|
| **Dextran** | | | | |
| Dextran [+] | 10 | 30 | TURNER et al. (388) | 1949 |
| Dextran [+] | 1 | 50 | CRAIG et al. (70) | 1951 |
| Dextran [+] | 31 | 1647 | MAYCOCK (242) | 1952 |
| Dextran 60 [+] | 1 | 1 | ERASMUS und BIRCH (90) | 1952 |
| Dextran 60 [+] | 6 | 215 | TARROW (380) | 1955 |
| Dextran 60 [+] | 5 | 5 | WILKINSON und STOREY (409) | 1953 |
| Dextran 60 [+] | 2 | 76 | BOWMAN (41) | 1953 |
| Dextran 60 [+] | 1 | 1 | HENLEY et al. (142) | 1958 |
| Dextran 40 [+] | 2 | 2 | MOELLER und BRAUN (257) | 1960 |
| Dextran 60 [+] | 17 | 200 | MEISSNER (245) | 1961 |
| Dextran 60 [+] | 1 | 1 | GETZEN und SPEIGGLE (105) | 1963 |
| D 60 (Abbott) | 1 | 1 | SHEPHARD und VANDAM (362) | 1964 |
| Dextran 60 [+] | 1 | 1 | SIMONE (364) | 1965 |
| Dextran 60 [+] | 1 | 1 | BAILEY et. al. (19) | 1967 |
| Dextran 60 (Glaxo) | 1 | 1 | MALTBY (236) | 1968 |
| Dextran 60 (Glaxo) | 4 | 84 | BRISMAN et al. (51) | 1968 |
| Rheomacrodex | 3 | 47 | MICHELSON (253) | 1968 |
| Dextran 60 [+] | 5 | 24 | STREBEL und SIEGLER (376) | 1968 |
| D 40 (Glaxo) | 7 | 40 | MADDI et al. (235) | 1969 |
| Macro/Rheomacrodex | 2 | 2 | SCHMIDT und ESCHRICH (342) | 1969 |
| Rheomacrodex | 2 | 2 | SCHOBINGER (347) | 1970 |
| D 60 (Glaxo) | 1 | 1 | ROBERTS und COCKCROFT (328) | 1970 |
| Dextran 40 [+] | 1 | 1 | GONZALES et al. (114) | 1970 |
| Macrodex | 10 | 13434 | BAUER und ÖSTLING (23) | 1970 |
| D 60 (Abbott) | 3 | 3 | KOHEN et al. (195) | 1970 |
| Dextran 60 [+] | 1 | 1 | COLLAN (66) | 1973 |
| Rheomacrodex | 2 | 2 | WEBSTER et al. (399) | 1973 |
| D 40 und D 70[+] | 1 | 4494 | RUDOWSKI et al. (333) | 1973 |
| Dextran 60 [+] | 6 | 404 | LAZANSKI (212) | 1973 |
| Macrodex | 2 | 2 | DOBLOUG (79) | 1974 |
| Rheomacrodex | 1 | 1 | MISGELD und MENDE (255) | 1974 |
| Dextran 60 [+] | 12 | 12 | JOHNSON und LAURELL (172) | 1974 |
| Rheomacrodex | 3 | 3 | VANDAMME (393) | 1975 |
| Macro./Longasteril | 14 | 14 | WALDHAUSEN et al. (397) | 1975 |
| Rheomacrodex | 1 | 11 | SKYTT (366) | 1975 |
| Macrodex | 7 | 150 | SCHÖNING und KOCH (349) | 1975 |
| Dextran [+] | 7 | 6980 | LANGREHR et al. (210) | 1975 |
| Dextran 60 [+] | 9 | 9 | MORR-STRATHMANN und LAWIN (260) | 1975 |
| D 60 (Knoll, Medac) | 2 | 26 | LORENZ et al. (226) | 1976 |
| Dextran [++] | 38 | 38 | RING et al. (315) | 1975 |

[+] Firmenname nicht angegeben

[++] Hier handelte es sich um die Präparate: Macrodex, Rheomacrodex, D60-Travenol, Longasteril

Tabelle 74. (Fortsetzung)

| Präparat | Anzahl | Gesamt-kollek-tiv | Autor | Jahr |
|---|---|---|---|---|
| **Plasmaprotein** | | | | |
| PPL | 20 | 1961 | SCHNEIDER und KOSTER (346) | 1966 |
| PPL | 3 | 3 | KERNOFF et al. (187) | 1972 |
| Humanalbumin | 3 | 296 | SCHMIDT (345) | 1972 |
| Serumkonserve | 1 | 128 | SCHMIDT (345) | 1972 |
| PPL | 18 | 33 | BLAND et al. (36) | 1973 |
| Humanalbumin | 1 | 1 | RING et al. (314) | 1974 |
| Humanalbumin | 8 | 200 | ZUMTOBEL (414) | 1974 |
| PPL | 20 | 25 | ISBISTER und BIGGS (161) | 1976 |
| PPL | 2 | 2 | WELLS et al. (405a) | 1977 |
| **Gelatine** | | | | |
| Oxypolygelatine [+] | 2 | 2 | HIGGINS et al. (144) | 1952 |
| Haemaccel | 2 | 8 | EBERLEIN und DOBBERSTEIN (87) | 1962 |
| Emagel | 1 | 40 | PATTONO und MARCHIARO (277) | 1963 |
| Haemaccel | 1 | 21 | BARK (22) | 1964 |
| Emagel | 1 | 45 | PACE und RUCCI (272) | 1964 |
| Emagel | 6 | 118 | GASPARETTO et al. (103) | 1965 |
| Emagel | 1 | 1 | BORTOLUZZI et al. (40) | 1967 |
| Haemaccel | 3 | 3 | MEISEL und ZÖCKLER (244) | 1971 |
| Gelfundol | 129 | 11402 | SCHMIDT (345) | 1972 |
| Haemaccel | 3 | 56 | SCHMIDT (345) | 1972 |
| Neoplasmagel | 7 | 1077 | SCHMIDT (345) | 1972 |
| Gelifundol | 1 | 1 | LÖDING und LAWIN (222) | 1972 |
| Haemaccel | 1 | 1 | MÜLLER und DIETZEL (261) | 1972 |
| Haemaccel | 1 | 1 | LUND (227) | 1973 |
| Physiogel | 14 | 9290 | TSCHIRREN et al. (387) | 1974 |
| Neoplasmagel | 1 | 265 | NEUMANN (267) | 1975 |
| Haemaccel | 37 | 150 | SCHÖNING und KOCH (349) | 1975 |
| Gelifundol | 26 | 150 | SCHÖNING und KOCH (349) | 1975 |
| Neoplasmagel | 23 | 150 | SCHÖNING und KOCH (349) | 1975 |
| Haemaccel | 2 | 2 | RING et al. (315) | 1975 |
| Gelatine [+] | 104 | 37350 | LANGREHR et al. (210) | 1975 |
| Haemaccel | 5 | 46 | LORENZ et al. (226) | 1976 |
| Plasmagel | 1 | 1 | BENBUNAN et al. (31) | 1976 |
| **Stärke** | | | | |
| Hydroxyäthyl-stärke [+] | 5 | 36 | METCALF et al. (251) | 1970 |
| Plasmasteril | 4 | 150 | SCHÖNING und KOCH (349) | 1975 |
| Plasmasteril | 1 | 250 | RITTMEYER (327) | 1976 |
| Plasmasteril | 8 | 8 | EING et al. (321) | 1976 |

[+] Firmenname nicht angegeben

kontrolliertes Gesamtkollektiv bezogen sind (<u>37</u>, <u>149</u>). Wie im
Kap. C (Abb. 34) gezeigt werden konnte, geben lokale epidemie-
artige Häufungen von Unverträglichkeitsreaktionen immer wieder
Anlaß, einen echten Anstieg der Inzidenz dieser Komplikationen
zu vermuten. Eine Langzeitstudie, die diese Meinung erhärten
bzw. entkräften könnte, liegt derzeit nicht vor (<u>318</u>, <u>319</u>). Tatsächlich streuen die von verschiedenen Autoren angegebenen Häufigkeiten (Tabelle 74) erheblich, so z.B. für Gelatine von 0,1
bis 19 %! Dafür sind neben der unterschiedlichen Akribie des
Untersuchers sicherlich auch die verschiedenen Berechnungsme-
thoden verantwortlich: Einige Autoren errechnen die Häufigkeit
nach der Zahl der therapierten Patienten, andere aus der Zahl
der infundierten Lösungseinheiten. Prospektiv angelegte Studien
zeigen in der Regel größere Häufigkeiten als retrospektive Untersuchungen, was auf die Registrierung auch leichterer Zwischenfälle zurückzuführen sein dürfte. Wichtig erscheint deshalb, daß eine aussagekräftige Studie zum gleichen Zeitraum  an
den gleichen Krankenanstalten die Häufigkeit anaphylaktoider
Komplikationen nach Infusion verschiedener kolloidaler Lösungen
prospektiv erfaßt. Grundvoraussetzung für jede derartige Studie
ist dabei eine angemessene Größe des Gesamtkollektivs, die nach
Meinung des Autors mit 200.906 erfaßten Infusionen gegeben
scheint. Die hier vorgestellten Ergebnisse deuten - und hier
stimmen sie mit der bisherigen Literatur überein - darauf hin,
daß die Häufigkeit von Unverträglichkeitsreaktionen nach Infusion kolloidaler Volumenersatzmittel keinesfalls über der anderer im Zusammenhang mit chirurgischen Eingriffen verabreichter Therapeutika, z.B. der des Penicillins mit ca. 5 % liegt,
(<u>57</u>, <u>61</u>, <u>75</u>, <u>81</u>, <u>108</u>, <u>156</u>, <u>198</u>, <u>210</u>, <u>238</u>, <u>252</u>, <u>275</u>, <u>331</u>, <u>334</u>,
<u>336</u>, <u>368</u>, <u>398</u>). Die Häufigkeit von Transfusionsreaktionen wird
mit ca. 2 % angegeben (3a).


## 3. Problematik der Untersuchungen zum Pathomechanismus der anaphylaktoiden Reaktionen


Sieht man von der klassischen Anaphylaxie und der Serumkrankheit
bei Applikation von xenogenen natürlichen Kolloiden ab, so ist
der Pathomechanismus der anaphylaktoiden Reaktionen nach Kolloid-
infusionen keineswegs endgültig geklärt. Die Dramatik der klinischen Situation behindert in vielen Fällen das wissenschaft-
liche Interesse, so daß das dem Untersucher zur Verfügung stehen-
de Material oft sehr lückenhaft bleiben muß. Die dennoch von vielen Autoren erhobenen abnormen immunologischen Befunde bedürfen
in den meisten Fällen einer Korrektur auf die klinische Situation
des jeweils untersuchten Patienten, wie z.B. Grunderkrankung,
Zusatzmedikation, operative Situation usw. Für die meisten der
sensiblen immunologischen Teste in der Diagnostik von Arzneimittelallergien stehen zwar Kontrollwerte an gesunden Versuchspersonen zur Verfügung, jedoch nicht an den entsprechenden Pati-
entenkollektiven, so daß vergleichende Wertungen nur mit Vorbehalt gestattet sind.

Die aufwendige Untersuchung des großen Kollektivs von chirurgischen Kontrollpatienten mit unterschiedlichsten Grunderkrankungen und Indikationen zur Kolloidinfusion war deshalb unumgänglich (85), um die an den Patienten erhobenen immunologischen Befunde werten zu können.

Veränderungen immunologischer Parameter im Zusammenhang mit infusionstherapeutischen oder operativen Maßnahmen müssen immer in Beziehung zu einem immunologisch inerten Parameter gesehen werden (365). In Übereinstimmung mit anderen Autoren (262) haben wir die immunologisch gemessene (200) Konzentration des Serumalbumins dafür gewählt.

Aus den Ergebnissen der Untersuchungen an den Kontrollpatienten kann man den Schluß ziehen, daß aus dem Verhalten der unspezifischen immunologischen Parameter wenig diagnostische Information über das Vorliegen einer anaphylaktoiden Reaktion gegen bestimmte Kolloide zu erwarten ist.

Das vielleicht wichtigste Ergebnis der Kontrollstudie stellen jedoch die Messungen der spezifischen Antikörperkonzentrationen nach Kolloidinfusion dar. Die hier beobachteten Konzentrationsunterschiede erwiesen sich als wesentlich aussagekräftiger und unbeeinflußt durch die operative Manipulation. Die wichtigste Schlußfolgerung aus diesen Ergebnissen besteht darin, daß aus einem negativen oder niedrigen Antikörperbefund nach anaphylaktoider Reaktion auf keinen Fall der Schluß gezogen werden darf, die Reaktion sei nicht durch die betreffende Infusion ausgelöst oder nicht immunologisch bedingt. Oft können erst 4 - 8 Wochen nach der Unverträglichkeitsreaktion die diagnostisch entscheidenden Antikörpertiter gefunden werden. Am aussagekräftigsten waren die Untersuchungsergebnisse von Seren, die zum Zeitpunkt vor der anaphylaktoiden Erscheinung abgenommen worden waren. Es muß daher vordringliches Ziel des Untersuchers sein, solche Serumproben sicherzustellen.

Darüber hinaus erlaubt ein sehr vorsichtiger Vergleich der klinischen und anamnestischen Daten der Kontrollpatienten mit denen der reagierenden Patienten eine erste Aussage über mögliche Risikofaktoren. So scheinen allergische Erkrankungen für die Humanalbuminunverträglichkeit sowie evtl. für leichte Formen der Dextranunverträglichkeit zu disponieren, während das Vorliegen bakterieller Entzündungen bei der Gruppe der Patienten mit schwerer Dextranunverträglichkeit auffällig gehäuft war. Diese Ergebnisse müssen jedoch sehr sorgfältig gewertet werden, da es sich bei dieser Studie nicht um einen kontrollierten Vergleich zweier Gruppen der gleichen Grundgesamtheit handelt. Für eine statistisch gesicherte Aussage in diesem Punkt bedürfte es eines sehr viel größeren Krankengutes, das bei der niedrigen Inzidenz dieser Erscheinungen eine Gesamtzahl von schätzungsweise 100.000 Kontrollpatienten erfordern würde (157).

Durchaus erlaubt ist jedoch ein Vergleich der immunologischen Veränderungen, die nach Infusion der verschiedenen Kolloide innerhalb des Kontrollkollektivs erhoben wurden. Hier fanden sich sehr geringe Unterschiede bei großer Streuung, so daß keinem der derzeit auf dem Markt befindlichen Plasmaersatzmittel eine besondere, das Immunsystem beeinflussende Aktivität bescheinigt werden kann.

Selbst bei sorgfältigster Auswahl der Kontrollkollektive können bestimmte Fragen zur Pathogenese der anaphylaktoiden Reaktionen nur im Tierexperiment geklärt werden, so z.B. die Problematik einer Behandlung mit Antilymphocytenglobulin oder die Frage nach der Immunogenität bestimmter Lösungsbestandteile. Selbstverständlich sind tierexperimentelle Modelle mit ihren Ergebnissen nur bedingt auf den Menschen übertragbar. Im Fall der vorliegenden Arbeit fanden jedoch die tierexperimentellen Ergebnisse ihre Bestätigung durch die - soweit möglich - durchgeführten Untersuchungen am Patienten, wie z.B. in der Frage des Einflusses verschiedener Stabilisatoren auf die Immunogenität von Humanalbumin.

Die tierexperimentellen Ergebnisse sollen deshalb - nicht zuletzt, um Wiederholungen zu vermeiden - zusammen mit den klinisch-immunologischen Befunden bei der Diskussion der verschiedenen Pathomechanismen erörtert werden.

Leider stehen für die Dextran- und Stärkeunverträglichkeit keine aussagekräftigen Tiermodelle zur Verfügung, so daß sich die tierexperimentellen Untersuchungen hier auf die Abklärung einer sehr spezifischen Fragestellung beschränken mußten, die im Kap. 8 (Reinheit der Lösungen) diskutiert werden soll.

Die klinisch beobachteten Unverträglichkeitserscheinungen sind das Endprodukt bestimmter pathophysiologischer Prozesse, zu deren Erklärung sich theoretisch verschiedene Denkmodelle anbieten (Abb. 57). Der Kausalfaktor ist entweder in der verwendeten Lösung oder im Patienten zu suchen. In dieser Form wird sich letzten Endes die juristische Fragestellung bei einer rechtlichen Auseinandersetzung präzisieren. Die medizinische Antwort läßt sich jedoch nicht auf diesen einfachen Nenner bringen; auch bei einer nachgewiesenen direkten Mediatorfreisetzung reagiert der einzelne Patient individuell unterschiedlich.

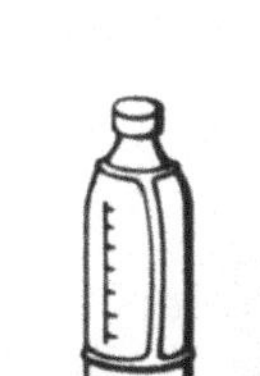


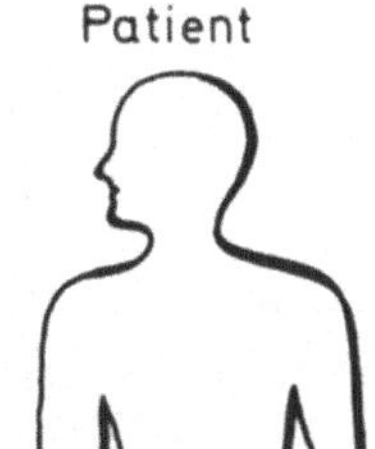


*Abb. 57. Schematische Darstellung möglicher Kausalfaktoren*

Im folgenden sollen deshalb die verschiedenen Arbeitshypothesen nach einer immunologischen Gliederung diskutiert werden. Dabei soll aus Gründen des logischen Aufbaus und der Übersichtlichkeit in der in Tabelle 75 gezeigten Reihenfolge vorgegangen werden. Diese Gliederung entspricht keiner Wertung im Hinblick auf die Bedeutung der einzelnen Pathomechanismen! Diese wurde bereits in den Zusammenfassungen der tierexperimentellen und klinisch-immunologischen Ergebnisse gegeben.

Tabelle 75. Pathomechanismen anaphylaktoider Reaktionen

**Klassische Immunreaktion**

 Ig E - vermittelte Reaktion
 Zytotoxische Reaktion
 Immunkomplex - (Arthus) - Reaktion
 Zelluläre Überempfindlichkeit

**Proteinaggregate als auslösende Faktoren**

 Globulin-Aggregate
 Albumin-Aggregate
 Misch-Komplexe
 (Makromolekulare Substanzen?)

**Antigenunabhängige Komplementaktivierung**

 Nebenschlußaktivierung über C 3
 Mangel eines Anaphylatoxin-Inaktivators

**Direkte Freisetzung vasoaktiver Mediatorsubstanzen**

 Histamin
 Serotonin
 Kinine
 Slow Reacting Substance of Anaphylaxis (SRS-A)
 Platelet Activating Factor (PAF)
 Prostaglandine
 Eosinophil Chemotactic Factor of Anaphylaxis (ECF-A)

## 4. KLASSISCHE IMMUNREAKTIONEN ALS AUSLÖSENDE FAKTOREN DES ANAPHYLAKTOIDEN GESCHEHENS

a) **Die IgE-vermittelte Reaktion (Typ I)**. Bei der Besprechung der klassischen immunologischen Reaktionstypen soll die Terminologie von COOMBS und GELL (**66a**) Anwendung finden.

Die von allen Autoren übereinstimmend beobachtete Dramatik der klinischen Situation legt in erster Linie den Gedanken an die klassische anaphylaktische Reaktion nahe, wobei das Allergen die an der Mastzelloberfläche fixierten IgE-Moleküle überbrückt und dabei zur Freisetzung vasoaktiver Substanzen führt (Abb. 58).

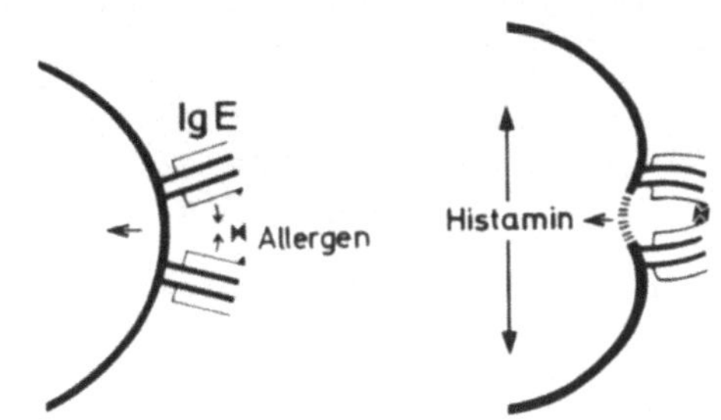


*Abb. 58. Schematische Darstel-*
*lung der klassischen anaphylak-*
*tischen Reaktion (Typ I in der*
*Klassifikation nach COOMBS und*
*GELL (66a). Das auf den Mast-*
*zellen oder basophilen Leuko-*
*cyten fixierte Immunglobulin*
*E wird durch Brückenbildung mit*
*dem Allergen räumlich verändert,*
*was über Membranveränderungen*
*zur Freisetzung vasoaktiver Sub-*
*stanzen, z.B. Histamin, führt.*
*[nach RING (326a)]*

Die IgE-Reaktion konnte für eine ganze Reihe von Arzneimittel-
unverträglichkeiten als auslösend bewiesen werden (2, 12, 13,
74, 158, 176, 269, 288). Unterstützt wird diese Annahme durch
die Tatsache, daß unter den Patienten mit Kolloidunverträglichkeit Atopiker häufiger vertreten sind als unter dem durchschnittlichen Patientengut der jeweiligen Krankenhäuser. Dies scheint
jedoch besonders für die Unverträglichkeitsreaktionen nach natürlichen Kolloiden, für die leichte Dextran- und evtl. auch für
die Gelatineunverträglichkeit zu gelten.

Weitere Unterstützung findet die Hypothese von der IgE-vermittelten Reaktion bei den anaphylaktoiden Erscheinungen nach Kolloidinfusion in den vereinzelt beobachteten positiven Hauttesten vom
Sofort-Typ. Allerdings wurden solche Intracutanreaktionen bei
der Dextranunverträglichkeit lediglich in maximal 30 % der Patienten mit Unverträglichkeit beobachtet. Dabei ist sicherlich
die prinzipielle Problematik der diagnostischen Bedeutung von
Intracutantesten zu berücksichtigen. Insbesondere scheint das
alleinige Vorkommen von IgE-Antikörpern bei einer klassischen
Testreaktion vom Typ I, d.h. Auftreten nach 15 min und Abklingen
nach 1/2 h - 1 h nicht die Regel zu sein (122, 279, 406, 407).
Sehr häufig kommt es zu Überlappungen von Reaktionstyp I und III;
letzterer erreicht nach 6 h sein Maximum, kann aber bereits nach
1/2 h positiv sein.

Zum Beweis einer IgE-vermittelten Reaktion genügt eine erhöhte
IgE-Konzentration im Serum nicht (109, 139, 201, 202). Vielmehr
ist ein positiver Radio-Allergo-Sorbent-Test (RAST), eine positive "red cell linked antigen-anti-globulin reaction" (RCLAAR)
(67) oder der Nachweis zellfixierter Antikörper in der passiven
cutanen Anaphylaxie (PCA) unumgänglich. Diese Untersuchungen
sind bisher in ausreichender Anzahl nur bei der Dextranunverträglichkeit durchgeführt worden. Dabei gelang der Nachweis
Dextran-spezifischer IgE-Antikörper bei Patienten mit Dextranunverträglichkeit nicht. Zwar wurde von RICHTER ein Patient mit
positivem Rast-Test (300) beschrieben, dies scheint jedoch die
Ausnahme und nicht die Regel bei der Dextranunverträglichkeit
zu sein. BAILEY et al. (19) glaubten, den Beweis einer IgE-vermittelten Reaktion durch Hauttest und PCA nach PRAUSNITZ-KÜSTNER
(287) zu erbringen. Ausgedehnte Untersuchungen mit der Technik
der PCA am Primaten mit den Seren von 123 Dextran-empfindlichen

Patienten konnten keinen Nachweis homocytotroper Antikörper erbringen (135). Auch die mit dem Radio-Immuno-Sorbenttest (RIST) gemessenen Gesamtkonzentrationen des IgE im Serum von Patienten mit Unverträglichkeit lagen im Normbereich. Die klassische anaphylaktische Reaktion über IgE scheidet demnach zur Erklärung der Kolloidunverträglichkeit aus. Selbst bei den Fällen von anaphylaktischem Schock nach ALG-Infusion waren keine spezifischen, gegen Pferde-IgG gerichteten Reagine nachzuweisen.

b) Die cytotoxische Reaktion (Typ II). Die cytotoxische Reaktion, die durch Reaktion eines zellständigen oder an die Zelloberfläche adsorbierten Antigens mit dem Antikörper zur Zell-Lyse führt (Abb. 59) (2), spielt für die Kolloidunverträglichkeit mit größter Wahrscheinlichkeit keine Rolle. Beobachtungen über diesbezügliche Befunde, wie Leukopenie, Hämolyse oder eine toxische Reaktion im Sinne eines Lyell-Syndroms (43), liegen nicht vor.

Freilich stellt die nach Applikation von Antilymphocytenglobulin beobachtete dosisbedingte Unverträglichkeit einen Sonderfall dar (206). Durch den Zerfall von peripheren Lymphocyten kann es nach Applikation von hohen Dosen von ALG - insbesondere bei zu schneller Infusionsgeschwindigkeit - zu Unverträglichkeitsreaktionen kommen, die jedoch nicht durch das Kolloid als solches, sondern durch die lymphocytotoxische Wirkung des ALG hervorgerufen werden. Dementsprechend sind die positiven Hautreaktionen nach intracutaner Injektion von ALG (selbst in einer Verdünnung von 1 : 100!) ein typisches Beispiel einer zytotoxischen Reaktion vom Typ II. Die Reaktion entsteht durch lokale lymphocytotoxische Wirkung ähnlich der Reaktion nach Injektion von Antikörpern gegen menschliches IgE.

c) Die Immunkomplex-Reaktion (Typ III). Natürliche Kolloide. Die Unverträglichkeitsreaktionen nach Applikation xenogener Serumproteine, die klassische Serumkrankheit (78), die sich im Verlauf der Behandlung mit Fremdserum entwickelt, sowie die akuten Unverträglichkeitsreaktionen bei bestehender Präsensibilisierung, stellen die klinischen Erscheinungsformen dieses Reaktionstypes dar (367). Dabei sind die zirkulierenden Antigen-Antikörperkomplexe die eigentlichen pathogenen Faktoren (401).

Wie Abb. 60 zeigt, ändern die vorher im Serum zirkulierenden Antikörper nach Kontakt mit dem Antigen ihre Struktur, so daß insbesondere am Fc-Ende Determinanten freiwerden, die für eine Reihe von Reaktionen verantwortlich sind, wie z.B. die Aktivierung des Komplementsystems über Clq. Auch eine direkte Freisetzung vasoaktiver Substanzen aus peripheren Leukocyten durch Immunkomplexe ist beschrieben worden (21, 272).

Dieser Typ der immunologischen Reaktion erklärt möglicherweise nicht nur die klassische Serumkrankheit, sondern auch die Unverträglichkeitsreaktionen nach Applikation allogener natürlicher Kolloide, wobei die oben beschriebenen sogenannten "Spät"-Reaktionen, die sich ja erst nach mehreren Tagen fortgesetzter Kolloidzufuhr ausbilden, in diesem Zusammenhang unbedingt diskutiert werden müssen. Tatsächlich ist ja auch im allogenen

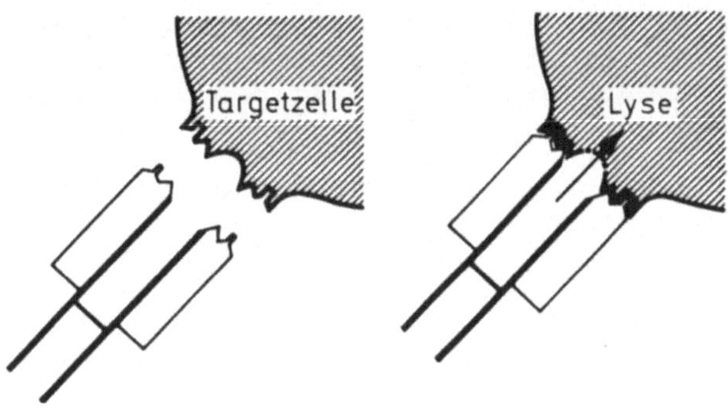


*Abb. 59. Schematische Darstellung einer Immunreaktion des cyto-toxischen Typs (Typ II in der Klassifikation nach COOMBS und GELL (66a). Der Antikörper ist direkt gegen eine Oberflächen-struktur der Ziel-("target")-zelle gerichtet*

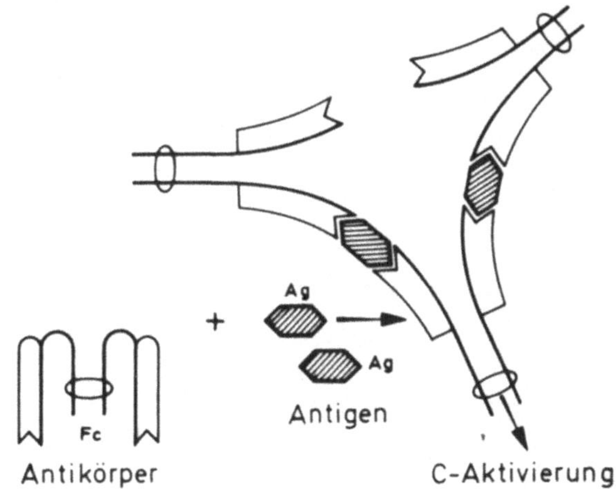


*Abb. 60. Schematische Darstellung der Immunkomplex-Reaktion [Typ III in der Klassifikation nach COOMBS und GELL (66a)]. Durch die Interaktion mit dem Antigen ändert der Antikörper seine molekulare Konfiguration; am Fc - Ende werden Strukturen frei, die z.B. eine Komplementaktivierung ermöglichen [nach STANWORTH (372)]*

System eine Immunisierung denkbar. Bereits KNEDEL (191) hat verschiedene genetisch determinierte Varianten von Humanalbumin nachweisen können. Heute kennt man über 20 derartige unterschiedliche Albumingruppen (405). Es ließe sich also durchaus an eine Ähnlichkeit zu den Blutgruppen- und Histokompatibilitätssystemen (14, 329) mit entsprechender Antikörperbildung denken; selbst Auto-Agglutinine sind beschrieben worden (111). Eine einfache immunologische Erklärung finden die bei immun-defizienten Patienten nach Plasmaproteininfusion beschriebenen Unverträglichkeitsreaktionen. Hier sind es meist Antikörper gegen IgA, die die Reaktion vom Typ III nach COOMBS und GELL (66a) auslösen (213a,

406a). Einige Hersteller verwenden zur Produktion von Humanalbumin nicht nur Serumkonserven, sondern auch Plazentagewebe;
Plazentabestandteile ließen sich in einigen Humanalbuminlösungen nachweisen (268). Inwieweit diese "Verunreinigungen" als
Immunogene sensibilisierend wirken können, ist bislang noch
ungeklärt (174). Außerdem entstehen bei der Präparation von
Humanalbumin im Verlauf der Pasteurisierung auch denaturierte
Proteine (246). Schließlich kommt den Stabilisatoren, die bei
diesem Vorgang zugesetzt werden, u.U. erhebliche Bedeutung zu,
wie aus den Untersuchungen zur Immunogenität verschiedener Humanalbuminfraktionen hervorgeht. So wäre es durchaus denkbar,
daß hypererg disponierte Patienten - und diese Disposition fand
sich bei 90 % in den Anamnesen - gegen das Caprylat-stabilisier-
te Humanalbumin mit einer Antikörperproduktion und darauffolgender Unverträglichkeit reagieren. Die ersten Ergebnisse der Intracutanteste bei Patienten mit Humanalbuminunverträglichkeit unter-
stützen diese Hypothese. Anti-Caprylat-Antikörper sind auch bereits am Patienten beschrieben worden, allerdings ohne einen
Kausalzusammenhang mit Unverträglichkeitsreaktionen (153).

Daneben sind auch die im nächsten Kapitel zu besprechenden
Proteinaggregate, wie im Tierexperiment gezeigt werden konnte,
infolge ihrer multivalenten Antigen-Determinanten (143) stärker
immunogen als das monomere Eiweiß. Auch sie können also zur Erklärung einer immunologischen Reaktion nach Infusion allogener
natürlicher Kolloide beitragen.


## Künstliche Kolloide: Bedeutung der Anti-Dextran-Antikörper

Die Immunkomplex-Reaktion in der Auslösung anaphylaktoider Reaktionen nach Infusion künstlicher Kolloide muß besonders für
das Dextran diskutiert werden, während für die Gelatineunverträglichkeit die Histaminfreisetzung (225) als gesichert gilt
und über die Stärkeunverträglichkeit bislang erst vorläufige
Informationen vorliegen.

Immunologische Studien aus den frühen 50er Jahren zeigten, daß
Antigen-Antikörper-Reaktionen auslösende Ursache für eine Dex-
tranunverträglichkeit sein können (179). Damals wurde sogar
nach der Infusion von Dextran bei gesunden Freiwilligen das
Auftreten von präzipitierenden Antikörpern beschrieben (4, 178).
Schließlich fand man heraus, daß sowohl das Molekulargewicht als
auch der Grad der Verzweigung hauptverantwortlich für die Immunogenität der verwendeten Dextranlösungen waren (180). Nach der
Einführung niedermolekularer und weniger verzweigter löslicher
Dextrane des Stammes Leuconostoc mesenteroides B 512 gingen auch
die Meldungen von Unverträglichkeitsreaktionen signifikant zu-
rück. Diese immunologischen Studien aus der Anfangszeit der Dex-
tran-Aera können also heute nur noch unter Vorbehalt zum Vergleich herangezogen werden.

Dennoch hat auch das jetzt klinisch verwendete Dextran - sowohl
hochmolekular (Dextran 60) als auch niedermolekular (Dextran
40) - antigene Eigenschaften. Dabei entsprechen die antigenen
Determinanten von B 512-Dextran Gruppen von 2 - 7 Glucoseein-

heiten, die über α-1-6-Bindungen verknüpft sind (180a). Mit der
Methode der passiven Hämagglutination lassen sich bei einem
hohen Prozentsatz der Bevölkerung Anti-Dextran-Antikörper nachweisen, die weder eine Alters- noch eine Geschlechts-Prävalenz,
jedoch regionale Unterschiede zeigen (135, 166). Diese Antikörper entstehen offensichtlich nicht durch Kontakt mit dem intravenös applizierten löslichen Dextran (s. Tabelle 76), das trotz
seiner antigenen Eigenschaften im Tierexperiment keine Immunogenität aufweist (296).


Tabelle 76. Mögliche Ursachen einer Sensibilisierung gegen Dextran

| | |
|---|---|
| Frühere Dextran-Infusionen: | nur bei 4,8 % der Patienten |
| Orale Sensibilisierung (Dextran in Tabletten, Zucker, Zahnpasta etc.): | möglich |
| Kreuzreaktion gegen bakterielle Antigene bei chronischer Entzündung: | wahrscheinlich |


Auch die meisten der Dextran-empfindlichen Patienten zeigten
die Unverträglichkeit bereits bei Erstkontakt.

Die Tatsache, daß einzelne Autoren keine Unterschiede in der
Antikörpertiterhöhe zwischen Dextranreagenten und Normalbevöl-
kerung finden (145), läßt sich möglicherweise durch den Zeitpunkt der serologischen Untersuchung erklären: Untersucht man
nämlich die Patienten unmittelbar nach der Unverträglichkeitsreaktion, so sind die Antikörper durch die Antigen-Antikörper-
Reaktion neutralisiert und die Titer niedrig, d.i. entsprechend
den Titern der Normalpersonen. So erklärt sich auch die Beobachtung, daß dextranempfindliche Patienten eine kurzzeitig auf
die auslösende Infusion folgende Dextrangabe in der Mehrheit -
acht von zehn Patienten - reaktionslos vertrugen (210); wenn ein
Antigen-Überschuß (216) vorliegt, unterbleibt die anaphylaktische Reaktion.

Erst die einige Zeit nach Unverträglichkeit durchgeführte Sero-
logie ist in der Lage, höhere Antikörpertiter nachzuweisen. Diese erhöhten Anti-Dextran-Antikörper bewegen sich in einer Titerhöhe von 1 : 32 bis 1 : 256. Die höchsten Titer werden bei den
schweren Dextranunverträglichkeiten gefunden (Schweregrad III
und IV nach Tabelle 25). Der Prozentsatz von Patienten mit hohen
Anti-Dextran-Antikörper-Konzentrationen ist bei Unverträglichkeit signifikant höher als bei Normalpersonen. Dabei muß jedoch
gesagt werden, daß ein hoher Anti-Dextran-Antikörpertiter nicht
zwingend zu einer Unverträglichkeitsreaktion führen muß. Daraus
folgt, daß neben dem Anti-Dextran-Antikörpertiter noch ein weiterer Faktor zur obligaten Auslösung einer Dextranunverträglich-
keitsreaktion gefordert werden muß. Die Natur dieses Faktors ist
nicht bekannt. Möglicherweise spielt hier eine veränderte Reaktivität der mediator freisetzenden Zellen (s. unten, Diskussion,
7.) oder der glatten Muskulatur auf bestimmte Mediatoren eine
Rolle. Diese Arbeitshypothese wird im Zusammenhang mit anaphy-

laktoiden Reaktionen nach Infusion von Röntgenkontrastmitteln
diskutiert (326b).

Die beobachteten Antikörper gegen Dextran gehören wahrscheinlich den Klassen IgG 2 und IgM an (411). Sie entstehen möglicherweise auf dem Boden von Kreuzreaktionen gegen Polysaccharid-
Antigene von verschiedenen Bakterien, wie z.B. Pneumokokken II,
XII und XX, Salmonella Typhi, Streptokokken (88, 115, 137, 138,
192, 266a, 413). Dextran scheint von seiner Struktur her ein
Thymus-unabhängiges Antigen zu sein, ähnlich dem Pneumokokken-
Antigen und den Lipopolysacchariden. Seine Immunogenizität
hängt also vom Molekulargewicht ab (7, 298) und bei Applikation
hoher Dosen kann möglicherweise eine immunologische Toleranz
induziert werden (154, 259a); ein Punkt, der für die klinische
Applikation von nicht zu unterschätzender Bedeutung ist. Neben
der Kreuzreaktion gegen bakterielle Antigene kann auch eine
direkte Sensibilisierung gegen Dextran, das sich im Rohrzucker
findet (266a) und als Füllmaterial in verschiedenen Arzneimitteln, Zahnpasten und Kosmetika in zunehmendem Maße verwandt wird
(264), stattfinden. Das Bacterium Leuconostoc (194) ist ein
apathogener Keim, der sich in verschiedensten, insbesondere
sauren Speisen, so z.B. im Sauerkraut und in Mixed Pickles etc.
befindet (11). Untersuchungen über die gastroenterologische
Anamnese der Patienten ergaben jedoch keine Hinweise zur Unterstützung dieser Hypothese.

Durch die Existenz kreuzreagierender Antikörper gegen bakterielle Antigene ließe sich auch die immer wieder beobachtete epi-
demieartige Häufung von Dextranzwischenfällen auf bestimmten
Stationen und Abteilungen erklären. Hinweise für Kreuzreaktionen
lassen sich auch in dem Befund von BECKER et al. und von LLOYD
und WILLIAMS sehen, die nach Applikation eines Eisen-Dextran-
Komplexes zur Behandlung einer Anämie wiederholt Exacerbationen
arthritischer Beschwerden beobachteten (28, 220). Hier ist auch
die Beobachtung von BYLES zu diskutieren, der eine Häufung von
Dextranzwischenfällen bei anämischen Schwangeren in Ostafrika
beschrieb, die durch Vorbehandlung mit Chloroquin unterdrückt
werden konnten, und die auf eine Exacerbation einer Malaria
zurückgeführt wurden (55). Besonders häufig finden sich bei Patienten mit Dextranunverträglichkeit chronische Entzündungser-
krankungen in der Anamnese. Die Bedeutung der Herdbildung für
die Entstehung von Anti-Dextran-Antikörpern wird durch das Abklingen der Dextranempfindlichkeit nach Entfernung des Focus,
z.B. Amputation bei Osteomyelitis oder Cholecystektomie bei
Cholecystitis, unterstützt.

Die besonders hohe Inzidenz von Gelatineunverträglichkeit bei
Patienten mit orthopädischen Erkrankungen (348, 349) legt den
Gedanken an eine mögliche Bedeutung von Anti-Kollagen-Antikör-
pern nahe (239, 280, 291, 353, 354). Antikörper gegen lösliche
Gelatine im Zusammenhang mit klinischer Gelatineunverträglichkeit wurden neben den im Kapitel E. IV beschriebenen Befunden
auch von anderen Autoren beobachtet (31).

Ein Hauptvorteil der Hydroxyäthylstärke als Volumenersatzmittel
wird von vielen Autoren darin gesehen, daß Stärke wegen seiner

Verwandschaft mit dem Glykogen (167) keine antigenen Eigenschaften besitzt (113, 240, 241, 251, 379, 383, 384). Diese Annahme gründet sich auf Untersuchungen an sieben Freiwilligen, bei denen nach Infusion von Hydroxyäthylstärke mit der Immundiffusion und dem Hauttest keine Anti-Stärke-Antikörper nachweisbar waren (50). In dieser Form kann diese Behauptung nicht aufrechterhalten werden. In Tierexperimenten konnte gezeigt werden, daß das Stärkemolekül durch Einführung der Hydroxyäthylgruppen ebenso antigene Eigenschaften angenommen hat wie die klinisch verwendeten Dextrane (301). Die vorliegende Arbeit konnte erstmals Anti-HÄS-Antikörper am Menschen beschreiben, deren klinische Relevanz jedoch erst näher untersucht werden muß. Die bei diesen Patienten beobachteten starken Lokalreaktionen stellen wahrscheinlich einen unspezifischen Reizeffekt dar, möglicherweise ähnlich den Entzündungsreaktionen nach Stärke-Puder (65).

d) Die zelluläre oder verzögerte Reaktion (Typ IV). Diese Reaktion, für die die thymusabhängigen kleinen Lymphocyten verantwortlich sind, scheint zur Erklärung der anaphylaktoiden Unverträglichkeitserscheinungen nach Kolloidinfusion wenig beitragen zu können. Wegen des typischerweise verzögerten Auftretens käme sie allenfalls zur Erklärung der Albumin-"spät"-Reaktion in Frage. Hier müßte differentialdiagnostisch die Serumkrankheit unterschieden werden, die jedoch aus verschiedenen Gründen wahrscheinlicher ist (s. oben). Positive Ergebnisse im Lymphocytentransformationstest nach Stimulation von Lymphocyten Albumin-sensibler Patienten mit dem jeweils applizierten Humanalbumin beweisen nicht unbedingt eine Überempfindlichkeitsreaktion vom Typ IV. Selbst bei klassischer anaphylaktischer Reaktion mit positivem Rast-Test werden von einigen Autoren erhöhte Thymidin-Einbauten in der Lymphocytenkultur nach spezifischer Stimulation gefunden (131, 218, 400). Typische Intracutanreaktionen vom verzögerten Typ (197, 279) wurden nicht beobachtet. Für die künstlichen Kolloide kommt wegen des zeitlichen Ablaufes dieser Mechanismus nicht in Frage. Die lymphocytenstimulierende Wirkung von Dextran-Sulfat ist hier ohne Bedeutung (76). Weder bei Patienten mit Dextran- noch mit Gelatine- oder Stärkeunverträglichkeit fanden sich deutlich erhöhte Stimulationsraten in der Lymphocytenkultur. Hinweise für Defekte in der zellvermittelten Immunität, die unter Umständen mit einer verstärkten Neigung zu allergischen Reaktionen einhergehen können - man erklärt dies durch eine Schwäche der Suppressor-T-Zellen (104, 403) - fanden sich bei den hier vorgestellten Patienten nicht (322). Die Lymphocytenantwort auf B- und T-Zell-Mitogene war normal.


5. Nicht-Immunkomplex-Aggregate als auslösende Faktoren einer anaphylaktoiden Reaktion

Alle natürlichen Kolloidlösungen enthalten einen gewissen Prozentsatz von Proteinaggregaten, der mit zunehmender Lagerungszeit ansteigt. An Patienten mit Humanalbuminunverträglichkeit konnte gezeigt werden, daß Albuminaggregate die auslösenden Faktoren der Inkompatibilität waren. Dabei kommt naturgemäß den

Polymeren größere Bedeutung zu als den Dimeren. Wahrscheinlich handelt es sich bei den Aggregaten um kovalent gebundene Komplexe, die in vivo nicht spontan dissoziieren (378).

Welche pathogene Bedeutung kommt diesen Serumprotein-Aggregaten zu? Es ist bekannt, daß hochmolekulare Stoffe anaphylaktoide Erscheinungen auslösen könne, ohne daß dabei Antigen-Antikörper-reaktionen ablaufen müssen (107). So können z.B. Antigen-freie Proteinaggregate direkt das Komplementsystem aktivieren (164) oder an den polymorphkernigen Leukocyten zur Freisetzung vasoaktiver Stoffe führen (234). In der Lymphocytenkultur können Immunglobulinaggregate bei bestimmten Patienten stimulierend wirken (189). Globulin-Aggregate in den Humangammaglobulinlösungen sind verantwortlich für die antikomplementäre Aktivität dieser Präparate (59, 71, 102, 254).

Nach Untersuchungen von STANWORTH und HENNEY (371) verändern sich die IgG-Moleküle bei einer unspezifischen Aggregatbildung in ähnlicher Weise wie bei einer Antigen-Antikörper-Reaktion, d.h. am Fc-Ende werden Strukturen frei, die für eine Reihe von biologischen Prozessen - u.a. Komplementaktivierung oder Freisetzung vasoaktiver Stoffe - verantwortlich sein können (s. Abb. 61).

Einige Autoren fassen wegen dieser Ähnlichkeit die oben beschriebene (s. Abb. 60) Immunkomplexreaktion und die hier abgehandelte Aggregat-induzierte Reaktion als "Aggregat-Anaphylaxis" zusammen (28a). Wegen einiger grundsätzlicher Unterschiede in der Ätiologie - antigenabhängig bzw. antigenunabhängig, spezifische Immunantwort des Individuums einerseits gegen unspezifische Anaphylaktoidie - erscheint die getrennte Diskussion dieses Reaktionsmechanismus gerechtfertigt. Darüberhinaus lassen sich die durch Albuminaggregate hervorgerufenen anaphylaktoiden Reaktionen im nicht sensibilisierten Organismus auf keinen Fall als Immunkomplexreaktion vom Typ III nach COOMBS und GELL (66a) erklären.

Anaphylaktoide Erscheinungen, die unter einer Therapie mit ALG beobachtet werden, obwohl keinerlei Zeichen einer Sensibilisierung nachweisbar sind, werden durch Globulinaggregate ausgelöst und können durch Applikation von deaggregiertem Globulin verhindert werden. Von besonderem Interesse sind in diesem Zusammenhang die tierexperimentellen Befunde, die gezeigt haben, daß humane Serumprotein-Aggregate unspezifisch - d.i. ohne Vorliegen einer Sensibilisierung - anaphylaktoide Reaktionen am Hund auslösen können. Bereits ISHIZAKA und ISHIZAKA (162, 163) beobachteten, daß antigenfreie IgG-Aggregate - also keine Immunkomplexe! - bei Unsensibilisierten positive Hautreaktionen auslösen konnten. Diese Befunde konnten in der vorliegenden Arbeit bestätigt werden. Auch allogene Gammaglobulin-Aggregate führen zu unspezifisch positiven Hautreaktionen am Hund (16).

Durch Messung verschiedener hämodynamischer Größen gelang es, den klinischen Ablauf einer anaphylaktoiden Reaktion durch Aggregate quantitativ zu erfassen. Mit dem massiven Abfall im mittleren arteriellen Druck, dem Anstieg des Lungenarteriendruckes und dem Abfall des Herzzeitvolumens entspricht die

Symptomatik auf den ersten Blick der eines anaphylaktischen Geschehens (278). Allerdings liegen noch insgesamt zu wenig vergleichende Untersuchungen von anderen anaphylaktischen bzw. anaphylaktoiden Modellen in diesem System vor, um endgültige Schlüsse ziehen zu können. Aus einer solch interdisziplinären Zusammenarbeit von Immunologie und Physiologie kann man sich jedoch wesentliche Fortschritte in der Abklärung der Pathomechanismen von Überempfindlichkeitsreaktionen erhoffen! Durch die kontinuierliche Messung des Herzzeitvolumens wurde beispielsweise die Bedeutung dieses Parameters im Rahmen des anaphylaktoiden Geschehens besonders deutlich: Der Abfall im Herzminutenvolumen war oft das erste faßbare Symptom zu einer Zeit, in der mittlerer arterieller Druck und Lungenarteriendruck noch völlig normale Werte zeigten. Möglicherweise sind in der Klinik, wo Blutdruck und Puls die routinemäßig gemessenen Parameter darstellen, anaphylaktoide Reaktionen wesentlich häufiger als bisher vermutet.

Aus den tierexperimentellen Ergebnissen lassen sich keine endgültigen Schlüsse auf den Pathomechanismus dieser Reaktion, insbesondere auf die freigesetzten Mediatorsubstanzen, ziehen. Aus der Tatsache, daß die Serumkomplement-Aktivität während der anaphylaktoiden Reaktionen nicht deutlich abnahm, folgt nicht mit letzter Sicherheit, daß das Komplementsystem an diesem Geschehen unbeteiligt ist. Die endgültige Antwort auf diese Frage könnte nur in einem Experiment an Komplement-defizienten - z.B. mit Kobra-Faktor behandelten - Tieren (332) gefunden werden.

Die oben erwähnte Theorie, daß die Serumprotein-Aggregate, ähnlich Immunkomplexen (s. Abb. 61) über ihre Fc-Enden die anaphylaktoiden Reaktionen auslösen, erklärt nicht die Tatsache, daß auch Humanalbumin-Aggregate anaphylaktoidogen wirken können. Die kommerziellen Humanalbuminpräparate enthalten zwischen 5 und 15 % des Eiweißes in aggregierter Form. Dabei handelt es sich jedoch nicht nur um Albuminaggregate, sondern auch um Ig G-Komplexe sowie sogenannte Mischkomplexe aus Ig A-, IgG- oder Albumin-Globulin-Molekülen (133, 396a). Solche Mischkomplexe können für die klinische Humanalbuminunverträglichkeit entscheidend sein; für die beiden in der vorliegenden Arbeit beschriebenen anaphylaktoiden Reaktionen am Hund scheidet diese Erklärungsmöglichkeit jedoch aus; diesen Tieren wurde ein hitzeaggregiertes Präparat, hergestellt aus einer reinen monomeren Humanalbuminfraktion, injiziert.

Neben der unmittelbaren anaphylaktoidogenen Potenz von Serumprotein-Aggregaten weisen diese Fraktionen auch eine stärkere Immunogenität als die monomeren Proteine auf (182). Dies konnte für Humanalbumin am Kaninchen und für Pferde-Immunglobulin-G am Hund sowie durch die klinische Erfahrung mit ALG-behandelten Patienten am Menschen gezeigt werden. Diese stärkere Immunogenität kann dann klinische Bedeutung erlangen, wenn Patienten über längere Zeit mit natürlichen Kolloiden behandelt werden, wie z.B. nach einer hochdosierten Humanalbumin- oder ALG-Behandlung.

Welche Rolle Aggregatbildungen bei der Gelatine- oder Stärkeunverträglichkeit spielen, ist unklar. Als pathogenetischer Faktor

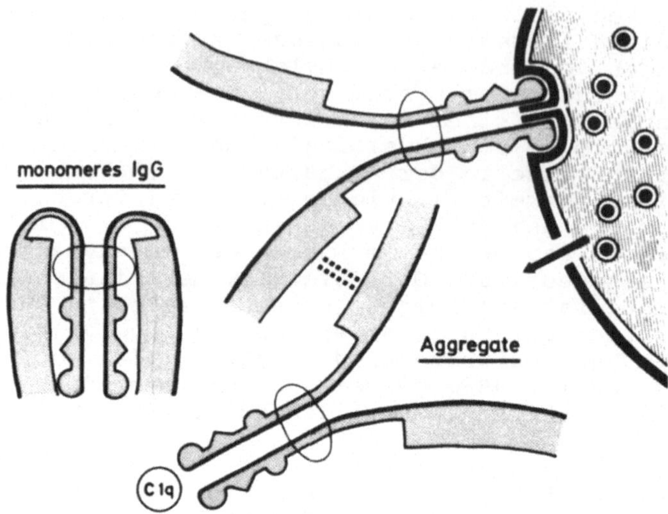



*Abb. 61. Schematische Darstellung einer anaphylaktoiden Reaktion durch Nicht-Immunkomplex-Aggregate.*
*Aggregiertes Immunglobulin erfährt eine ähnliche Konfigurations-*
*änderung wie bei einer Immunkomplexbildung. Neben komplement-*
*bindenden werden auch zell-fixierende Eigenschaften aktiv, was*
*zur Freisetzung vasoaktiver Substanzen aus weißen Blutkörperchen*
*führen kann [nach HENNEY (143)]*

in der Entstehung der Dextranunverträglichkeit scheinen Aggregate jedoch auszuscheiden.


## 6. Die Rolle des Komplementsystems

Neben der klassischen Aktivierung des Komplementsystems beginnend bei C 1q über C 4 und C 2, die durch Antigen-Antikörper-Komplexe erfolgt, kann die zentrale Komponente des Komplementsystems - der Faktor C 3 - auch über den sogenannten "alternative pathway" oder "bypass" aktiviert werden. Dieser Mechanismus wurde erstmals von PILLEMER et al. (285) beschrieben, die auch den Namen "Properdin" für die dabei beteiligten auslösenden Faktoren prägten. Substanzen, die einen solchen C 3-Nebenschlußweg auslösen können, umfassen das Zymosan, das Endotoxin sowie das Inulin (35, 193, 263). Bestimmte Immunglobulinklassen, die im aggregierten Zustand nicht in der Lage sind, den klassischen Weg der Komplementaktivierung auszulösen, können den Nebenschluß aktivieren, wie z.B. IgA oder IgG 4.

Auch bestimmte Dextrane gehören in diese Gruppe. Dabei handelt es sich jedoch meist um hochmolekulare oder vernetzte Dextrane bzw. Dextransulfat, die mit dem klinisch verwendeten löslichen Dextran nicht verglichen werden können (214). Dasselbe gilt für die Stärke (266).

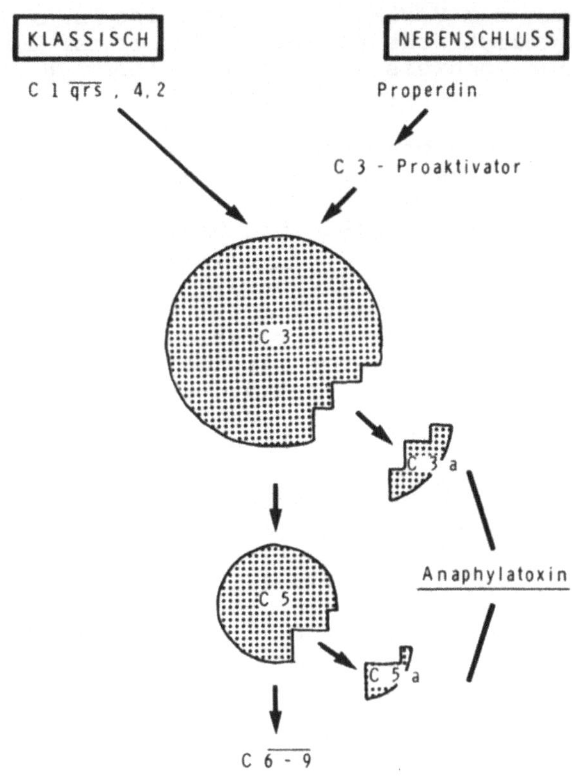



*Abb. 62. Schematische Darstellung der beiden Wege der Komple-
mentaktivierung mit Anaphylatoxinbildung [nach HADDING und
BITTER-SUERMANN (127)]*

Während bei der klassischen Aktivierung des Komplementsystems
die Zell-Lyse durch den C 789-Komplex im Vordergrund steht, ist
die Freisetzung der aktiven Spaltprodukte C 3a und C 5a bei der
Nebenschlußaktivierung besonders ausgeprägt (Abb. 62). Die
Bruchstücke C 3a und C 5a haben dabei die Eigenschaften von
Anaphylatoxinen (63, 101, 129, 305, 322, 395); sie führen in
verschwindender Konzentration innerhalb von 20 sec. zu einem
ausgeprägten Schocksyndrom mit deutlichem Anstieg des pulmonalen arteriellen Druckes und des pulmonalen Gefäßwiderstandes.
In der Normalsituation werden diese aktiven Bruchstücke von
einem im Serum vorhandenen Anaphylatoxin-Inaktivator sofort in-
aktiviert. Dabei handelt es sich um eine Carboxy-Peptidase B,
die über eine Abspaltung des endständigen Arginins von den aktiven Bruchstücken diese unwirksam macht. Die Konzentration
dieses Anaphylatoxin-Inaktivators kann mit spezifischen Antiseren immunchemisch untersucht werden. Die Theorie von einem
angeborenen oder erworbenen Mangel an Anaphylatoxin-Inaktivator
im Serum von Patienten mit anaphylaktoiden Unverträglichkeitsreaktionen konnte jedoch bisher nicht bestätigt werden (136).

Aus dem Verhalten von C 3 lassen sich zwar Hinweise auf die
hämolytische Aktivität des Serum-Komplements gewinnen (190),
der Nachweis einer abgelaufenen Nebenschlußaktivierung des
Komplementsystems aber erfolgt durch erniedrigte Konzentrationen von C 3-Proaktivator sowie durch das Auftreten von sogenannten Konversionsprodukten des Faktors C 3 in der Immunelek-
trophorese. Wegen der außerordentlich kurzen Halbwertzeit dieser
Faktoren ist der Nachweis einer Nebenschlußaktivierung während
einer anaphylaktoiden Reaktion nach Kolloidinfusion nur sehr
schwer zu führen (262). Befunde, die eine solche Nebenschlußaktivierung andeuten (172), müssen deshalb sehr kritisch interpretiert werden. Bei den meisten Patienten ereignen sich die
Unverträglichkeitsreaktionen im Zusammenhang mit chirurgischen
Eingriffen, deren direkter Einfluß auf das Komplementsystem
noch keineswegs geklärt ist. Das native Dextran des Leuconostoc-
Stammes B 512 ist jedenfalls nicht in der Lage, beim Cynomolgus-
affen eine Nebenschlußaktivierung auszulösen (136, 300).

Daß das Komplementsystem als Ganzes im Verlauf einer anaphylaktoiden Reaktion in irgendeiner Weise in Mitleidenschaft gezogen
wird, ist sehr wahrscheinlich, da die bedeutendste Komplement-
unabhängige pathogene Komponente, nämlich die IgE-Reaktion,
offensichtlich auszuscheiden scheint (s. oben). Bei der schweren Dextranunverträglichkeit scheint die Komplementaktivierung
über den klassischen Weg zu erfolgen; das Ausmaß der Konzentrationsabfälle von Clq und C 4 entsprach dem Schweregrad der Reaktion (136). In der Literatur ist lediglich ein Zustandsbild
bekannt, bei dem eine Nebenschlußaktivierung des Komplementsystems der den Schock auslösende Faktor ist, nämlich das
Schocksyndrom des Denguefiebers (39).

Inwieweit eine prinzipielle Labilität des Komplementsystems
genetisch bedingt sein kann, bleibt derzeit noch der Spekulation
überlassen. Die neuesten Erkenntnisse der Immungenetik (3) weisen jedoch darauf hin, daß die Komplementaktivierung möglicherweise ähnlich wie die Immunantwort durch Gene auf dem Chromosom
Nr. 6 codiert wird (15).


## 7. Die Bedeutung vasoaktiver Mediatorsubstanzen in der Pathogenese anaphylaktoider Reaktionen nach Kolloidinfusion


In der Endphase jeder der bisher beschriebenen Reaktionstypen
kommt es zur Freisetzung vasoaktiver Mediatorsubstanzen, deren
bedeutendste und meist untersuchte das Histamin ist (52, 53,
106, 107, 128). Zur Freisetzung des in den Gewebsmastzellen und
den basophilen Leukocyten des peripheren Blutes gespeicherten
Histamins ist eine intakte Energieversorgung der betroffenen
Zelle nötig (390). Am besten untersucht ist hier die IgE-be-
dingte Histaminfreisetzung aus der Mastzelle (155, 306). Man
darf jedoch annehmen, daß die nach anderen Substanzen - sogenannte Histaminliberatoren - beobachtete Histaminfreisetzung
ähnlichen Gesetzen folgt (11). Das auslösende Agens bindet sich
an die Zelloberfläche und führt zu Membranveränderungen mit

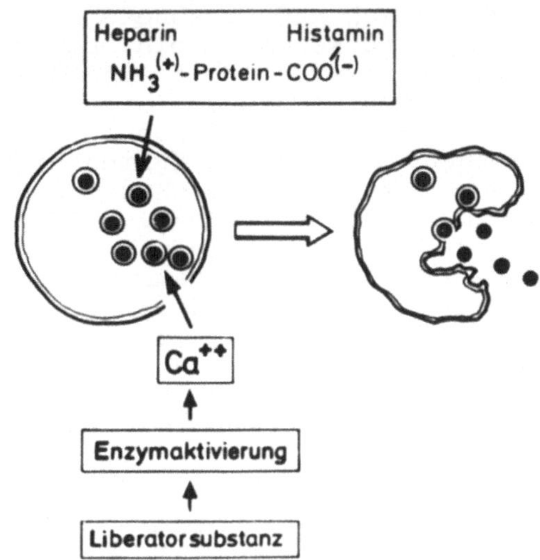



*Abb. 63. Schematische Darstellung der direkten Mediatorfrei-
setzung aus Mastzellen oder basophilen Leukocyten. Dabei ist
noch unklar, ob es im Verlauf der Histaminfreisetzung zur
Lyse kommt oder ob ein Sekretionsmechanismus vorliegt [nach
ANDERSON et al. und UVNÄS (6, 390)]*

Enzymaktivierung (wahrscheinlich Phospholipase) (Abb. 63) (390).
Über einen Calcium-Einstrom in die Zellen (25) werden kontrak-
tile Mikrofilamente aktiviert, was zu einer teilweisen Exocytose
der Histamin-Granula führt. Dieser energieverbrauchende Prozeß
ist von der Konzentration des cyclischen AMP abhängig (217).
Die endgültige Histaminfreisetzung erfolgt durch einen Kationen-
austausch zwischen Natrium und dem Heparin-Protein-Histamin-
Komplex (290). Im Zusammenhang mit der Histaminfreisetzung werden aus der Mastzellmembran auch andere Mediatoren wie slow
reacting substance of anaphylaxis (SRS-A) sowie Prostaglandine
freigesetzt (6). Eine ganze Reihe von Arzneimitteln konnten
bisher als direkte Histaminliberatoren identifiziert werden,
wie z.B. Anaesthetika (80, 223, 292), Gelatine (225, 247), Rönt-
genkontrastmittel (289, 326b) u.a.m. (289).

Der Nachweis einer Histaminfreisetzung ist am Patienten mit
klinischer Inkompatibilität nicht leicht zu erbringen (292),
da nur mit der aufwendigen Methode der Plasma-Histamin-Bestim-
mung nach LORENZ (225) zuverlässige Werte zu erwarten sind.
Dennoch konnte die erstmals von MESSMER et al. (247) am Hund
nachgewiesene Histamin-Liberierung durch Infusion von Gelatine
von LORENZ et al. (223) und LORENZ (225) auch am Menschen bestätigt werden. Dabei zeigte sich sogar eine direkte Korrelation
des Plasma-Histamin-Spiegels mit der Intensität der beobachteten
Unverträglichkeitsreaktionen (293). Die klinische Symptomatik
der Gelatineunverträglichkeit mit der besonderen Betonung der
Hautsymptomatik entspricht diesen Befunden.

Grundsätzlich anders scheinen die Verhältnisse bei der Dextranunverträglichkeit zu sein, bei deren klinischer Symptomatik die
Hauterscheinungen meist eine untergeordnete Rolle spielen. Zwar
kann gelegentlich nach Infusion von Dextran ein leichter Anstieg
des Plasma-Histamins beobachtet werden, der jedoch nicht in Zusammenhang mit Unverträglichkeitsreaktionen zu bringen ist. Im
Gegensatz zu den Beobachtungen bei Gelatineunverträglichkeiten
fanden LORENZ et al. bzw. THERMANN et al. bei zwei Patienten
mit - teilweise massiver - Dextranunverträglichkeit keine Anstiege der Plasma-Histamin-Konzentration (226, 381). Deshalb
läßt sich auch das Modell der Dextranempfindlichkeit bestimmter
Rattenstämme, die nach parenteraler Zufuhr von Dextran mit einer
massiven Histaminausschüttung reagieren (1, 58, 89, 117, 396),
nicht als experimentelles Modell für die klinische Dextranunverträglichkeit heranziehen. Hier handelt es sich um ein species-
spezifisches Geschehen wie bei der Pferdeserum-Unverträglichkeit
der Katze (94).

Das Problem einer möglichen Histaminfreisetzung nach Infusion
von Hydroxyäthylstärke ist noch nicht befriedigend gelöst; zwar
wurden in ersten Untersuchungen an zehn Probanden keine Plasma-
Histamin-Konzentrationsanstiege nach Gabe von Hydroxyäthylstärke
beobachtet (224), doch müssen erst größere Studien abgewartet
werden.

Grundsätzlich läßt sich aus dem Befund der erhöhten Plasma-
Histamin-Konzentration allein nur wenig Information über die
akut auslösenden Faktoren der Anaphylaktoidie gewinnen, da eine
Unterscheidung zwischen direkter und immunologischer oder kom-
plementbedingter Histaminfreisetzung kaum gelingt. Für die The-
rapie der Unverträglichkeitserscheinungen ist jedoch die exakte
Kenntnis der beteiligten Mediatorsubstanzen unumgänglich. Über
die Rolle anderer vasoaktiver Mediatoren, wie z.B. Serotonin,
Kinine etc., bei der Kolloidunverträglichkeit liegt noch keine
Information vor.


## 8. Das Problem der Reinheit der Lösungen


Wie bereits zu Beginn der Diskussion betont, konnten für keinen
der hier vorgestellten Fälle von anaphylaktoiden Reaktionen Verunreinigungen im klassischen Sinne, wie z.B. Bakterien, Pyrogene
oder Präzipitate, als auslösende Faktoren in Betracht gezogen
werden. Auch eine "embolisch-toxische" Reaktion, wie sie HOIGNE
und andere Autoren (91, 146, 147, 148) nach Applikation von
Depot-Penicillin-Präparaten beobachteten, scheidet aus. Dennoch
erscheint es gerechtfertigt, Substanzen, die nicht wesensmäßig
zum therapeutischen Effekt des Medikamentes beitragen, als "Verunreinigung" im weiteren Sinne zu bezeichnen. Hier sind vor allen
Dingen die natürlichen allogenen Kolloidlösungen zu erwähnen: So
muß auf Grund des Arzneimittelgesetzes z.B. eine Humanalbumin-
lösung nur zu 95 % reines Humanalbumin enthalten, um die Bezeichnung führen zu dürfen. 5 % der Lösung kann Gammaglobulin oder
anderes Serumprotein darstellen. Erfreulicherweise enthalten die

meisten - insbesondere die Präparate deutscher Hersteller - zu
99 % Humanalbumin. Dennoch muß man auch 1 % andere Serumprotein-
bestandteile als Verunreinigungen im theoretischen Sinn des Wor-
tes bezeichnen. Inwieweit Albuminaggregate eine auslösende Rolle
bei Unverträglichkeitsreaktionen nach Humanalbumininfusion spielen können, wurde bereits diskutiert.

Die Bedeutung einer potentiellen hochmolekularen Verunreinigung
aus dem Hefezellautolysat, das bei der Herstellung von B 512-
Dextran verwendet wird, wurde im Tierexperiment untersucht.
Diese in einzelnen Dextranlösungen in verschwindender Konzentration nachgewiesene hochmolekulare Restsubstanz besitzt am Hund
immunogene Eigenschaften und wirkt in der Lymphocytenkultur
mitogen (325a). Die in den klinisch eingesetzten Dextranpräparaten gemessenen Konzentrationen dieser Substanz sind jedoch zu
gering, um anaphylaktische Reaktionen auslösen zu können. Eine
pathogene Bedeutung dieser Beimengungen für die Dextranunverträglichkeit des Menschen ist deshalb unwahrscheinlich. Dennoch
ist die Eliminierung aller nicht wesensmäßig zum Kolloideffekt
beitragenden Beimengungen aus den kolloidalen Volumenersatzlö-
sungen zu fordern.


## 9. Die Sonderstellung des Antilymphocytenglobulins


Die Infusion von Antilymphocytenglobulin stellt im Hinblick auf
das Risiko anaphylaktoider Reaktionen insofern einen Sonderfall
dar, als diese Substanz einen direkten Effekt auf das möglicherweise reagierende Immunsystem ausübt (119, 203, 204). Dieser
"ALG-immanente" Effekt muß unter zwei Aspekten diskutiert werden:
Erstens kann die akute Zerstörung von weißen Zellen zur Freisetzung von endogenen Pyrogenen mit darauffolgender Unverträglichkeit führen, was auch als "reverse anaphylaxis" bezeichnet wird
(168). So erklären sich die besonders in den ersten Tagen der
ALG-Therapie beobachteten Fieberreaktionen. Steroide verhindern
diese ALG-Toxizität (188).

Auf der anderen Seite kann ALG als Immunsuppressivum natürlich
eine sich entwickelnde Sensibilisierung unterdrücken, so daß
die relativ gute Verträglichkeit von ALG in der Langzeittherapie
(86) im Vergleich zu anderen xenogenen Präparaten möglicherweise
durch diesen Wirkungsmechanismus bedingt ist. Dementsprechend
muß bei jeder ALG-Therapie natürlich nicht nur mit anaphylaktoiden Reaktionen, sondern mit dem generellen Risiko jeder immunsuppressiven Therapie gerechnet werden, d.i. Schwächung der In-
fektabwehr und möglicherweise auch der immunologischen Kontrolle
des Tumorwachstums (48, 337, 373).

Auch eine mögliche mutagene Wirkung von ALG ist zu diskutieren.
Untersuchungen an Chromosomen von Patienten mit multipler Sklerose zeigten, daß die Applikation von Antilymphocytenglobulin
die bereits durch Azathioprin erhöhten Aberrationsraten nicht
weiter steigerte (391). Allerdings fehlen Informationen über
die Mutagenität von ALG in der Monotherapie.

Schließlich stellt die Infusion von ALG insofern einen Sonderfall dar, als hier ein kompletter Komplement-bindender Antikörper intravenös appliziert wird. In der klinischen Therapie mit allogenen Gammaglobulinlösungen stellt diese Komplement-bindende Eigenschaft das Hauptproblem dar (20, 96, 118, 389). Alle derzeit auf dem Markt erhältlichen Präparate stellen irgendwelche chemische Modifikationen des Standard-Gammaglobulins dar (351, 374), die bevorzugt das Fc-Ende betreffen und die Fähigkeit, Komplement zu aktivieren, beeinträchtigen. Tatsächlich findet man nach Infusion von ALG einen deutlichen Abfall der Serum-Komplement-Aktivität, wie in den Hundeversuchen gezeigt werden konnte. Dieser Abfall der C'H 50 muß jedoch nicht zwingend mit einer klinischen Unverträglichkeitserscheinung verbunden sein. So stellt sich die Frage, ob die Beseitigung der sogenannten antikomplementären Wirkung einer Humangammaglobulinlösung für den intravenösen Gebrauch, die von vielen Autoren als in-vitro-Parameter der klinischen Verträglichkeit betrachtet wird (20, 132), tatsächlich nötig und wünschenswert ist. Möglicherweise kommt in diesem Zusammenhang den Globulin-Aggregaten wesentlich größere Bedeutung zu (320, 324, 325).

Daß durch die chemische Inaktivierung des Fc-Endes eine der wesentlichsten - und für den therapeutischen Effekt vielleicht entscheidendsten - Eigenschaften des Antikörpermoleküls verloren geht, soll in diesem Zusammenhang nur kurz angedeutet werden. Die klinische Erfahrung mit ALG hat jedenfalls gelehrt, daß es möglich ist, einen intakten Antikörper bei hervorragender klinischer Verträglichkeit intravenös zu infundieren.


## 10. Möglichkeiten der Prophylaxe und Therapie anaphylaktoider Reaktionen nach Kolloidinfusion


a) Verbesserte Reinheit der Lösungen. Obschon Verunreinigungen im klassischen Sinne, wie z.B. Bakterien, Pyrogene etc., in keinem Fall für die beobachteten Unverträglichkeitserscheinungen verantwortlich gemacht werden konnten, besteht die theoretische Möglichkeit, daß Spuren von Beimengungen anderer, nicht wesentlich zum pharmakologischen Effekt beitragender Substanzen pathogene Bedeutung annehmen können. Dies wurde in Kapitel 8 ausführlich diskutiert.

Insbesondere in all den Fällen, in denen eine deutliche Chargenabhängigkeit in der Häufigkeit anaphylaktoider Komplikationen beobachtet wurde - wie von LORENZ für Gelatine gezeigt (226) - kann eine verbesserte Produktion gefordert werden.

Inwieweit Spuren hochmolekularer Restsubstanzen in Kolloidlösungen als auslösende Faktoren von Unverträglichkeitsreaktionen in Frage kommen, ist nicht geklärt (325a).

Daß die Eliminierung solcher kontaminierender Makromoleküle unter Umständen die Häufigkeit von anaphylaktoiden Komplikationen senken kann, konnte von RICHTER (300) am Beispiel der Invertzuckerlösungen gezeigt werden: Nach Elimination der makromolekularen Bestandteile sank die Inzidenz der anaphylaktoiden Komplikation von 1 : 30.000 auf 1 : 300.000.

Ähnliches gilt für die Proteinaggregate in den natürlichen Kolloidlösungen. Eine verbesserte Produktion mit der Herstellung möglichst aggregatfreier Globulin- bzw. Albumin-Präparate verspricht eine bessere klinische Verträglichkeit. Besondere Sorgfalt erscheint bei der Gewinnung von Plasmaproteinlösungen aus Placentagewebe geboten. Auch der Auswahl der Stabilisatoren muß im Hinblick auf deren Immunogenität sorgfältige Beachtung geschenkt werden.

b) Ausschluß einer Präsensibilisierung. Der gesicherte Ausschluß einer Präsensibilisierung vor jeder Therapie mit xenogenen Serumbestandteilen sollte heute eigentlich selbstverständlich sein. Dennoch wird er an manchen Zentren nicht mit der nötigen Sorgfalt durchgeführt, was die dort beobachteten hohen Unverträglichkeitsraten nach ALG-Therapie erklärt (228). Besondere Bedeutung erlangt die Vortestung bei Patienten mit Autoimmunerkrankungen und ihrer hohen Rate der "unspezifischen" Überempfindlichkeit (326).

Vor der Infusion allogener Serumpräparate erscheint wegen der geringen Häufigkeit von Unverträglichkeitsreaktionen die routinemäßige Erfassung einer möglichen Sensibilisierung nicht angebracht. Lediglich in ausgewählten Einzelfällen, z.B. bei Vorliegen einer Eiweißallergie oder bei Indikation zur Gabe großer Albuminmengen an hypererg disponierte Patienten, wird sich ein Intracutantest empfehlen.

Inwieweit eine Vortestung zum Ausschluß einer Sensibilisierung gegen Dextran vor Applikation einer Dextranlösung sinnvoll ist, kann heute noch nicht mit letzter Sicherheit entschieden werden. Die auffallende Häufung hoher Antikörpertiter bei Patienten mit schweren Unverträglichkeitsreaktionen spricht dafür, die einzelnen Fälle der Kontrollpatienten, die trotz hoher Antikörpertiter Dextran reaktionslos vertragen, dagegen. Die Technik der passiven Hämagglutination stellt keine zu schwierige Methode dar, als daß sie nicht einem klinischen Routinelabor zugemutet werden könnte, insbesondere bei einer evtl. möglichen weiteren Vereinfachung, ähnlich der passiven Hämagglutination zum Nachweis von Antikörpern gegen Pferde-IgG (Kap. A. 1). Sollte sich in den folgenden Jahren tatsächlich eine echte Zunahme der Häufigkeit von anaphylaktoiden Reaktionen nach Dextraninfusion ergeben, muß dieser Gedanke ernsthaft in Erwägung gezogen werden.

c) Die Induktion von immunologischer Nicht-Reaktivität ("unresponsiveness"). Am Beispiel der ALG-Therapie konnte gezeigt werden, daß es gelingt, durch die im Tierexperiment erprobte Induktion immunologischer Unresponsiveness (82, 152, 206, 207, 256, 402, 403) gegen xenogenes Serumprotein die Häufigkeit anaphylaktoider Komplikationen signifikant zu senken. Durch die Verhinderung der Sensibilisierung gegen ein zugeführtes Medikament wird nicht nur das Risiko allergischer Komplikationen erniedrigt, sondern auch die biologische Wirksamkeit des zugeführten Agens erhalten, die andernfalls durch die beginnende

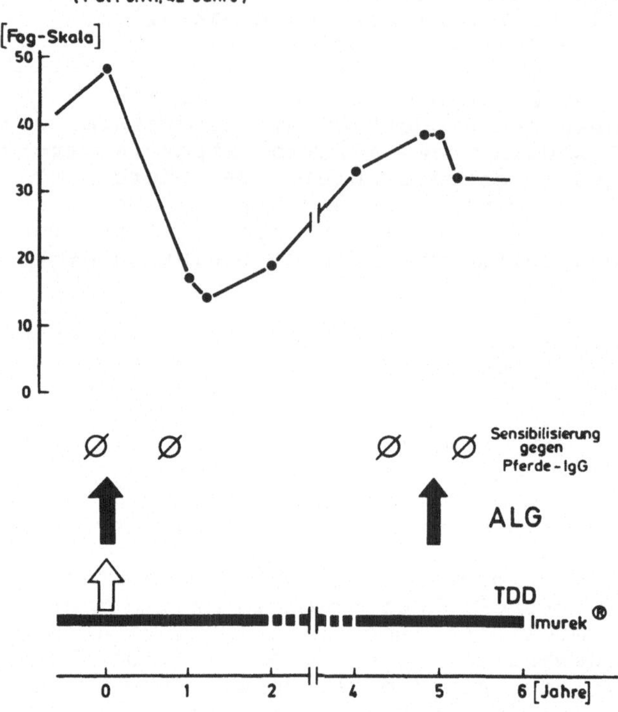



*Abb. 64. Beispiel einer erfolgreichen Zweitbehandlung mit Pfer-
de-anti-Human-Lymphocyten-Globulin (ALG) nach fünfjährigem Intervall bei einer Patientin mit multipler Sklerose.
Ordinate: Besserung der klinischen Symptomatik in der neurologischen Skala nach FOG (95); TDD = Drainage des Ductus thoracicus*

Antikörperproduktion und die dadurch erfolgende schnellere Elimination abgeschwächt würde. Dies zeigte sich nicht nur in dem
Verhalten der peripheren Lymphocytenzahlen unter ALG-Infusion,
sondern auch an den therapeutischen Ergebnissen einer Patienten-
gruppe, die wegen multipler Sklerose mit ALG behandelt wurde
(310).

Die erfolgreiche Induktion einer immunologischen Nicht-Reaktivität ermöglicht auch eine zweimalige Therapie mit demselben xenogenen Protein, die aufgrund früherer klinischer Erfahrungen nahezu immer ausgeschlossen war. Das Beispiel einer 42jährigen Patientin mit multipler Sklerose, die nach einer erfolgreichen
Erstbehandlung mit ALG nach einem fünfjährigen Intervall einer
zweiten Pferdeserumtherapie unterzogen wurde, illustriert dies
(Abb. 64). Beide ALG-Behandlungen wurden nach Vorbehandlung mit
deaggregiertem Normalpferde-IgG zur Induktion von immunologischer Unresponsiveness durchgeführt und ohne anaphylaktoide Komplikationen vertragen. Die therapeutische Besserung ist als Abfall in der neurologischen Symptome-Skala nach FOG (95) dargestellt. Ähnliche Ergebnisse mit der Induktion immunologischer

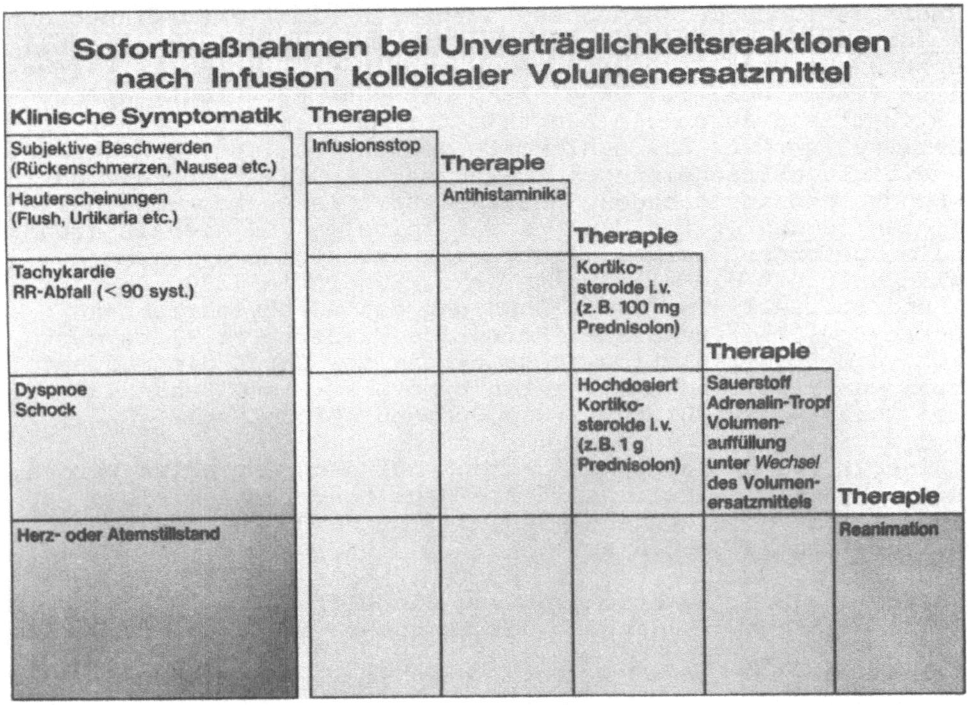
Sofortmaßnahmen bei Unverträglichkeitsreaktionen nach Infusion kolloidaler Volumenersatzmittel
Klinische Symptomatik
Therapie
Subjektive Beschwerden (Rückenschmerzen, Nausea etc.)
Infusionsstop
Therapie
Hauterscheinungen (Flush, Urtikaria etc.)
Antihistaminika
Therapie
Tachykardie RR-Abfall (< 90 syst.)
Kortiko-steroide i.v. (z.B. 100 mg Prednisolon)
Therapie
Dyspnoe Schock
Hochdosiert Kortiko-steroide i.v. (z.B. 1 g Prednisolon)
Sauerstoff Adrenalin-Tropf Volumen-auffüllung unter Wechsel des Volumen-ersatzmittels
Therapie
Herz- oder Atemstillstand
Reanimation

*Abb. 65. Therapieschema zur Behandlung akut lebensbedrohlicher anaphylaktoider Reaktionen nach Infusion kolloidaler Volumenersatzmittel.*
*(Diese Abbildung diente als Grundlage für das von FREY et al. im Deutschen Ärzteblatt (98) veröffentlichte Schema)*

Toleranz wurden von der englischen Arbeitsgruppe um LANCE bei Patienten mit multipler Sklerose berichtet (173, 205).

Nachdem die Beteiligung von Anti-Dextran-Antikörpern an der Auslösung der schweren Unverträglichkeitsreaktion nach Dextraninfusion wahrscheinlich scheint, bietet sich als logische immuntherapeutische Konsequenz der Versuch der Hapten-Hemmung an. Dabei wird eine niedermolekulare Substanz derselben Antigenstruktur - in diesem Fall eine niedermolekulare Polyglukose (Molekulargewicht von ca. 1.000) - der betreffenden Lösung zugesetzt. RICHTER konnte durch Hapten-Vorbehandlung am Meerschweinchen die Häufigkeit und Intensität der anaphylaktoiden Komplikationen nach Dextranapplikation bei sensibilisierten Tieren signifikant vermindern (295, 297). Erste klinische Erfahrungen mit dem Prinzip der Hapten-Hemmung liegen von DE WECK und FREY bzw. DE WECK und GIRAD (73, 75) auf dem Gebiet der Penicillin-Allergie vor. Die Forderung nach der Durchführung einer kontrollierten klinischen Studie mit Hapten zur Verbesserung der Verträglichkeit von Dextranlösungen folgt aus den Ergebnissen der vorliegenden Arbeit.

d) Therapeutische Maßnahmen bei Auftreten einer anaphylaktoiden
Reaktion nach Kolloidinfusion. Bei der Behandlung der zum Teil
lebensbedrohlichen Erscheinungen hat sich das in Abb. 65 dargestellte Schema bewährt. Dabei kann nicht genug betont werden,
daß sich allein durch die Kenntnis der Möglichkeit solcher Komplikationen bereits das Schlimmste verhindern läßt; denn gerade
die heftigsten Erscheinungen treten nach Applikation ganz geringer Mengen der auslösenden Substanz auf. Die Beobachtung des
Patienten in den ersten Minuten der Infusion muß deshalb grundsätzlich gefordert werden. Treten anaphylaktoide Symptome auf,
so gilt das über die allgemeine Schock-Therapie (250, 289, 302,
363) und speziell über die Behandlung des anaphylaktischen
Schocks (130, 184) Bekannte: Sofortige Wiederherstellung der
gestörten Mikrozirkulation, Beseitigung der durch die Sequest-
rierung von Blutvolumen bedingten Hypovolämie und Behandlung
bedrohlicher Ödeme (Glottis) und Spasmen (Bronchien).

Der Einsatz von Antihistaminica kann nur dann empfohlen werden,
wenn die Reaktion wirklich auf die Haut beschränkt bleibt, was
für die leichten Gelatine-, (343, 344) Eiweiß- und Stärkeunver-
träglichkeiten zu gelten scheint.

Bei allen schweren Reaktionen - und die Differentialdiagnose
fällt niemals schwer, da sich das Geschehen in Sekundenschnelle

Tabelle 77. Wirkung von Glucocorticoiden im Schock

Allgemein

| | |
|---|---|
| Steigerung des Herzzeitvolumens | SAYERS und SOLOMON (338) (1960) |
| Stoffwechselwirksamkeit (z.B. Gluconeogenese) | LEVENSON et al. (215) (1961) |
| Verbesserung der Mikrozirkulation | SCHUMER und NYHUS (352) (1969) |

Im anaphylaktischen Schock

| | |
|---|---|
| Abnahme des Histamingehaltes im Gewebe (Hemmung der Histidindecarboxylase) | GOTH et al. (116) (1951) |
| Hemmung der Hyperämie (Vasoconstriktion) | ASHTON und COOKE (10) (1952) GREESON et al. (120) (1973) |
| Unterstützung der Katecholaminwirkung ("permissiver" Effekt) | SAMBHI et al. (335) (1962) |
| Verringerung der Endothelpermeabilität | COPE (68) (1972) |
| Hemmung der Chemotaxis | BAXTER und FORSHAM (29) (1972) |
| Erhöhung des intracellulären c-AMP-Gehalts (damit Hemmung der Freisetzung von Histamin, Slow Reacting Substance of Anaphylaxis und Eosinophil Chemotactic Factor of Anaphylaxis) | PARKER et al. (274) (1973) |
| Hemmung der Lysozym-Freisetzung | STREETEN (377) (1975) |

Tabelle 78. Klinische Daten zur Reanimation von 19 Patienten mit schwerer anaphylaktoider Reaktion (Herzstillstand) nach Dextraninfusion (10 eigene Beobachtungen sowie 9 der Fa. Knoll gemeldete Fälle; in 13 weiteren Fällen war keine ausreichende Information erhältlich)

| Pa-tient | Alter | Myokard vorge-schädigt | Infun-dierte Menge (ml) | Inf.-Stop | Therapie Sofort-Reanima-tion | Prednisolon akut | ins-gesamt (mg) | Erfolg |
|---|---|---|---|---|---|---|---|---|
| 8001 | 40 | - | 5 | + | + | 500 | 500 | + |
| 3003 | 51 | - | 10 | + | + | 1000 | 1000 | + |
| 3014 | 69 | + | 50 | + | + | 1000 | 1500 | + |
| 3024 | 70 | + | 100 | + | + | 2000 | 2000 | + |
| 3027 | 69 | + | 5 | + | + | 2000 | 2000 | + |
| 3074 | 39 | - | 5 | + | + | 2000 | 2000 | + |
| 3080 | 72 | + | 5 | + | + | 1000 | 1000 | + |
| 101 | 38 | - | 20 | + | + | 100 | 100 | + |
| 102 | 60 | - | 100 | + | + | 500 | ? | + |
| 103 | 42 | - | 5 | + | + | 200 | ? | + |
| 104 | 65 | + | 5 | + | + | 800 | 1500 | + |
| 105 | 45 | - | 20 | + | + | 2000 | 2000 | + |
| 3058 | 92 | + | 25 | - | + | 250 | 250 | Exitus n. 30' |
| 3061 | 77 | + | 5 | + | + | 100 | 1250 | Exitus |
| 3072 | 72 | + | 10 | + | + | 100 | 800 | Exitus n. 30' |
| 106 | 46 | - | 35 | ? | -* | 50 | 2000 | Exitus |
| 107 | 64 | - | 40 | ? | -* | 100 | ? | Exitus |
| 108 | 79 | + | 50 | - | -* | - | ? | Exitus |
| 109 | 65 | + | 10 | - | + | 600 | 600 | Exitus |

*verstorben auf Transport in Intensivstation

abspielt! - muß neben der Zufuhr von Sauerstoff, der Infusion eines Adrenalin-Tropfes (1 ml einer Suprarenin-Lösung 1 : 1000 in einer Elektrolytinfusion bei langsamer Geschwindigkeit unter Pulskontrolle) die sofortige intravenöse Applikation hoher Dosen von Glucocorticoiden (1 - 2 g!) empfohlen werden. Der Einsatz von Steroiden im anaphylaktischen Schock basiert auf einer Reihe experimenteller und klinischer Untersuchungen; Tabelle 77 gibt einen Überblick (10, 24, 60, 68, 116, 120, 215, 274, 335, 338, 352, 377). Es versteht sich von selbst, daß bei Herz- oder Atem-

<br>

| Atemwege<br>Beatmung<br>Circulation | + | Antigen weg<br>Adrenalin[+]<br>Cortison[++] |
| --- | --- | --- |

[+] 1:1000 : 0.5 ml s.c. oder langsam i.v.
[++] z.B. Prednisolon : 1-2 g

*Abb. 66. A A C – Regel der zusätzlich zur klassischen Reanimation beim anaphylaktischen oder anaphylaktoiden Geschehen erforderlichen Therapiemaßnahmen*

stillstand nur die sofortige und sachgemäße Reanimation lebensrettend sein kann. Die Besonderheiten der Behandlung anaphylaktischer Schockzustäde zeigt das in Abb. 66 dargestellte, von uns als "AAC-Regel" (Antigen weg, Adrenalin, Cortison) bezeichnete Therapieschema, das zusätzlich zur klassischen Reanimation durchgeführt werden soll.

Tabelle 78 faßt die wesentlichsten Daten zur Reanimation von insgesamt 19 Patienten mit anaphylaktoiden Reaktionen des Schweregrades IV (Herzstillstand!) nach Dextraninfusion zusammen. Selbstverständlich verschlechtert ein bestehendes Herzleiden sowie hohes Alter prinzipiell die Prognose einer Reanimationsbehandlung. Dennoch kann aus diesen Zahlen eines gelernt werden: Bei der Mehrzahl der Fälle mit letalem Ausgang setzte aus irgend einem Grund die Reanimationsbehandlung entweder zu spät oder gar nicht ein, die Infusion wurde nicht rechtzeitig gestoppt, und die verabreichten Kortikoid-Dosen bewegten sich in der Größenordnung von weniger als 250 mg. Diese Zahlen haben rein deskriptiven Charakter und beanspruchen nicht den Status einer kontrollierten Studie! Sie illustrieren jedoch die klinische Situation treffend.

Jede therapeutische Maßnahme ist mit einem gewissen – unter Umständen letalen – Risiko behaftet. Es wäre falsch, aus den Ergebnissen der vorliegenden Arbeit den Schluß zu ziehen, daß man auf die Infusion kolloidaler Lösungen in Anbetracht der möglichen Nebenwirkungen besser verzichten solle. Wie gefährlich eine solche Haltung sein kann, zeigt die Studie von LJUNGSTRØM (219): Als man in Stockholm aufgrund einiger anaphylaktoider Reaktionen (Schweregrad III) nach Dextraninfusion die Thromboseprophylaxe mit Dextran einstellte, traten vermehrt tödliche Lungenembolien auf. Es erübrigt sich zu sagen, daß die Übertragung von Blut den Patienten wesentlich mehr gefährdet (3a, 9, 71a, 110, 123, 350a) als die Gabe kolloidaler Volumenersatzmittel!

Die vorliegende Arbeit sollte dazu beitragen, die Infusionstherapie mit kolloidalen Lösungen für den Patienten sicherer zu gestalten.

## ZUSAMMENFASSUNG

1. Anaphylaktoide Komplikationen, die von der Fremdserumtherapie her bekannt sind, können nach Infusion aller derzeit im Gebrauch befindlichen kolloidalen Lösungen auftreten. Die an insgesamt 248 Patienten beobachtete klinische Symptomatik erstreckte sich von leichten Erscheinungsformen mit urticariellen Exan-
themen bis zum ausgebildeten anaphylaktischen Schock mit Herz-
und/oder Atemstillstand. 13 der vorgestellten Fälle verliefen
letal.

2. An einer Gesamtzahl von 200 906 Infusionen kolloidaler Volumenersatzmittel wurde die Häufigkeit anaphylaktoider Komplikationen bestimmt: Sie betrug im Jahre 1975 0,033 % insgesamt, im
einzelnen: Plasmaprotein = 0,014 %, Dextran = 0,032 %, Stärke =
0,085 % und Gelatine = 0,115 %. Lebensbedrohliche Reaktionen
wurden in folgender Häufigkeit beobachtet: Gelatine = 0,038 %,
Dextran = 0,008 %, Stärke = 0,006 % und allogene Plasmaprotein-
Lösungen 0,003 %. Die meisten Dextranunverträglichkeitsreaktionen wurden am wachen Patienten in der präoperativen Phase beobachtet.

3. Vor jeder Fremdserumtherapie muß eine mögliche Präsensibilisierung gegen das xenogene Protein mit Sicherheit ausgeschlossen
werden. Patienten mit Autoimmunerkrankungen bieten häufiger
(27 %) als Normalpersonen (3 %) Zeichen einer "unspezifischen"
(= ohne vorhergehenden Kontakt) Sensibilisierung gegen Pferde-
Eiweiß. Im Tierexperiment konnte gezeigt werden, daß antilymphocytäres Pferde-IgG stärker immunogen ist als normales Pferde-IgG.
Es ist deshalb besonders bei einer ALG-Therapie darauf zu achten,
daß keine Sensibilisierung gegen das xenogene Eiweiß erfolgt.
Durch Vorbehandlung mit Normal-Pferde-IgG kann eine immunologische Nicht-Reaktivität induziert werden: Lebensbedrohliche anaphylaktische Reaktionen oder Serumnephritiden, die zuvor bei
4 % der Patienten auftraten, wurden nach Vorbehandlung nicht
mehr beobachtet. Durch Applikation von deaggregiertem ALG ließ
sich die Häufigkeit leichter anaphylaktoider Reaktion von 33 %
auf 14 % senken.

4. Bei der Entstehung anaphylaktoider Reaktionen nach Infusion
allogener natürlicher Kolloide (Humanalbumin) kommt den Protein-
aggregaten pathogene Bedeutung zu. In Tierexperimenten konnte
gezeigt werden, daß Serumprotein-Aggregate in der Lage sind,
ohne Vorliegen einer Sensibilisierung anaphylaktoide Reaktionen
auszulösen. Daneben muß der Einfluß von Stabilisatoren berücksichtigt werden, welche die Immunogenität von monomerem Humanalbumin erheblich verändern können, was mit der Immundiffusion,
dem FARR-Test, der Immunelimination, dem Hauttest und der passi-

ven cutanen Anaphylaxie an Immunisierungsversuchen mit 36 Kaninchen nachgewiesen wurde. Besonders immunogen ist Caprylat-Humanalbumin, während die Behandlung mit einem Misch-Stabilisator aus Caprylat und Acetyl-Tryptophan die Immunogenität von monomerem Humanalbumin nicht steigert.

5. Die klassische IgE-vermittelte Reaktion scheidet zur Erklärung der Dextranunverträglichkeit aus, obschon Patienten mit klinisch leichter Unverträglichkeit in der Anamnese eine gewisse allergische Disposition aufweisen. RAST und PCA am Primaten blieben negativ. Bei der Auslösung der schweren anaphylaktoiden Reaktion nach Dextraninfusion spielen Anti-Dextran-Antikörper, die in der passiven Hämagglutination nachweisbar sind, eine entscheidende Rolle. Es fand sich eine direkte Korrelation zwischen Höhe des Antikörpertiters und Schweregrad der Reaktion. Besonders aussagekräftig waren Serumproben vom Zeitpunkt vor der Reaktion: In allen untersuchten Fällen von Unverträglichkeit mit Kreislaufsymptomatik (n = 9) waren Antikörpertiter von $\geq$ 1 : 16 gegen Dextran nachweisbar, jedoch nur bei 11 % der Dextrantolerierenden Kontrollpatienten.

6. Die Rolle immunologischer Faktoren bei der Auslösung anaphylaktoider Reaktionen nach Gelatine- oder Stärke-Infusion ist noch nicht geklärt. Antikörper gegen Gelatine (1 : 20 - 40) sowie gegen Hydroxyäthylstärke (1 : 2) sind mit der passiven Hämagglutination am Patienten, aber auch bei Kontrollen nachweisbar; der Zusammenhang mit dem anaphylaktoiden Geschehen ist noch nicht bewiesen.

7. Alle an reagierenden Patienten erhobenen immunologischen Befunde bedürfen eines Vergleiches mit entsprechenden Kontrollwerten gleichen Zeitpunkts. Untersuchungen an 553 Kontrollpatienten und 16 gesunden Freiwilligen zeigten, daß jede Kolloid-Infusion zu kurzzeitigen Konzentrationsänderungen immunologischer Parameter führt, die im großen und ganzen einem Verdünnungseffekt entsprechen. Die Kenntnis dieser Veränderungen ist unabdingbar, bevor aus eventuellen abnormen Befunden bei Patienten mit anaphylaktoider Reaktion Schlüsse auf immunologische oder Komplement-abhängige Reaktionen gezogen werden.

8. In methodischen Voruntersuchungen wurden drei Modifikationen klassischer immunologischer Techniken vorgestellt und mit dem ursprünglichen Test verglichen: Mikromethode der passiven Hämagglutination mit stabilisierten Erythrocyten zum Nachweis von Antikörpern gegen Pferde-IgG. Diffusionsplatten-Technik zur Bestimmung der Serum-Komplementaktivität. Passive cutane Anaphylaxie mit radioaktiv markiertem Antigen (Radio-PCA). Bei vereinfachter praktischer Durchführung und besserer Standardisierbarkeit ließen sich zufriedenstellende und reproduzierbare Ergebnisse erzielen.

9. Aus den Ergebnissen der Arbeit werden folgende klinische Konsequenzen zur Prophylaxe anaphylaktoider Komplikationen nach Kolloid-Infusion gezogen:

<u>Verbesserte Reinheit der Lösungen</u> (z.B. geringer Aggregatgehalt,
gezielte Auswahl von Stabilisatoren etc.)

<u>Induktion von immunologischer Nicht-Reaktivität</u> (z.B. Vorbehand-
lung mit Normal-Pferde-IgG vor Durchführung einer ALG-Therapie,
Gabe von niedermolekularem Dextran nach dem Prinzip der <u>Hapten-
Hemmung</u> zur Prävention der Dextran-Unverträglichkeit).

SUMMARY

1. Anaphylactoid reactions can occur after infusion of all the
presently available colloid solutions. The clinical symptoms observed in 248 patients ranged from mild reactions with urticarial
exanthema to severe complications as anaphylactic shock with car-
diac and/or respiratory arrest. Thirteen of the cases presented
were fatal.

2. In a total of 200,906 infusions of colloidal volume substitutes, the incidence of anaphylactoid reactions was determined: In
1975 it was generally 0.033 %. The numbers for the individual
colloids were 0.014 % for plasma protein, 0.032 % for dextran,
0.085 % for hydroxyethyl starch, and 0.115 % for gelatine infusions. Serious reactions were observed in the following order:
0.038 % for gelatine, 0.008 % for dextran, 0.006 % for hydroxyethyl starch, and 0.003 % for allogeneic plasma protein solutions.
The majority of dextran reactions was observed in the preopera-
tive phase.

3. Prior to every therapeutic application of xenogeneic sera,
sensitization against the protein used has to be excluded. Patients suffering from autoimmune diseases show signs of sensitization and "unspecific" (i.e., without previous contact with the
antigen) sensitization against horse protein more frequently
(27 %) than do normals (3 %). In animal experiments it was shown
that antilymphocytic horse IgG is more immunogenic than normal
horse IgG. By pretreatment with deaggregated normal horse IgG,
it was possible to induce immunologic unresponsiveness in ALG-
treated patients. By application of aggregate free antilymphocyte
globulin the frequency of adverse side-reactions was further re-
duced.

4. Serum protein aggregates seem to play a role in eliciting
anaphylactoid reactions after infusions of allogeneic plasma
protein solutions without immunologic sensitization. Stabilizers
added during the production process can alter the immunogenicity
of the albumin molecule, as was shown in rabbits. Caprylate-trea-
ted HSA proved to be particularly immunogenic.

5. IgE-mediated reactions do not seem to play a role in dextran
incompatibility, although patients with mild reactions showed
signs of an allergic history. RAST and PCA in primates were negative. Apparently anti-dextran-antibodies, demonstrable in the
passive hemagglutination, are involved in the severe dextran
reactions. A direct correlation was found between antibody titers
and severity of the reactions, particularly in the serum samples

obtained prior to the incompatibility. Here all patients with severe reactions had antibody titers of 1 : 16, whereas these titers were only demonstrable in 11 % of the dextran tolerating patients.

6. The role of immune reactions in anaphylactoid reactions after gelatine and starch infusions is not yet clear. Anti-gelatine-antibodies (1 : 40) and anti-hydroxytheylstarch-antibodies (1 : 2) were detected by passive hemagglutination techniques in patients as well as in controls.

7. All laboratory findings obtained from reacting patients must be compared with controls tolerating the individual substances. Studies of 553 control patients undergoing colloid infusions and of 16 volunteers showed that every colloid infusion is followed by a short change in concentration of several immunologic parameters in the plasma, most probably due to dilution.

8. In methodologic studies three classical immunolgic techniques were modified: Micromethod of passive hemagglutination using stable, sensitized red cells for detecting antibodies against horse IgG; immunodiffusion technique for determining hemolytic serum complement activity; and passive cutaneous anaphylaxis using radiolabelled antigen (Radio-PCA).

9. From the results of these investigations the following clinically relevant conclusions for the prophylaxis of anaphylactoid reactions after colloid infusions are drawn: The purity of the solutions must be improved (e.g., less aggregates, better stabilizers). If possible, induction of immunologic unresponsiveness should be tried, either by pretreatment with normal deaggregated horse IgG in the case of ALG therapy or by pretreatment with low molecular weight dextran according to the principle of hapten inhibition in preventing dextran incompatibility.

## DANKSAGUNG

Für die stets großzügige und weitestgehende Förderung - besonders
aber für die Garantie der maximalen Freiheit der Forschung -
möchte ich mich an dieser Stelle bei meinem verehrten Lehrer,
Herrn Prof. Dr. Dr. h.c. W. BRENDEL herzlich bedanken.

Unterstützung bei der Organisation der klinischen Studien fand
ich bei Herrn Prof. Dr. K. MESSMER, der mir darüber hinaus mit
seiner immer heilsamen Kritik manchen Denkanstoß gegeben hat.

Eine bessere kollegiale Zusammenarbeit, als ich sie mit Herrn
Privatdozent Dr. J. SEIFERT erfahren durfte, kann ich mir nicht
vorstellen.

Rat und Tat steuerten zur Durchführung der Untersuchungen neben
den eben genannten folgende Mitarbeiter des Instituts für chirur-
gische Forschung bei: Herr Dr. J. v. SCHEEL, Herr Dr. F. JESCH,
Herr Dr. K.H. DUSWALD, Herr Dr. med. K. COULIN, Frl. cand. med.
E. STRUIF, Herr cand. med. H. SCHÖNFELD, Herr Dr. med. J.
STEININGER. Ihnen allen vielen Dank!

Die hervorragende überregionale Zusammenarbeit war Grundvoraus-
setzung für das Gelingen der auf breit gestreutes Material ange-
wiesenen Studie. Besonders verbunden fühle ich mich: Frau Dr.
H. HEDIN und Herrn Dr. W. RICHTER (Uppsala), Herrn Dr. W.
STEPHAN und Herrn Dr. H. SONNEBORN (Frankfurt), Herrn Dr. F.
SEILER und Herrn Dr. B. ENDERS (Marburg), Herrn Dr. B. ECKARDT,
Herrn Dr. R. PHILIPPI, Frau Dr. E. BÜCKERT und Herrn Prof. Dr.
H. KLEINSORGE (Ludwigshafen) sowie allen im Kapitel "Material
und Methoden" erwähnten kooperierenden Kollegen!

In der ausgezeichneten und keine Überstunden scheuenden technischen Assistenz, insbesondere von Frl. J. KRUMBACH und Frl. S.
PFEFFER, sowie von Frau R. FREY, Frl. G. BRONS, Fr. A. ALLMELING
und Frl. G. HÖBEL sehe ich Grund zu großer Dankbarkeit.

Chirurgische und immunologische Forschung beinhaltet einen nicht
unerheblichen Schreibaufwand, bei dem mir Frau M. STEIN, Frl. C.
VOIT und Frau R. KÜDDELSMANN mit viel Geduld geholfen haben.
Frau H. SCHLÖTTERER fertigte die farbigen Fotoarbeiten an.

Herzlichen Dank auch meiner Frau Jane sowie allen, die mitgehol-
fen haben, und die an dieser Stelle aus Platzgründen nicht na-
mentlich genannt werden konnten!

# Literatur

1. ADAMKIEWICZ, V.W., SACRA, P.J.: Passive transfer of dextran anaphylactoid reaction in rats. Am. J. Physiol. 205, 357 (1963).
2. ACKROYD, J.F.: Immunological mechanisms in drug hypersensitivity. In: Clinical aspects of immunology. GELL, P.G.H., COOMBS, R.R.A., LACHMANN, P.J., (eds.), 3rd edition, 913. Oxford: Blackwell 1975.
3. ALBERT, E.D., MICKEY, M.R., TERASAKI, P.J.: A new approach to cross-reactivity in the HL-A system. Int. Symp. on standardization of HL-A reagents, 156. Basel: Karger 1972.
3a. AHRONS, S., KISSMEYER-NIELSEN, F.: Serological investigations of 1358 transfusion reactions in 74000 transfusions. Dan. med. Bull. 15, 259 (1968).
4. ALLEN, P.Z., KABAT, E.A.: Persistence of circulating antibodies in human subjects immunized with dextran, levan and blood group substances. J. Immunol. 80, 495 (1958).
5. ALLEN, P.Z., JOHNSON, J.S.: Studies on equine immunoglobulins. III. Antigenic interrelationships among horse and dog γ-globulins. Comp. Biochem. Physiol. 41 B, 371 (1972).
6. ANDERSON, P., SLORACH, S.A., UVNÄS, B.: Sequential exocytosis of storage granules during antigen-induced histamin release from sensitized mast cells in vitro. An electron microscopic study. Acta physiol. scand. 88, 359 (1973).
7. ANDERSON, B., BLOMGREN, H.: Evidence for thymus-independent humoral antibody production in mice against polyvinyl-pyrrolidone and E. Coli lipopolysaccaride. Cell. Immunol. 2, 411 (1971).
8. ARBESMANN, C.E., GIRARD, R., ROSE, N.R.: Demonstration of human reagin in the monkey. J. Allergy 35, 535 (1964).
9. ARN, H.: Über Plasmatransfusionsreaktionen. Blut 4, 137 (1958).
10. ASHTON, N., COOKE, C.: In vivo observations of the effects of cortisone upon the blood vessels in rabbit ear chambers. J. Exp. Path. 33, 445 (1953).
11. ASSEM, E.S.K. SCHILD, H.O.: Inhibition by sympathomimetic amines of histamine release induced by antigen in passively sensitized human lung. Nature (Lond.) 224, 1028 (1969).
12. ASSEM, E.S.K. VICKERS, M.R.: Serum IgE and other in-vitro tests in drug allergy. Clin. Allergy 2, 325 (1972).
13. AUSTEN, K.F., BECKER, E.L. (eds.): Biochemistry of the acute allergic reactions. Oxford: Blackwell 1971.
14. BABAPOUR, V., BOIVIN, R., BOST, J., COQUET, B., LIAUTAUD, J., PLA, J., PLAN, R.: Effet histamino-libérateur des substances hypotensives contenues dans certaines sérum-albumines humaines. Rélation avec les substances de groupes sanguins. Thérapie 29, 459 (1974).
15. BACH, F.H., VAN ROOD, J.J.: The major histocompatibility complex. Genetics and biology. N. Engl. J. Med. 295, 806, 872, 927 (1976).
16. BACHMANN, T.: Elimination and Organverteilung allogener und xenogener Gammaglobuline nach i.v. Applikation am Hund. Dissertationsschrift, München (in prep.).

17. BALNER, H., DERSJANT, H., VAN BEKKUM, D.W.: Testing of antihuman lympho-
    cyte sera in chimpanzes and lower primates. Transplantation 8, 281 (1969).
18. BALNER, H., BRENDEL, W.: The use of antilymphocyte serum in clinical
    practice. Prog. Immunol. II, 5, 401 (1974).
19. BAILEY, G., STRUB, R.L., KLEIN, R.C., SALVAGGIO, J.: Dextran-induced
    anaphylaxis. J.A.M. 200, 889 (1967).
20. BARANDUN, S., KISTLER, P., JEUNET, F., ISLIKER, H.: Intravenous admini-
    stration of human gammaglobulin. Vox. Sang. 7, 157 (1962).
21. BARBARO, J.F.: Release of histamine from rabbit blood by means of anti-
    gen-antibody precipitates. Fed. Proc. 16, 405 (1957).
22. BARK, J.: Das Verhalten verschiedener Labortests zur Beurteilung der
    Verträglichkeit eines Plasmaexpanders. In: "Schock und Plasmaexpander"
    HORATZ, K., FREY, R., (eds.), 265. Berlin-Heidelberg-New York: Springer
    1964.
23. BAUER, A., ÖSTLING, G.: Dextran-induced anaphylactoid reactions in
    connection with surgery. Acta anaesthesiol. Scand. Suppl. 37, 182 (1970).
24. BAXTER, J.D., FORSHAM, P.H.: Tissue effects of glucocorticoids. Am. J.
    Med. 53, 573 (1972).
25. BAXTER, J.H.: Role of Ca in mast cell activation, desensitization, and
    histamine release by dextran. J. Immunol. 111, 1470 (1973).
26. BEATSON, S.H.: Pharaoh's ants enter giving-sets. Lancet I, 606 (1973).
27. BECHT, H.: Properties of erythrocytes stabilized with sulfosalicylic
    acid and their use in an indirect hemagglutination test with influenza
    virus RNP-antigen. J. Immunol. 101, 18 (1968)
28. BECKER, C.E., MacGREGOR, R.R., WALKER, K.S., JANDL, J.H.: Fatal ana-
    phylaxis after intramuscular Iron-Dextran. Am. Intern. Med. 65, 745 (1966).
28a.BECKER, E.L., AUSTEN, K.F.: Anaphylaxis. In: "Textbook of immunopathology",
    2nd ed., P.A. MIESCHER, H.J. MÜLLER-EBERHARD (eds.), 117. New York: Grune
    and Stratton 1976.
29. BEHRING, E.v.: Zur Behandlung diphtheriekranker Menschen mit Diphtherie-
    heilserum. In: Ges. Abhandlungen zur aetiologischen Therapie von an-
    steckenden Krankheiten. Teil II, S. 311. Leipzig: Thieme 1893.
30. BEHRING, E.v.: Experimentelle Analyse und Theorie der anaphylaktischen
    und apotorischen Vergiftung. Dtsch. Med. Wochenschr. 40, 1857 (1914).
31. BENBUNAN, M., PAVIE-FISCHER,J., REVIRON, J.: Réaction d'intolerance
    majeure liée à l'injection de Gelatine fluide modifiée à propos d'un
    cas. Anesth. Analg. Réan. 33, 709 (1976).
32. BERG, T., BENNICH, H., JOHANSSON, S.G.O.: In vitro diagnosis of atopic
    allergy. I. A comparison between provocation tests and the radioallergo-
    sorbent test. Int. Arch. Allergy appl. Immunol. 40, 770 (1971).
33. BERSON, S.A., YALOW, R.S., SCHREIBER, S.S., POST, J.: Tracer experiments
    with 131-J-labelled HSA: Distribution and degradation studies. J. Clin.
    Invest. 32, 746 (1953).
34. BIJL, v.d., W.J.F.: Studies on the technique of skin testing in allergy.
    Leiden: Stenfert Kroese 1960.
35. BITTER-SUERMANN, D.: Aktivierung des Komplementsystems - ein Monopol des
    Immunkomplexes? Klin. Wochenschr. 50, 277 (1972).
36. BLAND, J.H.L., LAVER, M.B., LOWENSTEIN, E.: Vasodilator effect of commer-
    cial 5 % plasma protein fraction solutions. J.A.M.A. 224, 1721 (1973).
37. BÖTTIGER, L.E.: Adverse drug reactions: An analysis of 310 consecutive
    reports to the Swedish drug reaction committee. J. Clin. Pharmacol. 13,
    373 (1973).
38. BOKISCH, V.A., MÜLLER-EBERHARD, H.J.: Anaphylatoxin inactivator of human
    plasma: Its isolation and characterisation as carboxypeptidase. J. Clin.
    Invest. 49, 2427 (1970).

40. BORTOLUZZI, E., CARRERA, F., FINOZZI, C.C., GALETTI, P., LONGONI-BORTOLUZZI, S.: Nota su di un caso di schock anafilattico da polimero della gelatina (Emagel). Studio clinico ed immunoematologico. Anest. e Rianim. 8, 73 (1967).

41. BOWMAN, H.W.: Clinical evaluation of dextran as a plasma volume expander. J.A.M.A. 153, 24 (1953).

42. BOYDEN, S.V.: The absorption of proteins on erythrocytes treated with tannic acid and subsequent hemagglutination by antiprotein sera. J. exp. Med. 93, 107 (1951).

43. BRAUN-FALCO, O., WOLFF, H.H.: Zur Ultrastruktur der Epidermis beim Lyell-Syndrom. Arch. Klin. Exp. Derm. 236, 83 (1969).

44. BRENDEL, W.: Intravenous use of high dosage of ALG. Laval med. 41, 255 (1970).

45. BRENDEL, W., SEIFERT, J., LOB, G.: Effect of Maximum immune suppression with thoracic duct drainage, ALG, Azathioprine and Cortison in some neurological disorders. Proc. R. Soc. Med. 65, 531 (1972).

46. BRENDEL, W., RING, J., SEIFERT, J.: Experimental and clinical aspects of ALG. Progress in Immunology II. BRENT, L., HUMPHREY, J., eds., Vol. 5, 245 (1974).

47. BRENDEL, W., SEIFERT, J., RING, J.: Die klinische Anwendung von Anti-lymphozytenglobulin. Münchn. med. Wochenschr. 117, 1363 (1975).

48. BRENDEL, W., RING, J.: Immunosuppressive therapy with antilymphocytic globuline and tumour formation. In: Applied tumor immunology. GÖTZ, H. (ed.), 333. Berlin: Walter de Gruyter 1975.

49. BRENT, L., COURTENAY, T.H., GOWLAND, G.: Antilymphocytic serum: its effect on the reactivity of lymphocytes. In: Advances in transplantation. DAUSSET, J., HAMBURGER, J., MATHE, G. (eds.) Copenhagen: MUNKSGAARD 1968.

50. BRICKMAN, R.D., MURRAY, G.F., THOMPSON, W.L., BALLINGER, W.F.: The antigenicity of hydroxyethylstarch in humans. Studies in seven volunteers. J.A.M.A. 198, 1277 (1966).

51. BRISMAN, R., PARKS, L.C., HALLER, J.A.: Anaphylactoid reactions associated with the clinical use of dextran-70. J.A.M.A. 204, 824 (1968).

52. BROCKLEHURST, W.E., HUMPHREY, J.H., PERRY, W.L.M.: The role of histamine in cutaneous antigen-antibody reactions in the rat. J. Physiol. 129, 205 (1955).

53. BROCKLEHURST, W.E.: Pharmacological mediators of hypersensitivity reactions. In: Clinical aspects of immunology. GELL, P.G.H., COOMBS, R.R.A., LACHMANN, P.J., (eds.) 821. Oxford: Blackwell 1975.

54. BURRI, C., KRISCHAK, G.: Komplikationen beim Kava-Katheter. Klin. Anästhesiol. Intensivther. 6, 117 (1974).

55. BYLES, A.B., D'SA, A.: Reduction of reaction due to iron-dextran infusion using chloroquine. Br. med. J. 3, 625 (1970).

56. CARLSON, C., GUSTAVSSON, J., NILSSON, E., NORDSTRÖM, L.O., PERSON, P.O., SÖDERBERG, M.: Anafylaktoid reaktion a dextran. Läkartidningen 69, 3690 (1972).

57. CARRIE, L.E.S., BUCHANAN, R.L.: Thiopentone anaphylaxis. Anaesthesia 22, 290 (1967).

58. CHAKRAVARTY, N., GOTH, A., SEN, P.: Potentiation of dextran-induced histamine release from rat mast cells by phosphatidyl serine. Acta physiol. scand. 88, 469 (1973).

59. CHRISTIAN, C.L.: Studies of aggregated γ-globulin. I. Sedimentation, electrophoretic and anticomplementary properties. J. Immunol. 84, 112 (1960).

60. CLAMAN, H.N.: How corticosteroids work. J. Allergy Clin. Immunol. 55, 145 (1975).

61. CLUFF, L.E., JOHNSON, J.E.: Drug fever. Progr. Allergy 8, 149 (1964).

62. COCA, A.F., COOKE, R.A.: On the classification of the phenomena of
    hypersensitiveness. J. Immunol. $\underline{8}$, 763 (1923).
63. COCHRANE, C.G., MÜLLER-EBERHARD, H.J.: The derivation of two distinct
    anaphylatoxin activities from the third and fifth components of human
    complement. J. exp. Med. $\underline{127}$, 371 (1968).
64. COHEN, S., FREEMAN, T., MacFARLANE, A.S.: Metabolism of 131-J-labelled
    Human Albumin. Clin. Sci. $\underline{20}$, 161 (1961).
65. COHEN, W.N., SAFAIE-SHIRAZI, S.: Starch granulomatous peritonitis. Am.
    J. Roentgenol., Rad. Ther. Nucl. Med. $\underline{67}$, 334 (1973).
66. COLLAN, R.: Dekstraanin Haittavaikutuset. Duodecim $\underline{13}$, 7 (1973).
66a.COOMBS, R.R.A., GELL, P.G.H.: The classification of allergic reactions
    underlying disease. In: Clinical aspects of immunology. GELL, P.G.H.,
    COOMBS, R.R.A., 317. Philadelphia: F.A. Davis Co. 1963.
67. COOMBS, R.R.A., HUNTER, A., JONAS, W.E., BENNICH, H., JOHANSSON, S.G.O.,
    PANZANI, R.: Detection of IgE (IgND) specific antibody (probably reagin)
    to castor bean allergen by the red cell linked antigen-anti-globulin
    reaction. Lancet $\underline{I}$, 1115 (1968).
68. COPE, C.L.: Adrenal Steroids and Disease. Philadelphia: Lippincott 1972.
69. COULIN, K.: Die Behandlung neurologischer Autoimmunerkrankungen mit
    Ductus thoracicus-Drainage und Antilymphozytenglobulin nach dem Schema
    der "maximalen Immunsuppression". Dissertationsschrift, München 1976.
70. CRAIG, W.M., GRAY, H.K. LUNDY, J.S.: Present status of plasma volume
    expanders in the treatment of shock. Arch. Surg. $\underline{63}$, 742 (1951).
71. DAVIS, B.D., KABAT, E.A., HARRIS, A., MOORE, D.H.: The anticomplementary
    activity of serum gamma globulin. J. Immunol. $\underline{49}$, 223 (1944).
71a. DEICHER, H.: Zur Frage der Übertragung von Erkrankungen durch Bluttrans-
    fusion. Krankenhausarzt $\underline{47}$, 446 (1974).
72. DE LA PAVA, S., NIGOGOSYAN, G., PICKREN, J.W.: Fatal glomerulonephritis
    after receiving horse anti-human cancer serum. Arch. Int. Med. $\underline{109}$, 391
    (1962).
73. DE WECK, A.L., FREY, J.R.: Immunotolerance to simple chemicals. Basel:
    Karger 1968.
74. DE WECK, A.L.: Drug reactions. In: Immunological diseases. SAMTER, M.
    (ed.) 415. Boston: Little Brown 1971.
75. DE WECK, A.L., GIRARD, J.P.: Specific inhibition of allergic reactions
    to penicillin in man by a monovalent hapten. II. Clinical studies. Int.
    Archs. Allergy Appl. Immunol. $\underline{42}$, 798 (1972).
76. DIAMANTSTEIN, T., RÜHL, H., VOGT, W., BORCHERT, G.: Stimulation of B-
    cells by dextran-sulphate in vitro. Immunol. $\underline{25}$, 743 (1973).
77. DIETZEL, E., GEIGER, G.: Gewinnung und Eigenschaften therapeutisch
    wichtiger Humanplasmaproteine. Behring Inst. Mitt. $\underline{43}$, 129 (1964).
78. DIXON, F.J., VASQUEZ, J.J., WEIGLE, W.O., COCHRANE, C.G.: Pathogenesis
    of serum sickness. Arch. Path. $\underline{65}$, 18 (1958).
79. DOBLOUG, I.: Dextran induced anaphylactoid reactions. Report of 2 cases.
    J. Oslo city hospitals $\underline{24}$, 75 (1974).
80. DOENICKE, A., LORENZ, W.: Histaminfreisetzung und anaphylaktoide Reak-
    tionen bei i.v. Narkosen. Biochemische und klinische Aspekte. Anaesthesist
    $\underline{19}$, 413 (1970).
81. DOGLIOTTI, M.: An instance of fatal reaction to the penicillin scrath
    test. Dermatologica (Basel) $\underline{136}$, 489 (1968).
82. DRESSER, D.W., MITCHISON, N.A.: The mechanism of immunological paralysis.
    Adv. Immun. $\underline{8}$, 129 (1968).
83. DuBOIS, M.J.G.J., HUISMANS, D.R., SCHELLEKENS, P.Th.A., EIJSVOOGEL, V.P.:
    Investigation and standardization of the conditions for micro-lymphocyte
    cultures. Tissue Antigens $\underline{3}$, 402 (1973).

84. DuBOIS, R., MEINESZ, A., BIERHORST-EIJLANDER, A., GROENEWOUD, M., SCHELLEKENS, P.Th.A., EIJSVOOGEL, V.P.: The use of microtiter plates in mixed lymphocyte cultures. Tissue Antigens 4, 458 (1974).

85. DUSWALD, K.H., RING, J., SCHILDBERG, F.W.: Verhalten von IgG, IgA und IgM bei aseptischen und septischen postoperativen Verläufen. Langenbecks Arch. Chir. Suppl. 1976, Chir. Forum, 68 (1976).

86. DUSWALD, K.H., SCHEEL, J.v., HAMMER, C., BRENDEL, W.: Langzeitüberleben von Hauttransplantaten im xenogenen System Wolf-Hund. Res. exp. Med. 167, 255 (1976).

87. EBERLEIN, H.J., DOBBERSTEIN, H.: Kreislaufmessungen an Blutspendern bei rascher Infusion eines neuen Plasmaexpanders. Arzneimittelforsch. 12, 494 (1962).

88. EDBERG, S.C., MELNICK, G.: The allergenic cross-reactivity of antisera made against different molecular weights of a homoplymer, dextran. Experientia 30, 298 (1974).

89. EDLUND, T., LÖFGREN, B., VÄLI, L.: Toxicity of dextran in rats. Nature 170, 125 (1952).

90. ERSAMUS, J.F.P., BIRCH, D.A.: Allergic reactions to dextran; case history report. S.A. Afr. Med. J. 26, 945 (1952).

91. ERNST, G., REUTER, E.: Nicht-allergische tödliche Zwischenfälle nach Depot-Penicillin. Dtsch. Med. Wochenschr. 95, 618 (1970).

92. FARR, R.S.: A quantitative immunochemical measure of the primary interaction between J-BSA and antibody. J. Infect. Dis. 103, 239 (1958).

93. FAULK, P., SNIPPE, H., PONDMAN, K.W.: An isotope tracer method for passive cutaneous anaphylaxis. Immunol. 21, 489 (1971).

94. FELDBERG, W., SCHACHTER, M.: Histamine release by horse serum from skin of the sensitized dog and non-sensitized cat. J. Physiol. 118, 124 (1952).

95. FOG, T.: A scoring system for neurological impairment in multiple sclerosis. Acta neurol. scand. 41, Suppl. 13, 473 (1965).

96. FRANKLIN, E.C.: The immune globulins - their structure and function and some techniques for their isolation. Progr. Allergy 8, 58 (1964).

97. FRANKS, J.J., TAKEDA, V., REEVE, E.B.: Preparation of autologous I-131-albumin for metabolic studies in man. J. Lab. Clin. Med. 60, 619 (1962).

98. FREY, R., FISCHER, F., HUTSCHENREUTER, K.: Vorsichtsmaßnahmen bei der Anwendung kolloidaler Volumenersatzmittel. Deutsches Ärzteblatt 72, 637 (1975).

99. FREY, R., HUTSCHENREUTER, K., AHNEFELD, F.W., STEINBEREITHNER, K.: Vorsichtsmaßnahmen bei der Anwendung kolloidaler Volumenersatzmittel. Anaesthesist 24, 378 (1975).

100. FRICK, E., ANGSTWURM, H., STRAUSS, G.: Immunsuppressive Therapie der multiplen Sklerose. 3. Mitteilung: Eigene Behandlungsergebnisse mit Azathioprine und Antilymphozytenglobulin. Münch. med. Wochenschr. 116, 2105 (1974).

101. FRIEDBERGER, E., ITO, T.: Über Anaphylaxie: 21. MItteilung. Näheres über den Mechanismus der Komplementwirkung bei der Anaphylatoxinbildung in vitro. Z. Immunitaetsforsch. 11, 471 (1911).

102. FROMMHAGEN, L.H., FUDENBERG, H.: The role of aggregated γ-globulins in the anticomplementary activity of human and animal sera. J. Immunol. 89, 336 (1962).

103. GASPARETTO, A., GIRON, G., D'AMICO, D.: La nostra esperienza con Emagel. Atti del simposio sui plasmaexpanders, Milano, 1965, Cromotipia E. Sormani: Milano 1965.

104. GELL, P.G.H., COOMBS, R.R.A., LACHMANN, P.J.: Clinical aspects of immunology. 3rd edition. Oxford: Blackwell 1975.

105. GETZEN, J.H., SPEIGGLE, W.: Anaphylactic reaction to dextran. Arch. intern. Med. 112, 168 (1963).

106. GIERTZ, H.: Wirkstoffbeteiligung an allergischen Reaktionen. Int. Arch. Allergy 22, 170 (1963).

107. GIERTZ, H., HAHN, F.: Makromolekulare Histaminliberatoren. In: Handbuch Expl. Pharmakol. 18/1, 481. Berlin-Heidelberg-New York: Springer 1966.

108. GIGON, J.P., ENDERLIN, F., SCHEIDEGGER, S.: Über das Schicksal infundierter Fettemulsionen in der menschlichen Lunge. Schweiz. med. Wochenschr. 96, 71 (1966).

109. GLEICH, G.J., AVERBACH, A.M., SWEDLUND, H.A.: Concentration of IgE in serum of normal and allergic individuals. J. Allergy 45, 108 (1970).

110. GÖTZ, E., THOMA, H., SCHÄFER, A.: Hepatitis in Abhängigkeit von der transfundierten Konservenzahl. Anaesthesiol. u. Wiederbelebung, Bd. 90, 346. Berlin-Heidelberg-New York: Springer 1975.

111. GOLDE, D.W., GREIPP, P.R., McGINISS, M.H.: Spectrum of albumin autoagglutinins. Transfusion 13, 1 (1973).

112. GOLDMANN, D.A., MAKI, D.G.: Infection control in total parenteral nutrition. J.A.M.A. 223, 1360 (1973).

113. GOLLUB, S., VANICHANAN, Ch., SCHAEFER, C., SCHLECHTER, D.C.: A study of safer plasma substitutes. Surg. Gynecol. Obstet. 128, 1235 (1969).

114. GONZALEZ, D., GUARDJIAN, E.S., THOMAS, L.M.: Dextran 40: Anaphylaxis and stroke. A case report. Neurology 20, 1139 (1970).

115. GOODMAN, J.W., KABAT, E.A.: Immunochemical studies on cross-reactions of antipneumococcal sera. III. The effect of variation in molecular weight on the cross-reactivity of dextran with type II antipneumococcal serum. J. Immunol. 85, 342 (1960).

116. GOTH, A., ALLMAN, R.M., MERRIT, B.C., HOLMAN, J.: Effect of cortisone on histamine liberation induced by tween in the dog. Proc. Soc. Exp. Biol. Med. 78, 848 (1951).

117. GOTH, A.: Probable mechanisms of histamine release by dextran. Federation Proceedings. 20, 257 (1961).

118. GRABAR, P.: Les globulines du serum sanguin. Liège, Ed. Desours (1946).

119. GRAY, J.G., MONACO, A.P., WOOD, M.L., RUSSELL, P.S.: Studies on heterologous ALS in mice: I. In vitro and in vivo properties. J. Immunol. 96, 217 (1966).

120. GREESON, T.P., LEVAN, N.E., FREEDMAN, R.J.: Corticosteroid-induced vaso-constriction studied by xenon-133 clearance. J. Invest. Dermatol. 61. 242 (1973).

121. GUTHÖHRLEIN, G., SEILER, F.R., HEIDE, K., REBER, G., SCHWICK, H.G.: Large-scale production of horse-antihuman lymphocyte globulin (AHLG) for clinical use. Behring Inst. Mitt. 51, 81 (1972).

122. GRONEMEYER, W.: Kritische Stellungnahme zu den diagnostischen Methoden bei allergischen Krankheiten. Arch. klin. exp. Derm. 213, 381 (1961).

123. GRUBER, U.: Blutersatz. Berlin-Heidelberg-New York: Springer 1968.

124. GRUBER, U.F., STURM, V., MESSMER, K.: Fluid replacement in shock. In: Shock: Clinical and experimental aspects. LEDINGHAM, I.M. (ed.) 231. New York: American Elsevier 1976.

125. HÄMMERLING, U., WESTPHAL, O.: Synthesis and use of O-stearoyl polysaccharides in passive hemagglutination and hemolysis. Eur. J. Biochem. 1, 46 (1967).

126. HÄSSIG, A.: Schockprobleme und Blutersatz unter besonderer Berücksichtigung der Expanderfrage. Anaesthesist 15, 271 (1966).

127. HADDING, U., BITTER-SUERMANN, D.: Das Komplementsystem und seine Funktionen. Deutsch. Ärztebl. 71, 932 (1974).

128. HAHN, F., WELLMANN, A.: Experimentelle Untersuchungen über Histaminfreisetzung durch künstliche Blutersatzmittel. Klin. Wochenschr. 30, 998 (1952).

129. HAHN, F.: Zur Anaphylatoxinfrage. Naturwissenschaften 41, 465 (1954).

130. HALPERN, B.N.: Der allergische Schock. In: Schock - Pathogenese und Therapie. Berlin-Heidelberg-New York: Springer 1962.
131. HALPERN, B.N., KY, N.T., AMACHE, N., LAGRUE, G., HAZARD, J.: Diagnostic de l'allergie médicamenteuse "in vitro" par l'utilisation du test de transformation lymphoblastique (T.T.L.) Presse méd. 75, 461 (1967).
132. HANSON, L.A., JOHANSSON, B.G.: Studies on the elimination of the complement inhibiting activity of human γ-globulin using degradation with plasmin or gel filtration. Int. Arch. Allergy 31, 380 (1967).
133. HANSON, L.A., WADSWORTH, Ch.: Studies of aggregates of IgG and IgA in commercial γ-globulin preparations. Vox Sang., in press.
134. HANZLIK, P.J., KARSNER, H.T.: Anaphylactoid phenomena from the intravenous administration of various colloids, arsenicals and other agents. J. Pharmacol. exp. Ther. 14, 379 (1920).
135. HEDIN, H., RICHTER, W., RING, J.: Dextran-induced anaphylactoid reactions in man: role of dextran reactive antibodies. Int. Arch. Allergy appl. Immunol., 52, 145 (1976).
136. HEDIN, H.: Dextran-induced anaphylactoid reactions in man. Immunological in vitro and in vivo studies. Acta Univ. Upsal. 432 (1977).
137. HEIDELBERGER, M.: Lectures in immunochemistry. New York: Academic Press 1956.
138. HEIDELBERGER, M., JAHRMÄRKER, H., BJÖRKLUND, B., ADAMS, J.: Cross reactions of polyglucoses in antipneumococcal sera. III. Reactions in horse sera. J. Immunol. 78, 419 (1957).
139. HEINER, D.C., ROSE, B.: Elevated levels of γE (IgE) in conditions other than classical allergy. J. Allergy 45, 30 (1970).
140. HEISTOE, H., LUND, I.: Studies on allergic reactions following administration of dextran. J. Oslo City Hospitals 3, 59 (1953).
141. HELMS, C.M., ALLEN, P.Z.: Studies on equine immunoglobulins. II. Antigenic interrelationships among horse IgG, IgG (T) and antipneumococcal γ₁-component. J. Immunol. 105 (1970).
142. HENLEY, E.E., McPHAUL, J.J., ALBERT, S.N.: Anaphylactic reaction to dextran. Report of a case. Med. Ann. Dist. Columbia 27, 21 (1958).
143. HENNEY, C.S., ISHIZAKA, K.: Antigenic determinants specific for aggregated γ G-globulins. J. Immunol. 100, 718 (1968).
144. HIGGINS, A.R., HARPER, H.A., KIMMEL, J.R., BURNS, T.W., JONES, R.E., SMITH, T.W.D., KLEIN, C.L.: A study of oxypolygelatin in human subjects. J. appl. Physiol. 4, 776 (1952).
145. HIMMELSPACH, K.: Persönliche Mittelung.
146. HOIGNE, R.: Arzneimittelallergien. Bern: Huber 1965.
147. HOIGNE, R., KREBS, A.: Kombinierte anaphylaktische und embolisch-toxische Reaktionen durch akzidentelle intravasculäre Injektion von Procain-Penicillin. Schweiz. Med. Wochenschr. 94, 610 (1964).
148. HOIGNE, R.: Penicillins, cephalosporins and tetracyclines. In: Meyler's side effects of drugs. A survey of unwanted effects of drugs reported in 1972-75. Vol. 8, 551. Amsterdam: Excerpta Medica 1976.
149. HOMANN, G.: Die Erfassung und Vermeidung von Arzneimittelschäden. 20-jährige Erfahrungen in der Arzneimittelkommission der deutschen Ärzteschaft. Internist 14, 19 (1973).
150. HOPF, U., FATEH-MOGHADAM, A., LAND, W., BRENDEL, W.: Serologische Untersuchungen an Patienten unter Behandlung mit xenogenem Antilymphozytenglobulin. Klin. Wochenschr. 48, 906 (1970).
151. HOPF, U., FINK, U., FATEH-MOGHADAM, A., LAND, W., ROSCHER, R., FRICK, E., BRENDEL, W.: Therapieversuche von Autoimmunerkrankungen mit xenogenem Antilymphozytenglobulin (ALG). Verh. Dtsch. Ges. inn. Med. 76, 90 (1970).
152. HOPF, U.: Immunologische Toleranz. Klin. Wochenschr. 49, 177 (1971).

153. HOSSAINI, A.A., WASSERMAN, J.J., VENNART, G.P.: Experimental induction of caprylate-dependent albumin antibodies. Am. J. Clin. Pathol. 65, 513 (1976).

154. HOWARD, J.G., VICARI, G., COURTENAY, B.M.: Influence of molecular structure on the tolerogenicity of bacterial dextrans. I. The alpha 1 - 6 linked epitope of dextran B 512. Immunol. 29, 585 (1975).

155. HUMPHREY, J.M., MOTA, I.: The mechanism of anaphylaxis: specificity of antigen-induced mast cell damage in anaphylaxis in the guinea-pig. Immunology 2, 31 (1959).

156. IDSØE, O., GUTHE, T., WILLCOX, R.R., DE WECK, A.L.: Nature and extent of penicillin side-reactions with particular reference to fatalities from anaphylactic shock. Bull. W.H.O. 38, 159 (1968).

157. IMMICH, H.: Medizinische Statistik. Stuttgart: Schattauer 1974.

158. INDERBITZIN, T.: Das Problem der allergischen Reaktionsmechanismen. (Eine analytische Studie.) Int. Arch. Allergy 9, 146 (1956).

159. INFESSURA, S.: Römisches Tagebuch. (Herausgeber H. HEFELE) Jena (1913).

160. INGELMAN, B.: Dextran and its use as plasma substitute. Acta chem. scand. 1, 731 (1947).

161. ISBISTER, J.P., BIGGE, J.C.: Reactions to rapid infusion of stable plasma protein solution during large volume plasma exchange. Anaesth. Intens. Care 4, 105 (1976).

162. ISHIZAKA, T., ISHIZAKA, K.: Biological activities of aggregated γ-globulin. I. skin reactive and complement-fixing properties of heat denatured γ-globulin. Proc. Soc. exp. Biol. Med. 101, 845 (1959).

163. ISHIZAKA, K., ISHIZAKA, T.: Biologic activity of aggregated γ-globulin. II. A study of various methods for aggregation and species differences. J. Immunol. 85, 163 (1960).

164. ISHIZAKA, K.: Gamma-globulin and molecular mechanisms in hypersensitivity reactions. Progr. Allergy 7, 32 (1963).

165. ISHIZAKA, K., ISHIZAKA, T., HORNBROOK, M.M.: Physicochemical properties of reaginic antibody. IV. Presence of a unique immunoglobulin as carrier of reaginic activity. J. Immunol. 97, 75 (1966).

166. JACOBSSON, L.: Studies on partially hydrolyzed dextran with special reference to its use for plasma volume determination in man. Diss. Uppsala: Almquist a. Wisell 1959.

167. JAHRMÄRKER, H.: Über die Anwendung serologischer Methoden zur Charakterisierung von Glykogenfraktionen. Verh. Dtsch. Ges. Inn. Med. 63, 537 (1957).

168. JAMES, K.: Antilymphocyte antibody - a review. Clin. exp. Immunol. 2, 615 (1967).

169. JASMIN, G.: Die anaphylaktoide Entzündungsreaktion. Allergie und Asthma 2, 208 (1956).

170. JESCH, F., KLÖVEKORN, W.P., SUNDER-PLASSMANN, L., SEIFERT, J., MESSMER, K.: Hydroxyäthylstärke als Plasmaersatzmittel: Untersuchungen mit isovolämischer Hämodilution. Anaesthesist 24, 202 (1975).

171. JOHANSSON, S.G.O.: Raised levels of a new immunoglobulin (IgND) in asthma. Lancet II, 951 (1967).

172. JOHNSON, U., LAURELL, A.B.: Activation of complement in anaphylactoid reactions in connection with infusion of dextran. Scand. J. Immunol. 3, 673 (1974).

173. JONES, V.E., LANCE, E.M., ABBOSH, J., GRAVES, H.E.: Intensive immunosuppression in patients with disseminated sclerosis. II. Tolerance to equine IgG and effect on immunoglobulin and complement levels. Clin. exp. Immunol. 21, 13 (1975).

174. JONES, W.R., ING, R.M.Y., KAYE, M.D.: Experimental immunization against human placental antigens. Austr. N.Z.J. Obstet. Gynec. 12, 237 (1972).

175. JÜHE, S., LANGE, C.E., STEIN, G., VELTMAN, G.: Über die sogenannte
     Vinyl-chlorid-Krankheit. Dtsch. med. Wochenschr. 98, 2034 (1973).
176. JUHLIN, L., WIDE, L.: IgE antibodies and penicillin allergy. In:
     Mechanisms of drug allergy, 139. DASH, C.H., JONES, H.E.H. (eds.).
     Edinburgh: Churchill Livingstone 1972.
177. JUNGE, U., HOEKSTRA, J., WOLFE, L., DEINHARDT, F.: Microtechnique for
     quantitative evaluation of in vitro lymphocyte transformation. Clin.
     exp. Immunology 7, 431 (1970).
178. KABAT, E.A., BERG, D.: Production of precipitins and cutaneous sensi-
     tivity in man by injection of small amounts of dextran. Ann. N.Y.
     Acad. Sci. 55, 471 (1952).
179. KABAT, E.A., TURINO, G.M., TARROW, A.B., MAURER, P.H.: Studies on the
     immunochemical basis of allergic reactions to dextran in man. J. Clin.
     Invest. 36, 1160 (1957).
180. KABAT, E.A., BEZER, A.E.: The effect of variation in molecular weight
     on the antigenicity of dextran in man. Arch. Biochem. Biophysic. 78,
     306 (1958).
180a.KABAT, E.A.: The upper limit for the size of the human antidextran
     combining site. J. Immunol. 84, 82 (1960).
181. KABAT, E.A., MAYER, M.M.: Experimental immunochemistry. Springfield:
     Charles C. Thomas, 1961.
182. KAMINSKI, M.: The analysis of the antigenic structure of protein
     molecules. Progr. Allergy 9, 79 (1965).
183. KARLINER, J.S., BELAVAL, G.S.: Incidence of reactions following
     administration of anti-rabies serum. J.A.M.A. 193, 359 (1965).
184. KASEMIR, H., KERP, L.: Der immunologisch ausgelöste Schock. Med. Welt
     22, 1166 (1971).
185. KASHIWAGI, N., BRANTIGAN, C.O., BRETTSCHNEIDER, L., GROTH, C.G. and
     STARZL, Th.E.: Clinical reactions and serologic changes after the ad-
     ministration of heterologous ALG to human recipients of renal homo-
     grafts. Ann. intern. Med. 68, 275 (1968).
186. KEINING, E., BRAUN-FALCO, O.: Dermatologie und Venerologie. Ein Lehr-
     buch für Studierende und Ärzte. München: Lehmann 1969.
187. KERNOFF, P.B.A., DURRANT, I.J., RIZZA, C.R., WRIGHT, F.W.: Severe
     allergic pulmonary oedema after plasma transfusion. Br. J. Haematol.
     23, 777, (1972).
188. KIFFNER, E., BAETHMANN, A., BRENDEL, W.: Further studies on ALS-toxi-
     city. Eur. Surg. Res. 8, Suppl. 1, 52 (1976).
189. KINSELLA, T.D.: Enhancement of human lymphocyte transformation by
     aggregated human gamma globulin. J. Clin. Invest. 53, 1108 (1974).
190. KLEMPERER, M.R., GOTOFF, S.P., ALPER, C.A.: Estimation of serum β 1 C
     globulin concentration: its relation to serum hemolytic complement
     titer. Pediatrics 35, 765 (1965).
191. KNEDEL, M.: Die Doppel-Albuminämie, eine neue erbliche Proteinanomalie.
     Blut 3, 129 (1957).
192. KNOX, K.W., WICKEN, A.J.: Reactions of dextrans with antisera to
     teichoic acids. Arch. oral. Biol. 17, 1491 (1972).
193. KÖNIG, W., BITTER-SUERMANN, D., DIERICH, M., HADDING, U.: By-pass-
     activation of the complement system starting with $C_3$. Immunochemistry
     10, 431 (1973).
194. KOEPSELL, H.J., TSUCHIYA, H.M.: Enzymatic synthesis of dextran. J.
     Bacteriol. 63, 293 (1952).
195. KOHEN, M., MATTIKOW, M., MIDDLETON, E., BUTSCH, D.W., WAYNE, N.J.: A
     study of three untoward reactions to dextran. J. Allergy 40, 309 (1970).
196. KOJIS, F.G.: Serum sickness and anphylaxis. An analysis of cases of
     6211 patients treated with horse serum for various infections. Am. J.
     Dis. Child. 64, 93 (1942).

197. KOLIN, A., JOHANOVSKY, J., PEKAREK, J.: Histological manifestations of cellular (delayed) hypersensitivity. J. Immunol. 97, 621 (1966).

198. KUEMMERLE, H.P., GOOSSENS, N.: Klinik und Therapie der Nebenwirkungen. 2. Aufl. Stuttgart: Thieme 1973.

199. LABRAM, C.: Accidents non spécifiques des perfusions par voie veineuse. Concours méd. 89, 2087 (1967).

200. LAMERZ, R., FATEH-MOGHADAM, A., KNEDEL, M.: Zur quantitativen immunologischen Bestimmung von Serumproteinen. Z. klin. Chem. Klin. Biochem. 11, 491 (1973).

201. LAMERZ, R., FATEH-MOGHADAM, A.: Immunglobulin E: Biochemische, immunologische Eigenschaften und klinische Bedeutung. Klin. Wochenschr. 52, 1 (1974).

202. LAMERZ, R., FATEH-MOGHADAM, A.: Radioimmunologische Bestimmung von Immunglobulin E. Klin. Wochenschr. 52, 18 (1974).

203. LANCE, E.M.: The mechanism of action of anti-lymphocyte serum. J. exp. Med. 130, 49 (1969).

204. LANCE, E.M., MEDAWAR, P.B., TAUB, R.N.: Antilymphocyte serum. Adv. Immun. 17, 1 (1973).

205. LANCE, E.M., KREMER, M., ABBOSH, J., JONES, V.E., KNIGHT, S., MEDAWAR, P.B.: Intensive immunosuppression in patients with disseminated sclerosis. I. Clinical response. Clin. exp. Immunol. 21, 1 (1975).

206. LAND, W., SEIFERT, J., FATEH-MOGHADAM, A., HOPF, U., BRENDEL, W.: Immunological tolerance induced in adult dogs by small amounts of horse-IgG. Transplantation 8, 748 (1969).

207. LAND, W., SEIFERT, J., HOPF, U., FATEH-MOGHADAM, A., BRENDEL, W.: Untersuchungen zur Induktion einer Immuntoleranz gegen Pferdegammaglobulin beim erwachsenen Hund. Z. Immun. Forsch. 141, 94 (1970).

208. LAND, W.: Versuche zur Induktion einer Immuntoleranz gegen artfremde Gammaglobulinfraktionen als Maßnahme zur Verhütung von Unverträglichkeitsreaktionen bei Fremdserumbehandlung. Habilitationsschrift, München (1972).

209. LANDSTEINER, K.: Über Agglutinationserscheinung normalen menschlichen Blutes. Wien. klin. Wochenschr. 14, 1132 (1901).

210. LANGREHR, D., SINGBARTL, G., NEUHAUS, R.: Nebenwirkungen nach Dextran- und Gelatinepräparaten in der Infusionstherapie. Klinische Erfahrungen bei der anaphylaktoiden Sofortreaktion. Klin. Anästhesiol. Intensivther. 9, 73 (1975).

211. LAYTON, L.L., LEE, S., DE EDS F.: Diagnosis of human allergy utilizing passive skin sensitization in the monkey. Proc. Soc. Exp. Biol. Med. 108, 623 (1961).

212. LAZANSKI, M.G.: Complications revisited. The debit side of total hip replacement. Clin. orthop. 95, 96 (1973).

213. LEGER, J., MASSON, G., PRADO, J.L.: Factors influencing an anaphylactoid reaction in the rat. Fed. Proc. 6, 150 (1947).

213a. LEIKOLA, J., KOISTINEN, M., LEKTINEN, M., VIROLAINEN, M.: IgA-induced anaphylactic transfusion reactions. A report of four cases. Blood 42, 111 (1973).

214. LEON, M.A.: The reactions between dextrans and the properdin-complement system. J. Immunol. 85, 190 (1960).

215. LEVENSON, S.M., EIHEBER, A., MALM, O.J.: Nutritional and metabolic aspects of shock. Fed. Proc. 20, 99 (1961).

216. LIACOPOULOS, P., HALPERN, B.N., FRICK, O.L.: The effect of antigen excess on the anaphylactic reaction. J. Immunol. 90, 165 (1963).

217. LICHTENSTEIN, L.M.: The immediate allergic response: in vitro separation of antigen activation, decay and histamin release. J. Immunol. 107, 1122 (1971).

218. LISCHKA, G., GOTTMANN-LÜCKERATH, I.: Positiver Lymphozytentransforma-
     tionstest mit Penicillin=Penicillinallergie? Arch. Derm. Forsch. 243,
     101 (1972).
219. LJUNGSTRÖM, K.G.: Dextran 70 as a prophylactic against fatal postopera-
     tive pulmonary embolism. Läkartidningen 72, 2284 (1975).
220. LLOYD, K.N., WILLIAMS, P.: Reactions of total dose infusion of iron-
     dextran in rheumatoid arthritis. Br. med. J. 2, 323 (1970).
221. LOB, G., LIEBICH, H.G., SEIFERT, J., RING, J., COULIN, K., SPELSBERG,
     F., WALTER, P., Brendel, W.: Ductus thoracicus-Drainage beim Menschen.
     Veränderungen der Lymphzellen und Proteinfraktionen. Anat. Anz. 137,
     120 (1975).
222. LÖDING, H.W., LAWIN, P.: Anaphylaktischer Schock in Narkose durch Oxy-
     polygelatine. Z. prakt. Anästh. 7, 283 (1972).
223. LORENZ, W., SEIDEL, W., DOENICKE, A., TAUBER, R., REIMANN, H.J.,
     UHLIG, R., MANN, G., DORMANN, P., SCHMAL, A., HÄFNER, G., HAMELMANN,
     H.: Elevated plasma histamine concentrations in surgery: causes and
     clinical significance. Klin. Wochenschr. 52, 419 (1974).
224. LORENZ, W., DOENICKE, A., FREUND, M., SCHMAL, A., DORMANN, P.,
     PRAETORIUS, B., SCHÜRK-BULICH, M.: Plasmahistaminspiegel beim Menschen
     nach rascher Infusion von Hydroxyäthylstärke: Ein Beitrag zur Frage
     allergischer oder anaphylaktoider Reaktionen nach Gabe eines neuen
     Plasmaexpanders. Anaesthesist 24, 228 (1975).
225. LORENZ, W.: Histamine release in man. Agents and Actions 5, 402 (1975).
226. LORENZ, W., DOENICKE, A., MESSMER, K., REIMANN, H.J., LAHN, W., BEEZ,
     K., SCHMAL, A., DORMANN, P., THERMANN, M., HAMELMANN, H.: Histamine
     release in human subjects by modified gelatin (Haemaccel) and dextran:
     Explanation for anaphylactoid reactions observed under clinical con-
     ditions? Br. J. Anaesth. 48, 151 (1976).
227. LUND, N.: Anaphylactic reactions induced by infusion of haemaccel.
     Br. J. Anaesth. 45, 929 (1973).
228. LUNDGREN, G., COLLSTE, L., GROTH, C.G., KRYZMANSKY, M., MAGNUSSON, G.,
     QUADRACCI, L., RINGDEN, O., SVEHAG, S.E.: Experience with antilympho-
     cyte globulin in 144 renal transplant recipients. Postgrad. Med. J.
     52, (Suppl. 5), 67 (1976).
229. LUNDSGAARD-HANSEN, P.: Nebenwirkungen von Plasmaersatzmitteln. Praxis
     58, 103 (1969).
230. LUNDSGAARD-HANSEN, P., HAESSIG, A., NITSCHMANN, H. (eds.): Modified
     gelatins as plasma substitutes. Bibl. haematol. 33, 1 (1969).
231. LUNDSGAARD-HANSEN, P.: Blutersatzmittel. In: Klinik und Therapie der
     Nebenwirkungen, 896, KÜMMERLE, K., GOOSSENS, N., (eds.) Stuttgart:
     Thieme 1973.
232. LUTZ, H.: Plasmaersatzmittel. Stuttgart: Thieme 1975.
233. LYON, T.C., BEASLEY, J.D., CUTRIGHT, D.E.: Particulate contamination
     of dextran for intravenous use: an in vitro and in vivo study. Mil.
     Med. 139, 466 (1974).
234. MacLENNON, J.C.M., ROBERTS-THOMSON, P.J., GOTCH, F.N.D.M.: Activation
     of neutrophils and K cells. In: Proceedings of the 10th leucocyte
     culture conference. EIJSVOGEL, V.P. et al. (ed.) Amsterdam: Elsevier.
     In press.
235. MADDI, V.J., WYSO, E.M., ZINNER, E.N.: Dextran anaphylaxis. Angiology
     20, 243 (1969).
236. MALTBY, J.R.: Anaphylactic reaction to dextran. Br. J. Anaesth. 40,
     552 (1968).
237. MANCINI, G., CARBONARA, A.O., HEREMANS, J.F.: Immunochemical quantita-
     tion of antigens by single radial immunodiffusion. Immunochemistry 2,
     235 (1965).

238. MATHIEU, A., BATTIT, G.E., DI PADUA, D.: Anaphylactic and anaphylactoid reactions to anesthetic agents and other drugs used during anesthesia. In: Immunologic aspects of anesthetic and surgical practice. MATHIEU, A., KAHAN, B., (eds.) 261. New York: Grune and Stratton 1975.

239. MAURER, P.H.: Antigenicity of oxypolygelatin and gelatin in man. J. exp. Med. 100, 497 (1954).

240. MAURER, P.H.: Immunologische Untersuchungen mit Plasmaersatzmitteln. Klin. Wochenschr. 38, 417 (1960).

241. MAURER, P.H., BERARDINELLI, B.: Immunologic studies with hydroxyethyl starch (HES). A proposed plasma expander. Transfusion 8, 265 (1968).

242. MAYCOCK, W.D.: Analysis of reports on the infusion of dextran solution. Lancet I, 1080 (1952).

243. MEDAWAR, P.B.: Biological effects of heterologous antilymphocytic antisera. In: Human Transplantation. RAPAPORT, F.T., DAUSSET, J., (eds.) New York (1967).

244. MEISEL, G., ZÖCKLER, H.: Anaphylaktische Reaktion nach der Gabe von Plasmaexpandern auf Gelatinebasis. Bibl. haematol. 37, 348 (1971).

245. MEISSNER, F.: Allergische Reaktionen nach Dextraninfusion. Allerg. Asthmaforsch. Suppl. 4, 33 (1961).

246. MERCHANT, W.R., MASOUREDIS, S.P., ELLENBOGEN, E.: The effects of heat and pasteurization on albumin preparations in particular reference to radioisotope labelled materials. J. Clin. Invest. 36, 914 (1957).

247. MESSMER, K., LORENZ, W., SUNDER-PLASSMANN, L., KLOEVEKORN, W.P., HUTZEL, M.: Histamine release as cause of hypotension following rapid colloid infusion. Arch. Path. Pharm. 267, 433 (1970).

248. MESSMER, K.: Die Grundlagen der modernen Schocktherapie. Münch. Med. Wochenschr. 112, 357 (1970).

249. MESSMER, K., GRUBER, U.F.: Use of colloids in the therapy of shock. In: Acute fluid replacement in the therapy of shock. MALININ, T.L., et al., 195. New York: Stratton 1974.

250. MESSMER, K., SUNDER-PLASSMANN, L.: Schock: Allgemeine Pathophysiologie. In: Pathophysiologische Grundlagen der Chirurgie. LINDENSCHMIDT, T.O., (Hrsg.) 2. Auflage 159. Stuttgart: Thieme 1975.

251. METCALF, W., PAPADOPOULOS, A., TUFARO, R., BARTH, A.: A clinical physiologic study of hydroxyethyl starch. Surg. Gynec. Obstet. 131, 255 (1970).

252. MEYLER, L., HERXHEIMER, A.: Side-effects of drugs. Amsterdam: Excerpta Medica 1972.

253. MICHELSON, E.: Anaphylactoid reactions to dextran. New Engl. J. Med. 278, 552 (1968).

254. MIEKKA, S.J., GOZZE, I.: Anticomplementary activity of human Immunglobulin G. Vox. Sang. 29, 101 (1975).

255. MISGELD, V., MENDE, Ch.: Dextran-Unverträglichkeit. Med. Klin. 69, 1452 (1974).

256. MITCHISON, N.A.: Induction of immunological paralysis in two zones of dosage. Proc. R. Soc. Biol. (London) 161, 275 (1964).

257. MOELLER, J., BRAUN, H.: Beckenniere, Nierenstein und Dextranallergie. Zschr. Urol. 53, 73 (1960).

258. MONACO, A.P.: Antilymphocyte serum. In: Transplantation. NAJARIAN, J.S., SIMMONS, R.L. (eds.). Philadelphia: Lea & Febiger 1972.

259. MONACO, A.P., CODISH, S.D.: Survey of the current status of the clinical uses of antilymphocyte serum. Surg. Gynec. Obstet. 142, 417 (1976).

259a.MORENO, C., HALE, C., IVANYI, L.: The mitogenic, immunogenic and tolerogenic properties of dextrans and levans. Lack of correlation according to differences of molecular structure and size. Immunology 33, 261 (1977).

260. MORR-STRATHMANN, U., LAWIN, P.: Unverträglichkeitserscheinungen nach Gabe von Dextranlösungen. Z. prakt. Anästh. 10, 99 (1975).
261. MÜLLER, R., DIETZEL, W.: Bericht über einen allergischen Schock nach Infusion von Haemaccel. Anästh. Inform. 8, 335 (1972).
262. MÜLLER-EBERHARD, H.J.: Complement. Ann. Rev. Biochem. 38, 389 (1969).
263. MÜLLER-EBERHARD, H.J., GÖTZE, O.: C3 proactivator convertase and its mode of action. J. exp. Med. 135, 1003 (1972).
264. MURPHY, P.T., WHISTLER, L.: Dextrans. In: Industrial gums. Polysaccharides and their derivates, 2nd ed. WHISTLER, R.L., BeMILLER, J.N. (eds.), 513. New York: Academic Press 1973.
265. NAJARIAN, J.S., SIMMONS, R.L., GEWURZ, M., MOBERG, A., MERKEL, F., MOORE, G.E.: Antiserum to cultured human lymphoblasts: Preparation, purification and immunosuppressive properties in man. Ann. Surg. 170, 617 (1969).
266. NATHAN, E.: Über Anaphylatoxinbildung durch Stärke. Z. Immun. Forsch. 18, 636 (1913).
266a.NEILL, J.M., HEHRE, E.J., SUGG, J.Y., JAFFE, E.M.: Serological studies on sugar. I. Reactions between solutions of reagent sucrose and type II antipneumococcus serum. J. Exp. Med. 70, 427 (1939).
267. NEUMANN, R.: Klinische Untersuchung über etwaige Nebenwirkungen einer Plasmaersatzlösung auf Gelatinebasis (bei Spinalanaesthesie). Infusionstherapie 2, 353 (1975).
268. OKUNO, T., FREUD, W.: Albumin preparations and placental alkaline phosphatase activity. Transfusion 13, 19 (1973).
269. OSLER, A.G., HAWRISIAK, M.M., OVARY, Z., SIQUEIRA, M., BIER, O.G.: Studies on the mechanism of hypersensitivity phenomena. II. The participation of complement in passive cutaneous anaphylaxis of the albino rat. J. exp. Med. 110, 311 (1959).
270. OUCHTERLONY, Ö.: Diffusion in gel methods for immunological analysis. Progr. Allergy 6, 30 (1962).
271. OVARY, Z.: Cutaneous anaphylaxis in the albino rat. Int. Arch. Allergy appl. Immunol. 3, 293 (1952).
272. PACE, M., RUCCI, F.S.: Ricerche cliniche sull'impiege di un nuovo plasmaexpander. Acta Anaesth. 15, 401 (1964).
273. PARCELLS, A.J., MORELL, R.M.: Summary of adverse clinical responses with horse antihuman thymocyte gamma globulin. Behring Inst. Mitt. 51, 252 (1972).
274. PARKER, C.W., HUBER, M.G., BAUMANN, M.L.: Alterations in cyclic AMP metabolism in human bronchial asthma. III. Leukocyte and lymphocyte responses to steroids. J. clin. Invest. 52, 1342 (1973).
275. PARKER, C.W.: Unsuspected and uncommon reactions to drugs. Reactions to heroin, aspirin, hydralazine and dextran. In: Allergology: Proceedings of the 8th International Congress of Allergology, Tokyo, Oct. 1973. ZAMAMURA, Y. et al. (eds.), 426. Amsterdam: Excerpta Medica 1974.
276. PASTOR, L.v.: Geschichte der Päpste, Bd. III, 1, S. 281. Freiburg: Herder 1955.
277. PATTONO, R., MARCHIARO, G.: Unsere Erfahrungen mit einem neuen Plasmaexpander. Min. Anestesiol. 29, 369 (1963).
278. PAVEK, K., PIPER, P., TANGEN, O.: Anaphylactic and anaphylatoxin (AT C5a) - induced shock in the dog. Hemodynamics, mediators and therapy. 1. World Congr. Int. Care, London, June 1974.
279. PEPYS, J.: Skin tests in diagnosis. In: Clinical aspects of immunology. GELL, P.G.H., COOMBS, R.R.A., LACHMANN, P.J., (eds.) 3rd edition, p. 55. Oxford: Blackwell 1975.

280. PICCININO, F., Di STASIO, G.: Über das Fehlen einer Antikörperbewegung
     (komplementbindende Antikörper) bei Patienten nach einzelnen oder
     wiederholten i.v. Verabreichungen einer kolloidalen Lösung aus Poly-
     merisaten abgebauter Gelatine. Min. Anestesiol. 29, 349 (1963).
281. PICHLMAIER, H., JABOUR, A., FAUL, P., EDEL, H.H., ALTMEYER, B.,
     DOBBELSTEIN, H., GURLAND, H.J., MÜLLER, R.: Nierentransplantation
     (Stand, Probleme, eigene Ergebnisse). Arch. Klin. Med. 214, 306 (1968).
282. PICHLMAYR, R.: Herstellung und Wirkung heterologer Antihundelymphozyten-
     seren. Z. ges. exp. Med. 143, 161 (1967).
283. PICHLMAYR, R., BRENDEL, W., ZENKER, R.: Erfahrungen mit heterologen
     Antilymphozytenseren beim Menschen. Münch. Med. Wochenschr. 110, 893
     (1968).
284. PIROFSKI, B., REID, R.H., BARDANA, E.J., BAKER, R.L.: Antithymocyte
     antiserum therapy in myasthenia gravis. Postgrad. Med. J. 52, (Suppl. 5),
     112 (1976).
285. PILLEMER, L., SCHOENBERG, M.D., BLUM, L., WURZ, L.: Properdin system
     and immunity. II. Interaction of the properdin system with polysaccha-
     rides. Science 122, 545 (1955).
286. PIRQUET, C.v.: Allergie. Münch. Med. Wochenschr. 30, 1457 (1906).
287. PRAUSNITZ, C., KÜSTNER, H.: Studien über die Überempfindlichkeit. Zbl.
     Bakt. Abt. 1 Orig. 86, 160 (1921).
288. RAAB, W., KLEINSORGE, H.: Diagnose von Arzneimittelallergien. München:
     Urban und Schwarzenberg 1968.
289. RAAB, W.: Klinische Biochemie des Schocks. Stuttgart: Fischer 1957.
290. RANADIVE, N.S., COCHRANE, C.G.: Mechanism of histamine release from
     mast cells by cationic protein from neutrophil lysosomes. J. Immunol.
     106, 506 (1971).
291. RATNER, B., CRAWFORD, L.V.: Anaphylactogenic properties of gelatin
     and its precursors. J. Allergy 26, 320 (1955).
292. REIMANN, H.J.: Histaminfreisetzung bei Schwein, Hund und Mensch. Be-
     stimmungsmethoden und Beurteilung unter experimentellen und klinischen
     Bedingungen. Inauguraldissertation, Marburg (1973).
293. REIMANN, H.J.: Histamin und Mastzelle. Klin. Wochenschr., in press
     (1978).
294. RICHET, Ch.: De l'anaphylaxie ou sensibilité croissante des organismes
     à des doses successives de poison. Archivio di Fisiologia 1, 129 (1904).
295. RICHTER, W.: Hapten inhibition of passive antidextran dextran anaphy-
     laxis in guinea pigs. Role of molecular size in anaphylactogenicity
     and precitability of dextran fractions. Int. Arch. Allergy 41, 887
     (1971).
296. RICHTER, W.: Absence of immunogenic impurities in clinical dextran
     tested by passive cutaneous anaphylaxis. Int. Arch. Allergy appl.
     Immunol. 39, 469 (1972).
297. RICHTER, W.: Built-in hapten inhibition of anaphylaxis by the low
     molecular weight subfractions of a B 512 dextran fraction of MW 3 400.
     Int. Arch. Allergy 45, 930 (1973).
298. RICHTER, W.: Cross-reactivity of synthetic linear dextran with anti-
     B 512 dextran. Int. Arch. Allergy 46, 438 (1974).
299. RICHTER, W.: Effect of substitution on reactivity of B 512 dextran
     fractions with anti-B 512 dextran in heterologous passive cutaneous
     anaphylaxis. Int. Arch. Allergy appl. Immunol. 48, 505 (1975).
300. RICHTER, W.: Immunologische Untersuchungen von Dextrannebenwirkungen.
     Klin. Anaesthesiol. Intensivther. 9, 48 (1975).
301. RICHTER, W., De BELDER, A.N.: Antibodies against hydroxyethylstarch
     produced in rabbits by immunization with a protein-hydroxyethylstarch
     conjugate. Int. Arch. Allergy appl. Immunol. 52, 307 (1976).

302. RIECKER, G., LASCH, H.G.: Schock, Kollaps, akute Kreislaufinsuffizienz. In: Therapie innerer Krankheiten. BUCHBORN E. et al. (Hrsg.), S. 18. Berlin-Heidelberg-New York: Springer 1974.

303. RIETHMÜLLER, G., RIETHMÜLLER, D., STEIN, H., HAUSEN, P.: In vivo and in vitro properties of intact and pepsin-digested heterologous anti-mouse thymus antibodies. J. Immunol. 100, 969 (1968).

304. RIETHMÜLLER, G., RIEBER, P., RIETHMÜLLER, D.: Untersuchungen zum Wirkungsmechanismus von heterologen Antilymphozytenglobulinen. Klin. Wochenschr. 46, 44 (1968).

305. RIETHMÜLLER, G.: Zur Pathophysiologie und Klinik des Komplements. Klin. Wochenschr. 47, 1 (1969).

306. RILEY, J.F.: The mast cells. Edinburgh: Livingstone 1959.

307. RING, J.: Erfahrungen mit heterologen Antilymphozytenseren (-Globulinen) am Menschen. Zusammenfassender Bericht unter besonderer Berücksichtigung der Blutbildveränderungen und klinischen Nebenwirkungen. Diss., München (1970).

308. RING, J., SEIFERT, J., LOB, G., LAND, W., COULIN, K., BRENDEL, W.: Zum Risiko einer ALG-Therapie: Mögliche Nebenwirkungen, Prophylaxe und Behandlung. Klin. Wochenschr. 51, 487 (1973).

309. RING, J., BRASS, B., MERTIN, J., SPELSBERG, F., SEIFERT, J., BRENDEL, W.: Prevention of side-effects due to different immunosuppressive procedures. Excerpta Medica 300, 77 (1973).

310. RING, J., SEIFERT, J., LOB, G., COULIN, K., ANGSTWURM, H., FRICK, E., BRASS, B., MERTIN, J., BACKMUND, H., BRENDEL, W.: Intensive immuno-suppression in the treatment of multiple sclerosis. Lancet II, 1093 (1974).

311. RING, J., SEIFERT, J., LOB, G., ANGSTWURM, H., FRICK, E., BRASS, B., MERTIN, J., BACKMUND, H., BRENDEL, W.: The chance and risk of an immu-nosuppressive therapy in autoimmune diseases. In: Studies on Neuromuscu-lar diseases. KUNZE, K., DESMEDT, J.E., (eds.) p. 186. Basel: Karger 1974.

312. RING, J., SEIFERT, J., LOB, G., HOPF, U., LAND, W., BRENDEL, W.: Allergic reactions to a horse-globulin therapy and their prevention by induction of immunological tolerance. Allergol. et Immunopathol. 2, 3 (1974).

313. RING, J., SEIFERT, J., LOB, G., COULIN, K., BRASS, B., MERTIN, J., BACKMUND, H., ANGSTWURM, H., FRICK, E., BRENDEL, W.: Behandlung der Multiplen Sklerose mit Antilymphozytenglobulin und/oder Drainage des Ductus thoracicus. Z. Immun. Forsch. 147, 360 (1974).

314. RING, J., SEIFERT, J., LOB, G., COULIN, K., BRENDEL, W.: Humanalbumin-unverträglichkeit: Klinische und immunologische Untersuchungen. Klin. Wochenschr. 52, 595 (1974).

315. RING, J., SEIFERT, J., MESSMER, K., BRENDEL, W.: Untersuchungen zur Frage der Nebenwirkungen bei Anwendung von Plasmaersatzmitteln. Klin. Anästhesiol. Intensivther. 9, 58 (1975).

316. RING, J., DUSWALD, K.H., SEIFERT, J., BRENDEL, W.: Immunologische Eigenschaften, Aggregatgehalt und Halbwertszeit verschiedener i.v. Humangammaglobulinpräparate. Langenbecks Arch. Chir. Suppl. 1976, Chir. Forum, 63 (1976).

317. RING, J., ENDERS, B., SEILER, F., SEIFERT, J., STEININGER, J., BRENDEL, W.: The use of an indirect microhemagglutination test with stable sensitized red cells in the detection of horse protein allergy. Int. Arch. Allergy appl. Immunol. 50, 103 (1976).

318. RING, J., MESSMER, K.: Anaphylaktoide Reaktionen nach Infusion kolloi-daler Volumenersatzmittel. Chir. Praxis 21, 1 (1976).

319. RING, J., HEDIN, H., RICHTER, W., JESCH, F., SEIFERT, J., MESSMER, K.:
Plasma substitute incompatibility. Eur. Surg. Res. $\underline{8}$, 259 (1976).

320. RING, J., SEIFERT, J., v. SCHEEL, J., DUSWALD, K.H., BRENDEL, W.:
Aggregate induced side reactions of homologous and heterologous plasmaprotein therapy. Allergol. et Immunopathol. $\underline{4}$, 193 (1976).

321. RING, J., SEIFERT, J., MESSMER, K., BRENDEL, W.: Anaphylactoid reactions
due to hydroxyethylstarch infusion. Eur. Surg. Res. $\underline{8}$, 497 (1976).

322. RING, J., BRENDEL, W.: Der Lymphozytentransformationstest in der Diagnostik anaphylaktoider Reaktionen nach Plasmaersatz. Wiener klin. Wochenschr. $\underline{88}$ (15), 512 (1976).

323. RING, J., SEIFERT, J., ANGSTWURM, H., FRICK, E., MERTIN, J., BRASS, B.,
BACKMUND, H., LOB, G., BRENDEL, W.: Pilot study with ALG in the treatment of multiple sclerosis. Postgrad. Med. J. $\underline{52}$ (Suppl. 5), 125 (1976).

324. RING, J., SEIFERT, J., SEILER, F., BRENDEL, W.: Improved compatibility
of ALG therapy by application of aggregate-free globulin. Int. Arch.
Allergy appl. Immunol. $\underline{52}$, 227 (1976).

324a.RING, J., MESSMER, K.: Incidence and severity of anaphylactoid reactions
to colloid volume substitutes. Lancet $\underline{I}$, 466 (1977).

324b.RING, J., MESSMER, K.: Infusionstherapie mit kolloidalen Volumenersatzmitteln. Anaesthesist $\underline{26}$, 279 (1977).

325. RING, J., SEIFERT, J., JESCH, F., BRENDEL, W.: Anaphylactoid reactions
due to non-immune-complex serum protein aggregates. Monographs in
Allergy $\underline{12}$, 27 (1977).

325a.RING, J., HEDIN, H., RICHTER, W., JESCH, F., MESSMER,: Immunological
properties of a high molecular weight residue from yeast cell autoly-
sate in dogs. Eur. Surg. Res. $\underline{9}$, 338 (1977).

326. RING, J., SEIFERT, J., BRENDEL, W.: High incidence of horse serum
protein allergy in various autoimmune disorders. J. Allergy Clin.
Immun. $\underline{59}$, 185 (1977).

326a.RING, J.: RIST, PRIST, RAST usw. Zur Serodiagnostik der allergischen
Sofortreaktion. Dtsch. Med. Wochenschr. $\underline{103}$, 365 (1978).

326b.RING, J., ARROYAVE, C.M., FRITZLER, M.J., TAN, E.M.: In vitro histamine
and serotonin release by radiographic contrast media (RCM). Complement
dependent and independent release reaction and changes in ultrastruc-
ture of human blood cells. Clin. Exp. Immunol., in press.

327. RITTMEYER, P.: Klinische Erfahrungen mit mehr als 4000 Infusionen von
Hydroxyäthylstärke. Klinikarzt $\underline{5}$, 9 (1976).

328. ROBERTS, F.J., COCKCROFT, W.H.: Septic thrombophlebitis following use
of polyethylene i.v. catheter. Can. med. Ass. J. $\underline{102}$, 89 (1970).

329. ROPARS, C., WHYLIE, S., CARTRON, J., COINEL, Ch., GERBAL, A., SALMON,
Ch.: Anticorps chez les polytransfusés dirigés contre certaines immuno-
globulines IgM. Nouv. Rev. Franc. Hématol. Blood cells $\underline{13}$, 459 (1973).

330. ROUSSELL, R.: Anaphylactoid reaction to dextran. Br. J. Anaesth. $\underline{40}$,
552 (1968).

331. RUD, C.: Anaphylactic shock after intravenous galactose. Lancet $\underline{II}$,
315 (1968).

332. RUDDY, S., GIGLI, J., AUSTEN, K.F.: The Complement System of Man. N.
Engl. J. Med. $\underline{287}$, 489 (1972).

333. RUDOWSKI, W., KOSTRZEWSKA, E., SAWICKI, F., KLAWE, Z.: Results of
investigations on anticoagulant action of dextran. Polski Tygodnik
Lekarski $\underline{28}$, 1669 (1973).

334. SALEHI, E.: Die Anästhesie bei urologischen Noteingriffen am urämischen
Patienten. Anästh. Inform. $\underline{5}$, 85 (1975).

335. SAMBHI, M.P., WEIL, M.H., UDHOJI, V.N.: Pressor responses to norepine-
phrine in humans before and after corticosteroids. Am. J. Physiol.
$\underline{203}$, 961 (1962).

336. SAMTER, M., BERRYMAN, C.H.: Drug allergy. Annual Review of Pharmacology
     4, 265 (1964).
337. SANTOS, G.W.: Immunosuppressive drugs. Fed. Proc. 26, 907 (1967).
338. SAYERS, G., SOLOMON, N.: Work performance of a rat heart-lung prepara-
     tion: standardization and influence of corticosteroids. Endocrinology
     66, 719 (1960).
339. SCHEEL, J.v., DUSWALD, K.H., CHAUSSY, C., SCHOLZ, S., PIELSTICKER, K.,
     BRENDEL, W.: Tissue typing and survival times of wolf-to-dog kidney
     and skin grafts. Europ. Surg. Res. 8, Suppl. 1, 67 (1976).
340. SCHEEL, J.v., DUSWALD, K.H., RING, J., SEIFERT, J., SCHOLZ, S.,
     BRENDEL, W.: Langzeittherapie mit Anti-Hunde-Lymphozyten-Globulin vom
     Pferd ohne Sensibilisierung gegen Pferdeprotein. Blut 34, 305 (1977).
341. SCHILD, H.O.: pH - a new scale of drug antagonism. Br. J. Pharmacol.
     2, 189 (1947).
342. SCHMIDT, A., ESCHRICH, Chr.: Der Arzneimittelschock in der Anaesthesie.
     Saar. Ärztebl. 22, 456 (1969).
343. SCHMIDT, H., PFLÜGER, H.: Réactions d'intolérance après substituts du
     plasma. Anest. Anal. Réan. 28, 871 (1971).
344. SCHMIDT, H., PFLÜGER, H.: Nebenwirkungen bei Volumensubstitution mit
     Gelatinepräparaten. Med. Welt 22, 1073 (1971).
345. SCHMIDT, H.: Unverträglichkeitsreaktionen nach Volumensubstitution.
     Wiss. Inf. Fresenius Beiheft 6, 42 (1972).
346. SCHNEIDER, W., KOSTER, H.J.: Zur Beurteilung von Transfusionsreaktionen.
     Konsequenzen für die Praxis. Münch. Med. Wochenschr. 108, 1478 (1966).
347. SCHOBINGER, R.A.: Herzstillstand und Schock, bedingt durch niedermole-
     kulares Dextran (Rheomacrodex). Helv. Chir. Acta 1970 1/2, 9 (1970).
348. SCHÖNING, B., KRAHL, H., KOCH, H.: Gehäufte allergoide Hautreaktionen
     und Schock nach Schnellinfusion von Haemaccel in Narkose. In: Anaesthe-
     siologie und Wiederbelebung: Intensivtherapie. BERGMANN, H. (Hrsg.)
     S. 276. Berlin-Heidelberg-New York: Springer 1975.
349. SCHÖNING, B., KOCH, H.: Pathergiequote verschiedener Plasmasubstitute
     an Haut und Respirationstrakt orthopädischer Patienten. Anaesthesist
     24, 507 (1975).
350. SCHÖNING, B.: Erwiderung auf die Studie von R. Neumann: Klinische Un-
     tersuchung über etwaige Nebenwirkungen einer Plasmaersatzlösung auf
     Gelatinebasis (bei Spinalanaesthesie). Infusionstherapie 2:353 - 354
     (1975), Infusionstherapie 3, 57 (1976).
350a.SCHULTHEIS, W., STANGEL, W., DEICHER, H.: Transfusionsreaktionen.
     Pathogenese, Diagnostik und Therapie. Dtsch. Med. Wochenschr. 102, 92
     (1977).
351. SCHULTZE, H.E., SCHWICK, G.: Über neue Möglichkeiten intravenöser Gamma-
     globulinapplikation. Dtsch. med. Wochenschr. 87, 1643 (1962).
352. SCHUMER, W., NYHUS, L.M.: The role of corticoids in the management of
     shock. Surg. Clin. North Am. 49, 147 (1969).
353. SCHWICK, H.G., FREUND, U.: Immunologische Untersuchungen mit Haemaccel.
     Dtsch. med. Wochenschr. 87, 737 (1962).
354. SCHWICK, H.G., HEIDE, K.: Immunochemistry and immunology of collagen
     and gelatin. Bibl. haematol. 33, 111 (1969).
355. SCHWICK, H.G.: A survey of the production of plasma derivatives for
     clinical use. Vox. sang. 23, 82 (1972).
356. SEIFERT, J., FATEH-MOGHADAM, A., HOPF, U., LAND, W., BRENDEL, W., LOB,
     G.: Die Antigeneliminationstechnik beim Hund. Z. ges. exp. Med. 156,
     157 (1971).
357. SEIFERT, J., BRENDEL, W., LOB, G., LAND, W.: Improvement of the com-
     patibility of ALG. ALG workshop Bad Soden 1972, Behring Inst. Mitt.
     51, 255 (1972).

358. SEIFERT, J., RING, J.: Unverträglichkeitsreaktionen nach Fremdserum-
     therapie und ihre Vermeidung. Dtsch. med. Wochenschr. 100, 1078 (1975).
359. SEILER, F.R.: Development, production and quality control of clinically
     applied anti-lymphocyte globulin. Postgrad. Med. J. 52, (Suppl. 5), 11
     (1976).
360. SELIKOFF, I.J., HAMMOND, E.C. (eds.): Toxicity of vinyl chloride-poly-
     vinyl-chloride. Ann. N.Y. Acad. Sci. 246, 1 (1975).
360a.SELYE, H.: Effect of ACTH and cortisone upon an "anaphylactoid reaction".
     Can. Med. Ass. J. 61, 553 (1949).
361. SELYE, H.: Anaphylactoid edema. St. Louis: Warren H. Green 1968.
362. SHEPHARD, D.A.E., VANDAM, J.D.: Anaphylaxis associated with the use of
     dextran. Anaesthesiology 25, 244 (1964).
363. SHIRES, I., CARRICO, C.J.: Current status of the shock problems. In:
     Current problems of surgery, 67. Chicago: Year Book Medical Publishers
     Inc. 1966.
364. SIMONE, M.: Su un caso di incompatibilità al dextran durante l'anestesia
     generale. Acta anaesth. (Padova) 16, 555 (1965).
365. SKILLMAN, J.J., TANENBAUM, B.J.: Unrecognized losses of albumin, plasma
     and red cells during abdominal vascular operations. Curr. top. surg.
     res. 2, 523 (1970).
366. SKYTT, G.: Anafylaktoid reaktion efter dextran 40 (Rheomacrodex).
     Ugeskrift for laeger 137, 2441 (1975).
367. SMITH, J.M., GELL, P.G.H.: Serum sickness and acute anaphylaxis in
     man. In: Clinical aspects of immunology. GELL, P.G.H., COOMBS, R.R.A.,
     LACHMANN, P.J., (eds.), 3rd edition, 903. Oxford: Blackwell 1975.
368. SPAETH, G.L., SPAETH, E.B., SPAETH, P.G., LUCIER, A.C.: Anaphylactic
     reaction to mannitol. Arch. Ophthalmol. 78, 583 (1967).
369. SPILKER, D., AHNEFELD, W., REINEKE, H.: Vor- und Nachteile der Infusions-
     therapie mit kolloidalen Lösungen: Klinische Gesichtspunkte. Infusions-
     therapie 1, Sonderheft I, 38 (1973).
370. STANWORTH, D.R.: The isolation and identification of horse dandruff
     allergen. Biochem. J. 65, 582 (1957).
371. STANWORTH, D.R., HENNEY, C.S.: Some biological activities associated
     with the 10 S form of human γ G-globulin. Immunology 12, 267 (1967).
372. STANWORTH, D.R.: Immediate hypersensitivity. The molecular basis of
     the allergic response. Amsterdam: North-Holland Publishing Co. 1973.
373. STARZL, T.E., GROTH, C.G., KASHIWAGI, N., PUTNAM, C.W., CORMAN, J.L.,
     HALGRIMSON, C.G., PENN, J.: Clinical experience with horse antihuman
     ALG. Transpl. Proc. 4, 491 (1972).
374. STEPHAN, W.: Undegraded human immunglobulin for intravenous use. Vox
     Sang. 28, 422 (1975).
375. STICH, W.: "Blutersatz". In: Therapie innerer Erkrankungen. BUCHBORN,
     E., et al. (Hrsgb.), S. 566, Berlin-Heidelberg-New York: Springer 1974.
376. STREBEL, L., SIEGLER, P.E.: Experience with clinical testing of dextran
     solutions. Arch. Surg. 96, 471 (1968).
377. STREETEN, D.H.P.: Corticosteroid therapy. I. Pharmacological proper-
     ties and principles of corticosteroid use. J.A.M.A. 232, 944 (1975).
378. STRÖDER, W., HÖRMANN, H.: Dissociable aggregates and non-dissociable
     oligomers in cryofibrinogen of human plasma. Hoppe-Seyler's Z.
     Physiol. Chem. 355, 776 (1974).
379. TANIYA, T.: The experience with the hydroxyethyl starch as a priming
     solution in extracorporeal circulation. Jap. J. Thorac. Surg. 26,
     863 (1973).
380. TARROW, A.B.: The plasma volume expanders. Anesthesiologogy 16, 598 (1955).

381. THERMANN, M., DOENICKE, A., MESSMER, K., HAMELMANN, H., REIMANN, H.J., LORENZ, W.: Histaminfreisetzung beim Menschen durch Plasmasubstitute auf Gelatine- und Dextranbasis. Ursache der anaphylaktoiden Reaktionen in der Klinik? Langenbecks Arch. Klin. Chir. Suppl. Chir. Forum, 435 (1975).
382. THOMAS, W.H., LEE, Y.K.: Particles in intravenous solutions: a review. N. Z. Med. J. 80, 170 (1974).
383. THOMPSON, W.L., FUKUSHIMA, F., RUTHERFORD, R.B., WALTON, R.P.: Intravascular persistence, tissue storage and excretion of hydroxyethyl starch. Surg. Gynec. Obstet. 131, 965 (1970).
384. THOMPSON, W.L.: Hydroxyäthylstärke, ein neues kolloidales Volumenersatzmittel. Wiss. Inf. Presenius Heft 2, 2 (1974).
385. TREPEL, R., PICHLMAYR, R., KIMURA, J., BRENDEL, W., BEGEMANN, H.: Therapieversuche mit Antilymphozytenserum bei Autoaggressionskrankheiten. Klin. Wochenschr. 46, 856 (1968).
386. TRINCA, J.C. REID, J.C.: Prevention of tetanus by antitoxin of bovine origin. Lancet I, 76 (1967).
387. TSCHIRREN, B., AFFOLTER, U., ELSÄSSER, R., FREIHOFER, U.A., GRAWEHR, R., MÜLLER, P.H., LUNDSGAARD-HANSEN, P.: Der klinische Plasmaersatz mit Gelatine: Zwölf Jahre Erfahrungen mit 39 320 Einheiten Physiogel. Infusionstherapie 1, 651 (1973/74).
388. TURNER, F.P., BUTLER, B.C., SMITH, M.E., SCUDDER, J.: Dextran - an experimental plasma substitute. Surg. Gynec. Obstet. 88, (1949).
389. TYMPNER, K.D.: Die Bedeutung der Immunglobuline (IgM und IgA) für die Diagnose und Therapie in der Kinderheilkunde. Habilitationsschrift, München (1971).
390. UVNÄS, B.: Degranulation of mast cells. In: Allergology. Proceedings of the 8th Int. Congr. Allergology, Tokyo, Oct. 1973. ZAMAMURA, Y., 286. Amsterdam: Excerpta Medica 1974.
391. UNGLAUB, J., STICKL, H., FRICK, E., ANGSTWURM, H., RING, J.: Chromosomenuntersuchungen an peripheren Lymphozyten bei Patienten mit multipler Sklerose. Dtsch. med. Wochenschr. 100, 2028 (1975).
392. VAISMNARA, H., GOYAL, R.K., NEOGY, C.H., MATHEW, G.P.: A controlled trial of antiserum in the treatment of tetanus. Lancet II, 1371 (1966).
393. VANDAMME, J.P.: Severe and fatal reactions to rheomacrodex. Acta Chir. Belg. 74, 531 (1975).
394. VESSEY, I., KENDALL, C.E., PETER, F.E.: Particular matter in intravenous fluids. Med. J. Aust. 1, 293 (1966).
395. VOGT, W.: The anaphylatoxin-forming system. Ergebn. Physiol. 59, 160 (1967).
396. VORHEES, A.B., BAKER, H.J., PULASKI, E.J.: Reaction of albino rat to injections of dextran. Proc. Soc. Exp. Biol. Med. 76, 254 (1951).
396a.WADSWORTH, C., HANSON, L.A.: IgA in commercial γ-globulin preparations. Scand. J. Immunol. 5, 15 (1976).
397. WALDHAUSEN, E., BRINKE, G., NAGEL, A., LOHMANN, R.: Allergische Reaktionen nach Dextraninfusionen. Anaesthesist 24, 129 (1975).
398. WEBER, E., GUNDERT-REMY, U., HAHN, K.J., SCHAUMANN, E., WALTER, E., NEBEL, G., DIDIER, W., DEYNET, G.: Zur Erfassung von Arzneimittelnebenwirkungen in einer medizinischen Universitätsklinik. Verh. Dtsch. Ges. inn. Med. 78, 1574 (1972).
399. WEBSTER, A.L., COMFORT, P.T., FISHER, A.J.G.: Two cases (one fatal) of severe reactions to Rheomacrodex. S. Afr. Med. J. 47, 2421 (1973).
400. WEBSTER, A.W., THOMPSON, R.A.: The ampicillin rash. Lymphocyte transformation by ampicillin polymer. Clin exp. Immunol. 18, 553 (1974).

401. WEIGLE, W.O., DIXON, F.J.: Relationship of circulating antigen-antibody complexes, antigen elimination and complement in serum sickness. Proc. Soc. exp. Biol. (N.Y.) 99, 226 (1958).
402. WEIGLE, W.O.: Termination of acquired immunological tolerance to protein antigens following immunization with altered protein antigens. J. exp. Med. 116, 913 (1962).
403. WEIGLE, W.O.: Recent observations and concepts in immunological unresponsiveness and autoimmunity. Clin. exp. Immunol. 9, 437 (1971).
404. WEIR, D.M.: Handbook of experimental immunology. (2nd edition). Oxford: Blackwell 1974.
405. WEITKAMP, L.R., SALZANO, F.M., NEEL, J.V., PORTA, F., GEERDINF, R.A., TARNOKY, A.L.: Human serum albumin: twenty-three genetic variants and their population distribution. Ann. Hum. Genet. 36, 381 (1973).
405a.WELLS, J.V., BUCKLEY, R.H., SCHANFIELD, M.S., FUDENBERG, H.H.: Anaphylactic reactions to plasma infusions in patients with hypogammaglobulinemia and anti-IgA antibodies. Clin. Immunol. Immunopathol. 8, 265 (1977).
406. WERNER, M.: Die allergischen Testreaktionen. Int. Arch. Allergy 4, 14 (1953).
407. WERNER, M., RUPPERT, V. (Hrsg.): Praktische Allergiediagnostik. Stuttgart: Thieme 1974.
408. WIDE, L., BENNICH, H., JOHANSSON, S.G.O.: Diagnosis of allergy by an in vitro test for allergen antibodies. Lancet II, 1105 (1967).
409. WILKINSON, A.W., STOREY, J.D.E.: Reactions to dextran. Lancet II, 956 (1953).
410. WILLIAMS, J.T., MORAVEC, D.F. (eds.): Intravenous therapy. Chicago: Clissold Publ. Comp. 1967.
411. YOUNT, W.J., DORNER, M.M., KUNKEL, H.G., KABAT, E.A.: Studies on human antibodies. IV. Selective variations in subgroup composition and genetic markers. J. exp. Med. 127, 633 (1968).
412. ZINK, R., SEIFERT, J., RING, J., BRENDEL, W.: Cumulation and elimination of horse-anti-dog lymphocyte globulin and normal horse globulin in dogs. Res. exp. Med. 167, 231 (1976).
413. ZOZAYA, J.: Immunological reactions between dextran polysaccharides and some bacterial antisera. J. exp. Med. 55, 353 (1932).
414. ZUMTOBEL, V.: Zur Verträglichkeit und Verwertung postoperativer parentaler Fettgaben. In: Grundlagen und Praxis der parenteralen Ernährung. HELLER, K.L., SCHULTIS, K., WEINHEIMER, B. (Hrsg.). S. 76. Stuttgart: Thieme 1974.

Anaesthesiologie und Intensivmedizin — Anaesthesiology and Intensive Care Medicine

Editors: R. Frey, F. Kern, O. Mayrhofer. Managing Editor: H. Bergmann


*Eine Auswahl lieferbarer Bände:*

5 Infusionsprobleme in der Chirurgie. Herausgegeben von U. F. Gruber. VIII, 108 Seiten. DM 14,–. 1968

6 Parenterale Ernährung. Herausgegeben von K. Lang, R. Frey und M. Halmágyi. X, 156 Seiten. DM 34,–. 1966

7 Grundlagen und Ergebnisse der Venendruckmessung zur Prüfung des zirkulierenden Blutvolumens. Von V. Feurstein. VIII, 37 Seiten. DM 19,–. 1965

11 Der Elektrolytstoffwechsel von Hirngewebe und seine Beeinflussung durch Narkotica. Von W. Klaus. VIII, 97 Seiten. DM 33,–. 1967

12 Sauerstoffversorgung und Säure-Basenhaushalt in tiefer Hypothermie. Von P. Lundsgaard-Hansen. VIII, 91 Seiten. DM 30,–. 1966

14 Die Technik der Lokalanaesthesie. Von H. Nolte. VIII, 53 Seiten. DM 14,–. 1966

15 Anaesthesie und Notfallmedizin. Herausgegeben von K. Hutschenreuter. XII, 286 Seiten. DM 78,–. 1966

16 Anaesthesiologische Probleme in der HNO-Heilkunde und Kieferchirurgie. Herausgegeben von K. Horatz und H. Kreuscher. VIII, 39 Seiten. DM 19,–. 1966

19 Örtliche Betäubung: Plexus brachialis. Von Sir Robert R. Macintosh und W. W. Mushin. VIII, 32 Seiten. DM 20,–. 1967

20 Anaesthesie in der Gefäß- und Herzchirurgie. Herausgegeben von O. H. Just und M. Zindler. XII, 209 Seiten. DM 64,–. 1967

21 Die Hirndurchblutung unter Neuroleptanaesthesie. Von H. Kreuscher. VIII, 85 Seiten. DM 33,–. 1967

22 Ateminsuffizienz. Von H. L'Allemand. VIII, 90 Seiten. DM 36,–. 1968

23 Die Geschichte der chirurgischen Anaesthesie. Von Thomas E. Keys. XVIII, 230 Seiten. DM 78,–. 1968

24 Ventilation und Atemtechnik bei Säuglingen und Kleinkindern unter Narkosebedingungen. Von J. Wawersik. X, 151 Seiten. DM 52,–. 1967

25 Morphinartige Analgetika und ihre Antagonisten. Von Francis F. Foldes, Mark Swerdlow, und Ephraim S. Siker. XXIII, 364 Seiten. DM 110,–. 1968

26 Örtliche Betäubung: Kopf und Hals. Von Sir Robert R. Macintosh und M. Ostlere. VIII, 124 Seiten. DM 67,–. 1968

27 Langzeitbeatmung. Herausgegeben von Ch. Lehmann. XIV, 91 Seiten. DM 39,–. 1968

28 Die Wiederbelebung der Atmung. Von H. Nolte. XII, 89 Seiten. DM 14,–. 1968

29 Kontrolle der Ventilation in der Neugeborenen- und Säuglingsanaesthesie. Von U. Henneberg. VIII, 73 Seiten. DM 34,–. 1968

30 Hypoxie. Herausgegeben von R. Frey, M. Halmágyi, Karl Lang und G. Thews. X, 176 Seiten. DM 69,–. 1969

32 Örtliche Betäubung: Abdominal-Chirurgie. Von Sir Robert R. Macintosh und R. Bryce-Smith. XI, 73 Seiten. DM 62,–. 1968

33 Planung, Organisation und Einrichtung von Intensivbehandlungseinheiten am Krankenhaus. Herausgegeben von H. W. Opderbecke. X, 230 Seiten. DM 49,–. 1969

35 Die Störungen des Säure-Basen-Haushaltes. Herausgegeben von V. Feurstein. X, 149 Seiten. DM 56,–. 1969

36 Anaesthesie und Nierenfunktion. Herausgegeben von V. Feurstein. X, 142 Seiten. DM 53,–. 1969

37 Anaesthesie und Kohlenhydratstoffwechsel. Herausgegeben von V. Feurstein. VIII, 83 Seiten. DM 36,–. 1969

38 Respiratorbeatmung und Oberflächenspannung in der Lunge. Von H. Benzer. IX, 51 Seiten. DM 24,–. 1969

39 Die nasotracheale Intubation. Von M. Körner. XI, 94 Seiten. DM 43,–. 1969

41 Über das Verhalten von Ventilation, Gasaustausch und Kreislauf bei Patienten mit normalem und gestörtem Gasaustausch unter künstlicher Totraumvergrößerung. Von O. Giebel. VII, 74 Seiten. DM 26,–. 1969

43 Die Klinik des Wundstarrkrampfes im Lichte neuzeitlicher Behandlungsmethoden. Von K. Eyrich. VIII, 95 Seiten. DM 30,–. 1969

45 Vergiftungen. Erkennung, Verhütung und Behandlung. Herausgegeben von R. Frey, M. Halmágyi, K. Lang und P. Oettel. XX, 173 Seiten. DM 30,–. 1970

46 Veränderungen des Wasser- und Elektrolythaushaltes durch Osmotherapeutika. Von M. Halmágyi. XII, 77 Seiten. DM 30,–. 1970

48 Intensivtherapie bei Kreislaufversagen. Herausgegeben von S. Effert und K. Wiemers. IX, 108 Seiten. DM 43,–. 1970

50 Intensivtherapie beim septischen Schock. Herausgegeben von F. W. Ahnefeld und M. Halmágyi. IX, 103 Seiten. DM 44,–. 1970

51 Prämedikationseffekte auf Bronchialwiderstand und Atmung. Von L. Stöcker. VII, 46 Seiten. DM 26,–. 1971

52 Die Bedeutung der adrenergen Blockade für den haemorrhagischen Schock. Von G. Zierott. VIII, 115 Seiten. DM 62,–. 1971

53 Nomogramme zum Säure-Basen-Status des Blutes und zum Atemgastransport. Herausgegeben von G. Thews, XI, 134 Seiten. DM 48,–. 1971

56 Anaesthesie bei Eingriffen an endokrinen Organen und bei Herzrhythmusstörungen. Herausgegeben von K. Hutschenreuter und M. Zindler. XII, 223 Seiten. DM 47,–. 1972

58 Stoffwechsel. Pathophysiologische Grundlagen der Intensivtherapie. Herausgegeben von K. Lang, R. Frey und M. Halmágyi. X, 142 Seiten. DM 59,–. 1972

59 Anaesthesia Equipment. By P. Schreiber. XII, 219 pages. DM 59,–. 1972

60 Homoiostase. Wiederherstellung und Aufrechterhaltung. Herausgegeben von F. W. Ahnefeld und M. Halmágyi. XI, 192 Seiten. DM 83,–. 1972

61 Essays on Future Trends in Anaesthesia. By A. Boba. X, 93 pages. DM 36,–. 1972

62 Respiratorischer Flüssigkeits- und Wärmeverlust des Säuglings und Kleinkindes bei künstlicher Beatmung. Von W. Dick. VIII, 69 Seiten. DM 40,–. 1972

64 Sauerstoffüberdruckbehandlung. Probleme und Anwendung. Herausgegeben von I. Podlesch. IX, 97 Seiten. DM 47,–. 1972

65 Der Wasser- und Elektrolythaushalt des Kranken. Von H. Baur. XI, 221 Seiten. DM 59,–. 1972

66 Überlebens- und Wiederbelebungszeit des Herzens. Von P. G. Spieckermann. IX, 116 Seiten. DM 47,–. 1973

67 Sauerstoffbedarf und Sauerstoffversorgung des Herzens in Narkose. Von D. Kettler. VIII, 53 Seiten. DM 30,–. 1973

68 Anaesthesie mit Gamma-Hydroxibuttersäure. Herausgegeben von W. Bushart und P. Rittmeyer. IX, 93 Seiten. DM 30,–. 1973

70 Die Sekretionsleistung des Nebennierenmarks unter dem Einfluß von Narkotica und Muskelrelaxantien. Von M. Göthert. VIII, 89 Seiten. DM 36,–. 1972

71 Anaesthesie und Wiederbelebung bei Säuglingen und Kleinkindern. Herausgegeben von F. W. Ahnefeld und M. Halmágyi. IX, 83 Seiten. DM 40,–. 1973

72 Therapie lebensbedrohlicher Zustände bei Säuglingen und Kleinkindern. Herausgegeben von R. Frey, M. Halmágyi und K. Lang. IX, 136 Seiten. DM 69,–. 1973

73 Diagnostische und therapeutische Nervenblockaden. Herausgegeben von R. Frey, M. Halmágyi und H. Nolte. IX, 67 Seiten. DM 36,–. 1973

75 Anesthetic Management of Endocrine Disease. By T. Oyama. IX, 220 pages. DM 65,–. 1973

77 Herzrhythmus und Anaesthesie. Herausgegeben von H. Nolte und J. Wurster. IX, 55 Seiten. DM 30,–. 1973

78 Biotelemetrie. Angewandte biomedizinische Technik. Von H. Hutten. VII, 70 Seiten. DM 39,–. 1973

79 Coronardurchblutung und Energieumsatz des menschlichen Herzens unter verschiedenen Anaesthetica. Von H. Sonntag. VIII, 56 Seiten. DM 36,–. 1973

81 Stoffwechselwirkungen von Trometamol. Von H. Helwig. VIII, 96 Seiten. DM 36,–. 1974

84 Ethrane. Edited by P. Lawin and R. Beer in cooperation with E. Wiethoff. XIII, 389 pages. DM 64,–. 1974

85 Blutersatz durch stromafreie Hämoglobinlösung. Von J. M. Unseld. VIII, 90 Seiten. DM 32,–. 1974

95 Mobile Intensive Care Units. Edited by R. Frey, E. Nagel and P. Safar. XV, 271 pages. DM 48,–. 1976

98 Intraaortale Ballongegenpulsation. Von E. R. de Vivie. X, 96 Seiten. DM 28,–. 1976

101 Myokarddurchblutung und Stoffwechselparameter im arteriellen Blut bei Hämodilutionsperfusion. Von D. Regensburger. VII, 75 Seiten. DM 36,–. 1976

102 Coronarinsuffizienz, Pathophysiologie und Anaesthesieprobleme bei der Coronarchirurgie. Herausgegeben von M. Zindler und R. Purschke. XIII, 166 Seiten. DM 48,–. 1977

103 Fettemulsionen in der parenteralen Ernährung. Herausgegeben von A. Wretlind, R. Frey, K. Eyrich und H. Makowski. X, 222 Seiten. DM 48,–. 1977

104 Die akute normovolämische Hämodilution in klinischer Anwendung. Von A. J. Coburg. XI, 89 Seiten. DM 28,–. 1977

105 Lungenveränderungen während Dauerbeatmung. Von H. Reineke. VII, 56 Seiten. DM 36,–. 1977

106 Etomidate. Edited by A. Doenicke. XI, 155 pages. DM 36,–. 1977

107 Die kontrollierte Hypotension mit Nitroprussidnatrium in der Neuroanaesthesie. Von K. Huse. IX, 98 Seiten. DM 38,–. 1977

108 Transcutane Sauerstoffmessung. Von K. Stosseck. VIII, 68 Seiten. DM 32,–. 1977

109 20 Jahre Fluothane. Herausgegeben von E. Kirchner. XVIII, 343 Seiten. DM 58,–. 1978

110 Neue Untersuchungen mit Gamma-Hydroxibuttersäure. Herausgegeben von R. Frey. XIII, 149 Seiten. DM 36,–. 1978

112 Kreislaufproblematik und Anaesthesie bei geriatrischen Patienten. Von G. Haldemann. VIII, 55 Seiten. DM 28,–. 1978

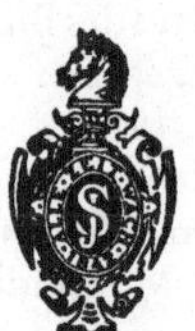

Preisänderungen vorbehalten

Springer-Verlag Berlin Heidelberg New York